JN412442

Public Health

공중보건학

남혜영 · 이시은 · 송숙희

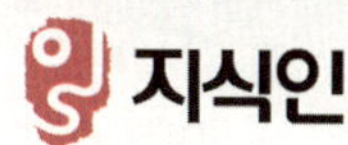

Profile

남혜영

명지대학교 자연과학대학원 식품영양학과 이학박사
현, 대원대학교 호텔조리제빵과 교수

이시은

중앙대학교 일반대학원 식품영양학과 이학박사
현, 강동대학교 호텔조리제빵과 교수

송숙희

한경대학교 일반대학 영양조리과학과 석사
현, 강동대학교 호텔조리제빵과 겸임교수

공중보건학

2019년 8월 20일 초판 1쇄 인쇄
2019년 8월 26일 초판 1쇄 발행

지은이 | 남혜영 · 이시은 · 송숙희
펴낸이 | 김종욱 · 명사동
펴낸곳 | 지식인
등 록 | 제301-2013-134호
주 소 | 서울시 도봉구 도봉로 180길 20 투웨니퍼스트 102동 602호
전 화 | 02)2266-8606
팩 스 | 02)2266-8607
E-mail | jisikin2013@naver.com

ISBN 979-11-88105-44-1 (93510)

값 20,000원

공중보건학

Public Health

PREFACE

윈슬로우Winslow는 공중보건학을 "조직적인 지역사회의 노력에 의해 질병을 예방하고 생명을 연장시키며 신체적 · 정신적 효율을 증진시키는 기술과 과학이다."라고 정의함과 같이, 공중보건학이란 신체적 · 정신적으로 사회적인 건강을 유지하여 건강한 삶과 수명을 연장하는 것을 목적으로 한 과학이며 기술을 연마하는 학문인 것이다.

평균수명의 연장이 갈수록 늘어나고 각종 신종 질병이 발생하는 현대사회에서, 공중보건학은 과거 개인을 대상으로 하는 질병의 치료보다 지역사회 중심의 질병 예방과 건강증진 활동 등 예방에 중점을 두고 현재의 건강상태를 보다 더 증진하기 위한 의학의 사회화 · 적극화된 학문으로 극히 광범위한 종합적 응용 학문이며 보건관리의 기초 학문이다. 그리고 지역사회의 사회적 · 문화적 요인과 환경적 요인들이 지역주민의 건강에 적합하도록 합리화하여, 궁극적으로 건강과 생명을 연장하고 생득권을 실현할 수 있도록 연구하는 포괄적 학문으로 그 목적을 두고 있다.
따라서 보건행정을 전공으로 하는 학생들이 질병 예방과 건강증진에 대한 지식을 연마하는데 있어 공중보건학에 대해 쉽게 이해할 수 있도록 내용을 쉽고 간결하게 하고자 하였다.

여러모로 부족한 점은 많으나 앞으로 미비한 점은 계속 수정하고 보완하도록 하겠으며, 이 책이 전공서뿐만 아니라 일반인들에게도 질병을 예방하는데 보탬이 되었으면 하는 바람이다. 끝으로, 이 책이 나오기까지 격려하고 도와주신 지식인의 모든 분들께 진심으로 감사드린다.

저자 일동

CONTENTS

CHAPTER 01

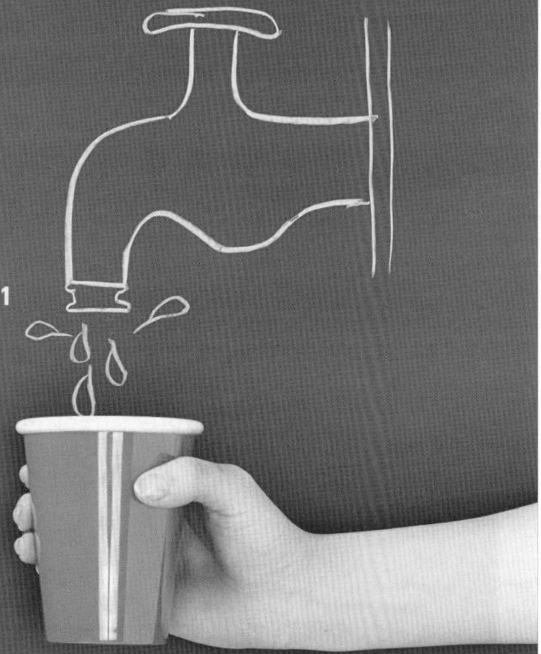

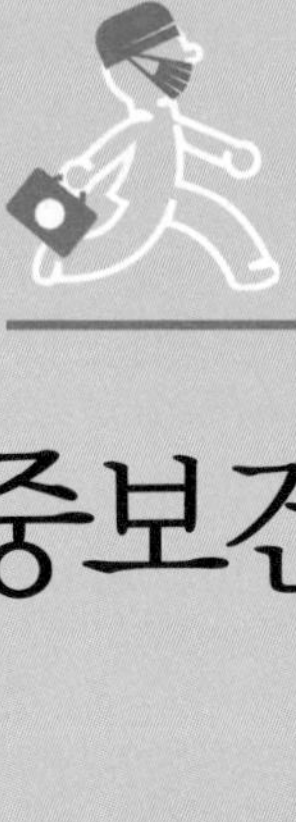

공중보건학

1. 공중보건학

1) 건강의 정의

건강(健康)의 정의는 시대와 역사의 변천에 따라 변화해 왔다. 그리고 개인과 지역사회의 문화적 상태에 따라 각기 다르기 때문에 건강을 정의하기는 쉽지 않다. 그러나 세계보건기구WHO 헌장에는 "건강이란 단순히 질병이 없거나 허약하지 않을 뿐만 아니라 신체적 · 정신적 · 사회적으로 완전히 안녕한 상태이다."라고 정의하고 있다.

즉 건강이란 육체적 · 정신적으로 완전한 상태이며, 더 나아가 복잡한 사회 환경 중에 각 개인에게 주어진 역할과 기능을 다차원적으로 충실히 수행할 수 있는 지속적인 상태까지를 건강의 개념으로 강조하고 있다.

2) 건강의 결정에 영향을 미치는 요인

건강의 결정에 영향을 미치는 요인은 매우 다양하여 상호 의존적이고 복잡하기 때문에 한마디로 표현할 수 없다. 그러나 1974년 캐나다 라론드Lalonde보고서에서 다음과 같이 발표하고 있다.

① 인간생물학적 요인Genetics, 유전적 요인 : 개인이 가진 체격, 지능, 감정 등의 유전적 요인들이 많다.

② 환경적 요인Environmental Conditions : 날씨, 온도, 오염물질, 공간 등의 생물학적 환경, 물리 · 화학적 환경과 경제적 상태 등의 사회적 환경 요인들이 있다.

③ 생활습관 및 건강행태 요인Lifestyle and Working Conditions : 생활습관 및 건강행태 요인은 건강의 중요한 결정 요인으로 흡연, 음주, 운동, 식습관, 자기관리 등이 있다.

④ 보건의료체계 요인Healthcare Services : 국가의 보건의료정책은 보건의료서비스의 조직과 전달체계, 사회보장 및 건강보험제도에 중요한 영향을 미침으로써 국민들

의 건강 상태에 중요한 결정 요인으로 작용한다.

3) 질병의 발생과 예방

(1) 질병의 발생

질병(疾病)이란, 신체에 구조적 · 기능적 장애가 있는 상태로 질병 상태에 놓이게 되는 것으로 인간이라는 숙주 · 질병을 일으키는 병인, 그리고 인간이 살아가고 있는 환경 등 세 가지 요인에 의해 결정된다. 그림 1.1에서 존 고든John Gordon은 질병 혹은 유행병의 발생기전을 사회 · 경제적 환경 요인(E)을 중심축으로 두고 양쪽에 병원체와 숙주라는 추가 놓인 저울대에 비유하여 설명하고 있다.

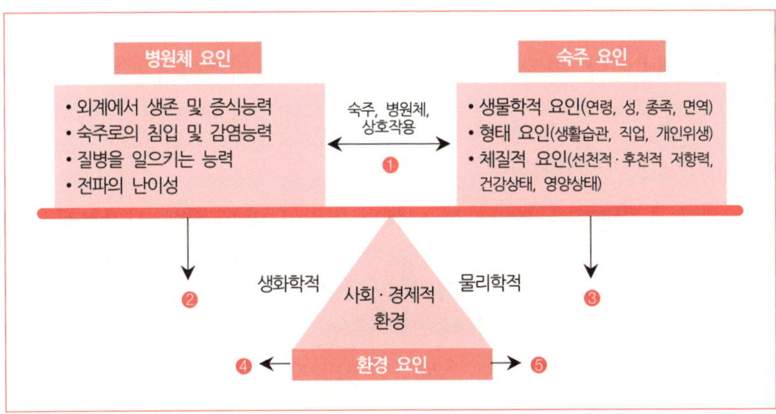

그림 1.1 존 고든의 질병 혹은 유행의 발생기전

(2) 질병의 자연사와 예방활동

① 질병의 자연사

질병이 병인, 숙주, 환경 요인의 상호작용에 의해 발생하여 병원성 단계를 거쳐 회복이나 장애 또는 사망으로 이르는 과정을 말한다. 리벨Levell과 클라크Clark는 질병의 자연사를 표 1.1과 같이 5단계로 나누어, 질병이 치료되고 복귀할 수 있는 재활의학의 주기를 설명하였다.

표 1.1 질병의 자연사

단계	병원성 이전기		병원성기		
	비병원성기	조기병원성기	조기질환기	발현된 질환기	회복기
과정	병인, 숙주, 환경의 상호작용	병인자극의 형성	초기 병적 변화, 병인자극에 대한 숙주반응	질병	회복 또는 사망
예비 조치	건강증진 활동, 환경위생 개선	특수예방, 예방접종	조기발견, 조기치료	악화방지, 장애방지 위한 치료	재활서비스, 사회복귀 훈련
예방	1차적 예방		2차적 예방	3차적 예방	

* 무병(無病)기, 제2기 전병(前病)기, 제3기 증병(證病)기, 제4기 진병(진병)기, 제5기 정병(停病)기

② 질병의 예방활동

- 1차적 예방(질병발생 억제 단계) : 질병이나 특정한 건강이상이 발생하기 전에 질병의 예방을 위해 생활환경 개선, 건강생활 실천, 보건교육, 예방접종 등 진정한 의미의 예방이다. 따라서 1차적 예방은 증상의 발견이나 치료가 아니라 개인이 신체적 또는 정신적으로 최대한의 기능을 발휘할 수 있도록 하는 건강한 개인에게 적용되는 사항이다.
- 2차적 예방(조기발견과 조기치료 단계) : 숙주의 병적 변화 시기로서 질병 초기이고, 집단검진을 통해서 임상질환자를 조기에 발견하여 적절한 치료를 실시하는 단계이다. 가장 많은 보건의료서비스가 제공되는 시기이다.
- 3차적 예방(재활 및 사회복귀 단계) : 질병의 재발방지, 질병에 의한 신체적 · 정신적 손상을 최대한 예방하는 단계이다.

2. 공중보건학의 정의

공중보건학Public Health은 윈슬로우Winslow가 "조직적인 지역사회의 노력에 의해 질병을 예방하고 생명을 연장시키며 신체적 · 정신적 효율을 증진시키는 기술과 과학이

다."라고 정의하고 있다. 즉 공중보건학의 목적은 질병 예방, 생명 연장, 신체적·정신적 효율의 증진에 있으며, 이는 조직적인 지역사회의 노력을 통해 달성된다는 것이다. 이와 함께 공중보건의 최소단위는 지역사회이고, 사업대상은 개인이 아닌 지역사회 전체이며 자치조직을 통해 사회 구성원이 공동으로 노력해야 한다고 강조하였다. 우리나라의 보건복지부에서는 공중보건을 "사회의 조직적인 노력을 통해 건강을 증진하고 질병을 예방하며 생명을 연장하는 과학이자 기술"로 규정하고 있다.

3. 공중보건학의 범위

공중보건학은 질병의 치료보다 예방에 중점을 두고 현재의 건강상태를 보다 더 증진하기 위한 의학의 사회화·적극화이다. 따라서 공중보건학은 극히 광범위한 종합적 응용학문이라고 말할 수 있다.

표 1.2 공중보건학 관련 분야

구 분	내 용
환경 관련 분야	환경위생, 식품위생, 환경보건, 산업보건
질병 관련 분야	역학 전염병 관리, 기생충질환 관리, 비전염성질환 관리
보건 관련 분야	보건교육, 보건행정, 보건영양, 보건통계, 의료보장, 가족계획, 인구보건, 모자보건, 성인보건, 노인보건, 학교보건, 정신보건

4. 공중보건학의 관련 학문

공중보건학은 단순히 생물학적 장애만을 대상으로 하는 것이 아니라 의학, 위생학, 질병관리학 및 보건관리학 등 지역사회에 응용하는 학문으로 그 이해가 필요한 광범

위한 학문이다.

(1) 위생학과 공중위생학

위생학Hygiene의 어원은 희랍 신화에서 태양의 신 아폴로Apollon의 아들인 의학의 신 아이스쿨라피우스Aesculapius의 딸 하이지에나Hygieia가 건강을 수호하는 여신으로 불리던 것에서 연유하며, 기원전 2세기경에 이탈리아의 의학자 갈레누스Galenus가 'Hygiene'이란 단어를 최초로 사용한 것이 효시가 되었다. 초기의 위생학은 개인의 건강을 중심으로 하는 개인위생학의 범주에 있었다면, 사회가 발전함에 따라 개인의 건강문제가 개인의 문제로 국한되는 것이 아니고 사회 전체의 환경 변화에 영향을 받게 됨으로써 공중위생학Public Hygiene이라는 용어로 인식하게 되었다.

(2) 예방의학과 공중보건학

표 1.3에서와 같이 공중보건학은 지역사회의 조직화된 노력을 통해 지역사회 인구집단의 건강과 질병에 관련된 사회적 요인을 규명하고 이를 개선하려는데 중심을 주는 반면, 예방의학은 개인을 대상으로 질병을 예방하고 건강을 증진시키는 것을 목적으로 하며 치료의학에 대응되는 용어로 쓰이고 있다. 따라서 예방의학Preventive Medicine이 학문 중심 연구라고 하면, 공중보건학Public Health Science은 실천 중심 연구학이라고 말할 수 있다.

표 1.3 예방의학과 공중보건의 차이점

분 류	예방의학	공중보건
목적	질병의 예방, 수명의 연장, 육체적 · 정신적 건강과 능률의 향상	
대상 및 단위	개인, 가족	지역사회
내용	질병의 예방, 건강증진	불건강의 원인이 되는 사회적 요인 제거, 집단건강의 향상을 도모
책임소재	개인, 가족	공공조직
진단방법	임상적 진단	지역사회의 보건통계 자료
문제해결	진료와 투약	보건관리와 봉사

5. 공중보건 수준의 평가

집단의 건강 수준을 안다는 것은 공중위생상 중요한 일이지만, 단일한 지표로 나타낸다는 것은 쉬운 일이 아니다. 세계보건기구WHO는 건강지표Health Indicator에 의해 어떤 사회의 건강 수준을 측정하여 공중위생 활동의 지표로 삼고, 동시에 국제적 비교가 가능하도록 하기 위해 종합적인 건강지표로서 다음과 같이 사용한다.

- 평균수명Expectation of Life
- 보통사망률Crude Death Rate; CDR
- 비례사망지수Proportional Mortality Indicator; PMI

또한 한 국가나 지역사회의 건강 수준을 나타내는 지표로서 영아사망률, 보통사망률, 비례사망지수 외에도 유아사망률, 질병이환율, 사인별사망률, 모성사망률, 평균수명, 예방 가능한 질병의 이환율 등으로 평가할 수 있다. 그러나 이들 중 대표적인 3대 지표로 사용되는 것은 영아사망률, 비례사망지수, 평균수명 등이다.

특히 영아사망률Infant Mortality Rate은 대표적인 보건수준 평가지표로 사용하는데, 그 이유는 첫째, 영아는 출생 후 12개월까지로서 이 기간은 성인에 비해 환경 상태에 가장 예민하게 영향을 받는 시기로서 보건 상태를 평가하는 중요한 지표이다. 둘째, 영아사망률이 보통사망률에 비해 연령 구성비에 크게 영향을 받지 않으므로, 환경위생과 더불어 영아보건 관리 및 모자보건 수준과 밀접한 관례를 이루어 통계적 유의성이 크다고 볼 수 있다.

6. 공중보건학의 발전 과정

1) 고대(기원 전~AD 500년)

공중보건의 기원은 병고(病苦)와 재해(災害)로부터 면해보고자 하는 집단의 노력이 집단생활에서부터 자연스럽게 나타났다. 약 4천 년 전 인도문명 시설에서는 목욕탕과 배수관 시설이 나타났고, 기원전 3천 년 전·후의 미노아인들이나 크레타인들의 생활에서는 화장실과 배수 시설이 있었음을 알 수가 있다. 특히 이집트는 일찍이 도시의 상·하수도 시설, 사체 매장, 목욕장, 수육검사제도 등이 있었을 뿐만 아니라 위생이나 「주택청결법」에 대한 기록도 남아있다.

고대 그리스와 로마시대에는 자연과학을 통하여 합리적으로 자연을 인식하게 되었으며 주술적인 요소로부터 탈출을 시도하였다고 볼 수 있다. 또한 보건행정의 기틀을 마련하여 인구를 등록하고 정기적으로 국세를 조사하였으며 국민들의 영양관리, 위생적인 주거환경, 공중목욕탕 건립 등 공중보건 관련 행정 조치들이 이루어졌고, 히포크라테스Hippocrates의 전집에 기록되어 있는 위생과 보건에 관한 내용이 보건에 관한 학문의 효시이다. 『성경』의 레위기에 의해 '위생법전'이 저술되기도 하였다.

2) 중세(AD 500~1500년)

그리스도교의 교리가 전 유럽을 사회적·정치적·경제적 모든 분야를 지배하던 이 시대에는, 인간의 존재 이유가 내세의 영생을 얻기 위한 것이기 때문에 육신의 고통이 오히려 미화되는 경우도 있었다.

전염병Communicable Diseases이 처음 유럽에 번지기 시작한 후부터 1348년 흑사병이 만연되기까지 거의 천여 년의 기간에는 흑사병을 비롯한 나병, 천연두, 결핵, 단독, 탄저, 트라코마 등 그 시대에서 치료가 불가능한 질병들이 유럽 전 지역을 휩쓸었다. 특히 수많은 이슬람교도들의 메카Mecca 순례는 세계 여러 지역 사람들에게 콜레라를 전파시켰으며, 나병이 십자군과 함께 이동했고, 몽고족의 유럽과 아시아 정벌에 의하여 페스트가 전 세계적으로 확대되어 인구를 감소시키는 등 여러 가지 질병의 전파가 종교 행위로부터 시작되었다.

이러한 질병으로부터의 고통을 극복하기 위한 새로운 노력으로 환자에 대한 격리, 질병 유행 지역에 대한 격리 등 검역제도가 생겼으며, 최초의 검역소가 설치되었다. 그리고 스콜라시대에는 방역제도와 빈민구제, 경찰, 감정의 등의 활동이 활발하였고, 프레드리히 2세는 공기오염을 규정하여 「불순물제거법」, 「급수법」, 「식품경찰법」, 「시가청결법」, 「건축위생법」 등을 제정하였다.

3) 근세(요람기, 여명기/AD 1500~1850년)

문예부흥과 프랑스혁명, 산업혁명으로 인하여 공장을 중심으로 하여 도시가 발전했는데, 농촌인구가 도시로 집중되면서 비위생적 집단생활 및 교통의 발달은 전염병 유행에 대한 예방의학과 공중보건에 대한 인식을 급속히 대두시켰다. 특히 레벤후크Anton van Leeuwenhoek에 의해 발견된 현미경은 미생물학과 의학 발전의 가속화를 가져왔으며, 제너E. Jenner는 천연두 접종법을 개발하였다. 에드윈 채두윅Edwin Chadwick은 열병환자 조사를 위한 보건정책조사위원회를 구성하였고, 라마치니B. Ramazzini의 『직업인의 병』, 프랭크J. P. Frank의 『전의사 경찰체계』라는 최초의 보건학 책들이 저술되었으며, 그랜트J. Graunt는 보건 통계의 기초를 확립하는 등 공중보건의 사상이 싹트게 되었다.

4) 근대(확립기/AD 1850~1900년)

이 시기 프랑스에서 고등공중보건회의가 창립되었고, 영국에서는 「공중위생법」이 제정(1848년)되어 중앙 및 지방에 보건국이 처음으로 설치되었으며, 패튼 코퍼가 뮌헨대학에 처음으로 위생학 강좌를 개설한 이래 각 대학들에서도 개설되었다.

도시의 급속한 발전과 아울러 위생적인 건강관리가 심각하게 대두되었는데, 이로 인해 많은 학자들이 배출되었다. 이에 "모든 질병은 세균의 침입에 의한 것이며, 적절한 치료는 생의학적 측면에서 세균의 활동을 억제하거나 제거하는 것"이라고 결론짓고 20세기 의학의 기본 명제의 기틀을 마련하였다.

5) 현대(발전기/AD 1900년 이후)

세균학Bacteriology을 중심으로 한 기초의학의 확립과 의료기술학의 발달에 따른 임상의학의 확립 분화, 실험적 위생학의 확립과 사회위생학의 분화, 공중보건학과 치료의학의 조화로운 발전과 사회보장제도 및 유전공학적 발전, 보건제도 및 국제보건관련기구의 발전 등이 이루어지게 되었다. 그리고 세계보건기구WHO가 발족(1948)되고 보건학의 전문적 분화가 이루어지기 시작하였다.

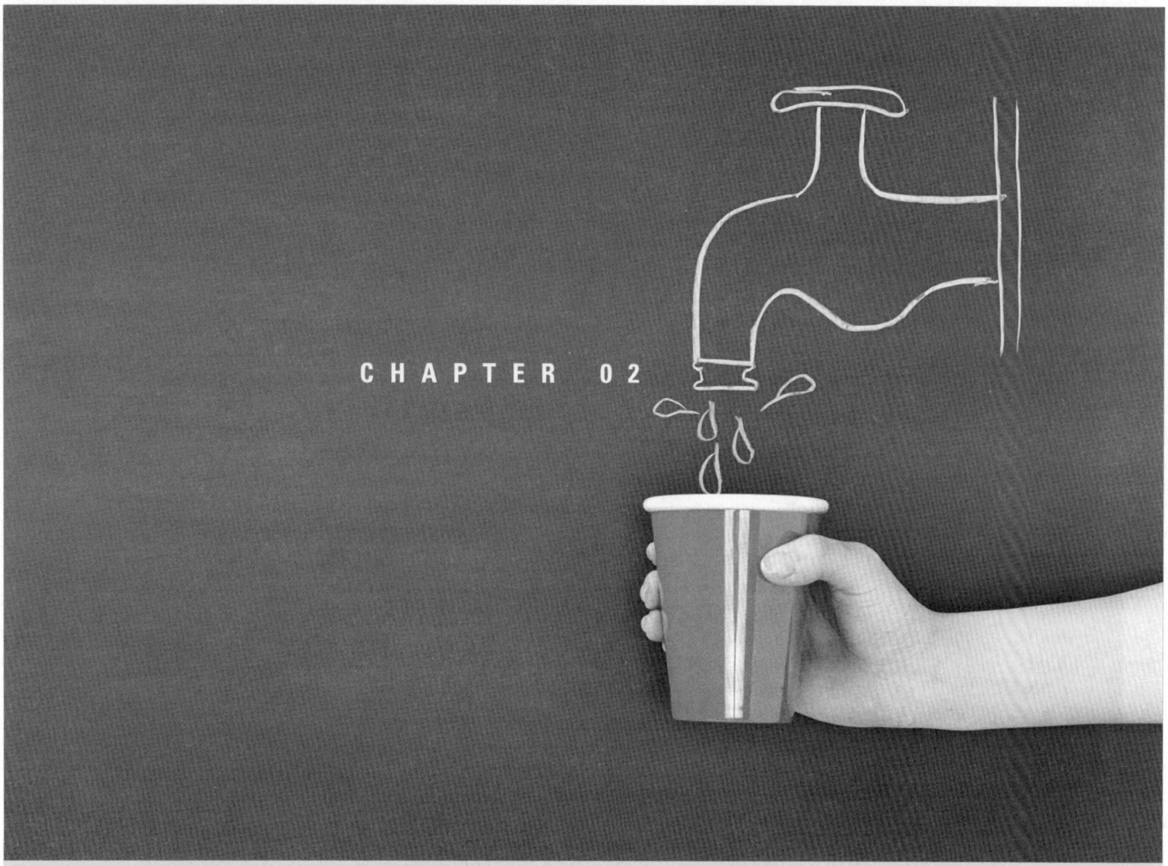

CHAPTER 02

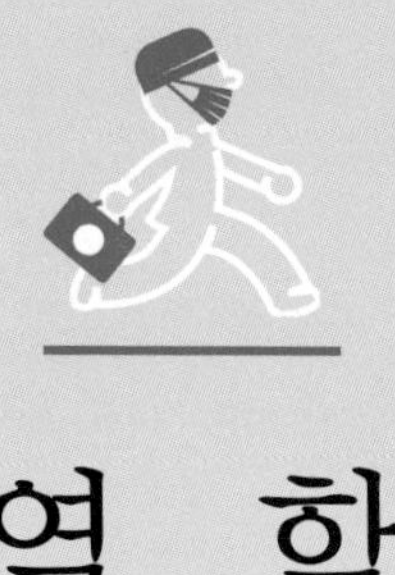

역 학

1. 역학의 개념

역학Epidemiology은 epi(= upon) + demos(= people) + ology(= sience)의 합성어로, 역학에 대해 클라크Clark는 "인간집단의 건강, 질병, 결손, 불능, 사망 등의 분포를 결정하는 각종 요인과 상태를 연구하는 학문"이라고 정의하였으며, 국제역학회는 "인간집단 내에 발생하는 질병의 빈도와 분포를 결정하는 요인을 연구하는 학문"이라고 하였다.

역학의 목적은 인간을 대상으로 하여 질병의 발생 · 분포 · 유해 경향을 밝히고 그 원인을 규명하며 성인병을 연구하는 학문으로서 해당 질병에 대한 예방대책을 강구하는 것이다.

역학의 역할은 질병 발생의 원인을 규명하는 것으로, 이는 역학의 가장 중요한 역할이며 그 외에도 질병의 발생과 유행을 감시하고, 보건사업의 기획과 평가의 자료를 제공하며 질병의 자연사를 연구하여 임상 분야에 활용하는 등의 역할을 한다.

2. 역학의 분류

역학Epidemiology은 크게 다섯 가지로 분류한다. 1단계 역학인 기술역학, 2단계 역학인 분석역학과 실험역학, 3단계 역학인 이론역학, 마지막 단계인 임상역학으로 나눌 수 있다.

1) 기술역학(1단계 역학)

기술역학Descriptive Epidemiology이란, 질병의 발생 분포와 발생 경향을 사실적으로 기록하여 질병과의 연관성과 상관관계를 파악하는 것으로서 크게 네 가지로 나눈다. 첫째, 인적 특성은 연령, 성별, 인종, 결혼, 경제력, 직업, 가족관계 등을 말한다. 둘째,

지역적 특성으로 국가나 지역사회의 특징을 말한다. 셋째, 시간적 특성으로 질병 유행의 주기적·계절적 변화 등을 설명한다. 마지막으로, 질병 발생의 원인적 특성을 들 수 있다.

기술역학은 인구집단을 대상으로 하여 질병 관련 특성을 확인하여 위험요인과 발생요인을 찾기 위한 가장 기본적인 연구를 말한다.

2) 분석역학(2단계 역학)

분석역학Analytic Epidemiology은 기술역학의 자료를 바탕으로 가설을 설정하고 이를 입증하는 방법으로, 가설에 대한 원인을 규명하고 질병 발생의 요인과 인간의 관계를 파악하는 것으로서 크게 세 가지로 나눌 수 있다. 첫째, 단면조사 연구는 특정 시점 및 기간 내 질병과 인구집단의 속성 관계를 연구하는 것이며, 두 번째, 환자-대조군 연구와, 세 번째, 코호트 연구(전향적 코호트조사와 후향적 코호트조사)가 있다. 환자-대조군 연구는 환자군과 질병이 없는 대조군을 선정하여 질병 발생의 위험요인에 대한 두 집단 간의 과거 노출 정도를 조사함으로써 상호 관련성을 확인하는 것이다.

코호트 연구는 공통사항을 찾고 있는 특정인들, 역학적으로는 어떤 특성이나 병원 폭로를 공통으로 하는 사람의 집단 또는 시간적 개념이 필요하다. 전향적 코호트 조사는 현재의 원인을 바탕으로 미래의 결과를 알고자 하는 전형적인 방법으로, 질병에 이환(罹患)되지 않은 집단이 대상이며 위험요인 폭로집단과 비폭로집단을 비교 분석한다. 후향적 코호트 조사는 과거의 원인을 바탕으로 현재의 결과를 알고자 하는 방법으로, 과거의 기록에 근거를 두고 질병의 원인이라 생각하는 요소를 가진 사람과 그렇지 않은 사람 사이에 현재까지 발생한 질병의 차이를 비교분석하는 것이다.

3) 실험역학(2단계 역학)

실험역학Experimental Epidemiology은 질병 발생의 원인을 실험적으로 규명하려는 2단계 역학으로, 실험군과 대조군으로 나누어 조사하며 모집단으로부터 조사대상을 선정하고 전수조사와 표본조사를 시행한다. 표본조사 대상은 ① 확률 추출법, ② 주관에 의한 할당법, ③ 응모법, ④ 짝지우기법 등을 통해 선정한다.

4) 이론역학(3단계 역학)

이론역학Theoretical Epidemiology은 질병의 발생과 유행의 법칙 및 현상을 분석하여 수식화 하는 3단계 역학으로서 역학을 수학적 · 통계학적으로 규명하는 것이다.

5) 임상역학(마지막 단계 역학)

임상역학Clinical Epidemiology은 백신의 효과 측정, 새로운 치료약품, 처치방법 등의 효과 규명을 위하여 입원환자를 대상으로 조사를 실시하여 그 자료를 바탕으로 연구하는 것이다.

3. 역학의 발생인자와 발생 현상

1) 역학의 발생인자

역학Epidemiology의 질병 발생 3대 인자는 병인, 숙주, 환경의 세 가지를 이용하여 질병과 건강의 관계를 설명한다. 이것을 존고든John Gordon의 다병인복합성이론Lever Theory이라고 한다. 존 스노우John Snow는 콜레라의 발생을 역학적으로 규명하였으며, 조셉 골드버그는 펠라그라(나이아신 결핍증)의 연구를 통해 당시 나병으로 잘못 알고 있던 증상을 새롭게 규명하였다.

질병 발생에 작용하는 역학적 요인에 관한 학설은 크게 세 가지가 있다. 첫째는 '삼각형 모형설(3대 요인설)'로 병인, 숙주, 환경의 3대 요인이 상호작용을 일으켜 질병이 발생한다는 것이다(그림 2.1). 둘째는 '거미줄 모형설'로 질병은 어떤 요인에 의해 발생하는 것이 아니라 선행하는 여러 요인의 상호작용으로 발생한다는 것이다(그림 2.2). 셋째로 '수레바퀴 모형설'은 숙주를 중심으로 유전적 요인과 숙주를 둘러싼 환경적 요인의 상호작용으로 발생한다는 것이다. 수레바퀴 모형설의 역학적 인자로는 생물학적 환경요인, 물리 · 화학적 환경요인, 사회적 환경요인, 숙주의 유전적 요인 등이 작용한다. 질병에 관한 역학조사 시 영향을 주는 요소로는 질병의 특성파악, 현장조사, 검사실 소견, 분석과 해석, 대책 등이 있다(그림 2.3).

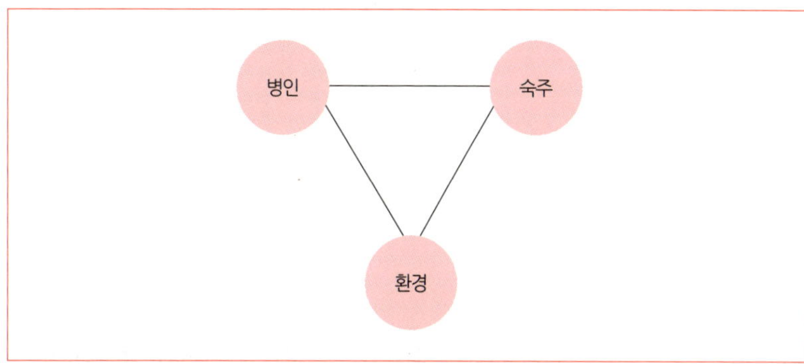

그림 2.1 역학적 삼각형 모형

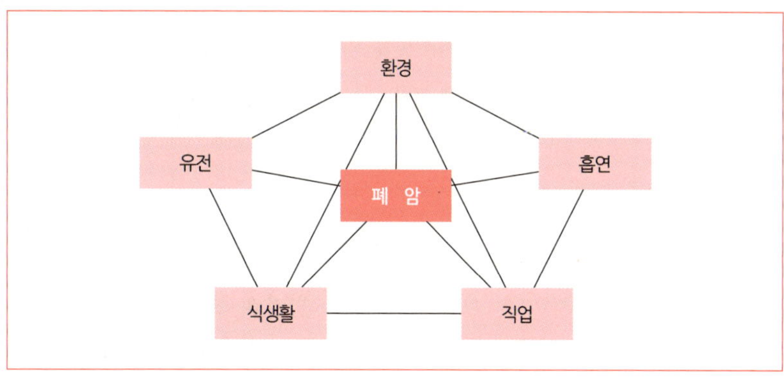

그림 2.2 거미줄 모형설

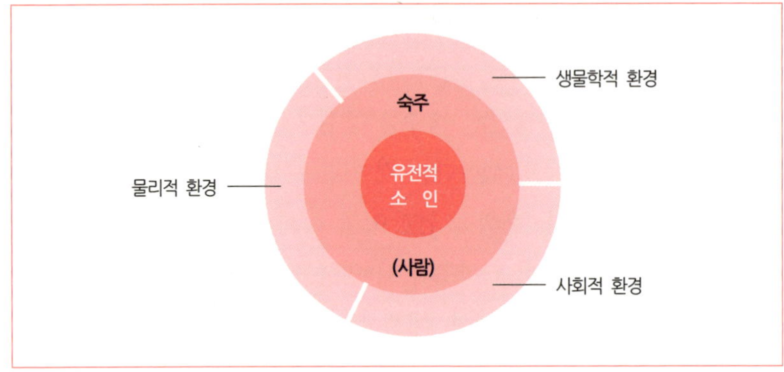

그림 2.3 수레바퀴 모형

2) 역학의 발생 현상

역학Epidemiology은 크게 시간적, 지리적, 생물학적, 사회적 현상으로 발생한다.

(1) 시간적 현상

역학의 시간적 현상은 크게 네 가지 변화로 나타난다. 추세변화(장기변화)는 20~30년(장티푸스 · 디프테리아 · 이질), 순환변화(단기변화)는 2~3년(홍역 2년, 일본뇌염 3~4년, 백일해 2~4년), 계절변화는 소화기계(여름) 및 호흡기계(겨울) 질병과 곤충(가을) 질병이 1년 주기로 나타나는 것이다. 마지막으로, 불규칙변화는 돌발적 발생(외국 감염병의 국내 침입), 콜레라, 페스트, 황열 등에서 나타나는 변화 등을 말한다.

(2) 지리적 현상

역학의 지리적 현상이란 질병의 발생에 대해 해안지역, 산악지역, 열대, 한대 등의 지역적 유행을 설명하는 것이다. 대표적인 예로 범발적 발생하는 독감과 에이즈가 있으며, 전국적으로 유행하는 것에는 장티푸스가 있다. 지방적 · 편재적 특징을 보이는 것으로는 간흡충, 폐흡충, 사상충 등이 있으며, 산발적 질병으로는 렙토스피라증이 있다.

(3) 생물학적 현상

역학의 생물학적 현상이란 질병의 발생이 종족, 성별, 연령 등의 특색과 관련되어 있다는 것이다.

(4) 사회적 현상

역학의 사회적 현상이란 도시, 농촌, 교통수단, 직업, 경제수준 등과 관련한 질병 발생을 말한다.

Public Health

CHAPTER 03

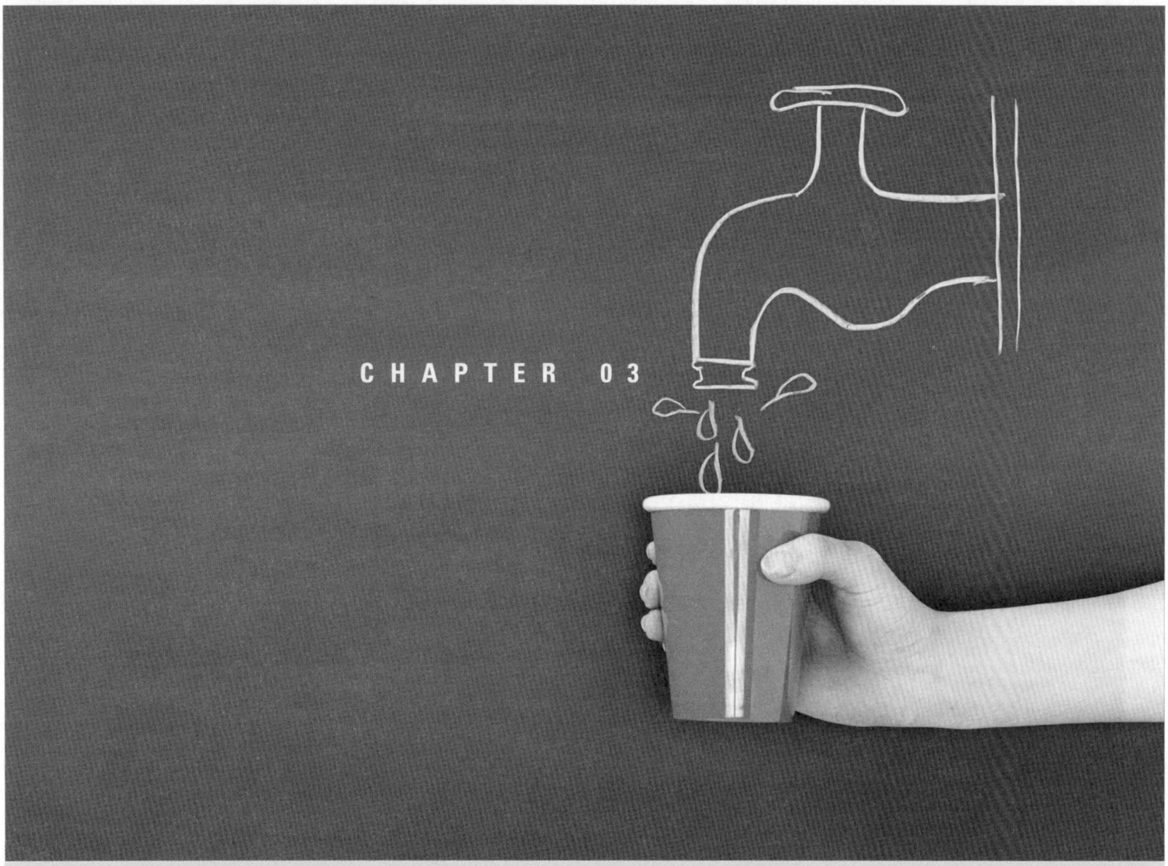

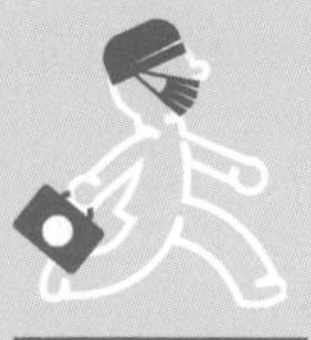

감염병

1. 감염병의 개념

1) 감염병의 발생설

감염병(感染病)이란, 병원성 미생물이 생물에 감염을 일으키고 전파되는 것을 말한다. 감염병의 발생에 대한 이론은 종교설(선악신설) → 점성설 → 장기설(말라리아) → 접촉감염설(페스트) → 미생물감염설(세균설)로 발전해 왔다.

2) 감염병의 발생

감염병이 집단적으로 발생하여 유행하는 데는 감염원, 감염경로, 감수성의 세 가지 조건이 필요하며, 전염병의 발병 요소로는 병원체, 병원소, 전파 등이 있다. 감염병은 병원체에 해당하는 감염원이 감염 경로를 통해 운반되어 병원체에 대한 저항력이 낮은 숙주에 침입하는 일련의 과정을 거쳐 발생되며, 여섯 가지 요소(병원체, 병원소, 병원소로부터 병원체의 탈출, 전파, 병원체의 새로운 숙주에 침입, 숙주의 감수성과 면역) 중 한 요소라도 연쇄적으로 발생되지 않으면 감염병은 생성되지 않는다.

(1) 병원체

병원체는 세균Bacteria, 바이러스Virus, 리케치아Rickettsia, 기생충Parasite으로 나눈다. 이 중 세균으로는 콜레라, 장티푸스, 디프테리아, 결핵균, 한센, 백일해가 있으며, 바이러스성에 의한 것으로는 폴리오, 홍역, 유행성 이하선염, 일본뇌염, 광견병, AIDS, 간염 등이 있다. 리케치아성으로는 발진티푸스, 발진열, 양충병이 있고, 기생충으로는 말라리아, 회충, 십이지장충, 디스토마 등이 있다.

(2) 병원소

① 인간 병원소

인간 병원소에서 환자는 현성 감염은닉 · 간과 · 전구기 · 현성 환자; Frank Case과 불현성 감염무증상 · 잠복기 환자; Subclinical Nfection으로 나눈다. 보균자Carrier는 감염병 관리에서 가장 중요한데, 역학적 의의를 살펴보면 자유로운 활동으로 인해 감염병의 영역이 넓고 자타가 경계하지 않으므로 전파 기회가 많으며 환자보다 그 숫자가 많은 것이 특징이다. 보균자는 회복기 보균자, 잠복기 보균자, 건강 보균자로 나눈다.

회복기(발병 후) 보균자는 질병을 앓고 난 후 증상이 전부 사라졌음에도 불구하고 병원체를 여전히 보유하고 있어 이를 배출하는 사람을 말한다. 이질, 장티푸스, 디프테리아에서 나타나며 3개월 이내로 보균하는 일시 보균자, 3개월 이상 보균하는 만성 보균자(장티푸스, B형간염)와 영구 보균자로 나눈다.

잠복기(발병 전) 보균자는 아직 질병이 발병하기 전인 잠복기 중에 병원체를 배출하여 감염을 일으킬 수 있는 사람을 말한다. 디프테리아, 홍역, 백일해, 볼거리, 유행성 뇌척수막염에서 나타난다.

건강 보균자(불현성 감염)는 병원체의 감염에도 불구하고 처음부터 전혀 증상을 나타내지 않으나 병원체를 배출하여 감염을 일으킬 수 있는 사람을 말한다. 폴리오와 일본뇌염에서 나타난다.

② 동물 병원소

동물 병원소는 동물이 병원체를 보유하고 있다가 인간 숙주에게 감염시켜 질병을 일으키는 인수공통 감염병을 말하며, 이러한 동물을 동물 병원소라 한다. 각 동물별 유발 질병은 다음과 같다.

- 쥐 : 콜레라, 페스트, 살모넬라, 서교증, 발진열, 렙토스피라증, 쯔쯔가무시증
- 개 : 광견병
- 고양이 : 살모넬라, 톡소플라스마, 서교열
- 돼지 : 살모넬라, 일본뇌염, 파상열

- 소 : 살모넬라, 결핵, 탄저, 파상열
- 양 : 탄저, 파상열
- 조류 : 살모넬라

③ 기타 병원소

기타 병원소로는 토양에 의한 파상풍(흙 속 깊은 곳, 혐기성)이 있다.

(3) 병원소로부터의 병원체 탈출과 전파

병원체의 전파에는 직접 전파, 간접 전파, 공기 전파가 있다. 간접 전파는 전파체가 존재하고 병원체가 병원소 밖에서 일정기간 생존력을 발휘해야 가능하다.

① 호흡기관

가장 쉽고 흔한 탈출 경로로 코, 비강, 인후, 기도, 기관지, 폐 등을 통해 호흡기침, 대화, 재채기를 통해 탈출하고, 재채기 또는 기침 시에 발생하는 비말은 1~2m까지 퍼진다. 폐결핵, 폐렴, 백일해 등이 있다.

② 소화기관

분변에 의한 배설에 의한 탈출로 설사 같은 증상을 수반하며 감염의 위험성이 크다. 이질, 콜레라, 장티푸스, 소아마비 등이 있다.

③ 비뇨기관

주로 혈행성 질병 병원체의 탈출 경로로 매독과 임질 등이 있다.

④ 개방병소

신체 표면의 상처, 농창 등의 병변 부위가 탈출의 경로로 나병, 무좀, 습진 등이 있다.

⑤ 기계적 탈출

모기, 이, 벼룩 등 흡혈성 곤충에 의한 탈출, 주사기, 감염된 육류에 의한 탈출이 있으며 말라리아, 발진티푸스, 발진열 등이 해당된다.

(4) 전파

병원소로부터 탈출한 병원체가 새로운 숙주에 이르기까지의 경로를 말한다.

① 직접 전파

병원소로부터 탈출한 병원체가 중간의 매개체 없이 감수성 보유 숙주에게 직접 전파함으로써 감염이 성립되는 경우를 말한다. 성병, 나병, 피부질환 등이 있다.

② 간접 전파

병원소로부터 탈출한 병원체가 중간의 다른 매개체에 의해 감성 보유 숙주에게 전파함으로써 감염이 성립되는 경우를 말한다. 이때 감염이 성립되기 위해서는 병원체가 일정기간 생존해야 한다.

(5) 신숙주로의 침입

병원체의 병원소 탈출 경로와 침입 경로는 주로 호흡기계, 소화기계, 비뇨생식기계, 점막, 피부이며, 모든 매개체와 병원소가 병원체의 숙주 내 침입 시에 직접적으로 관여하는 감염원이 될 수 있다.

(6) 숙주의 감수성과 면역성

① 감수성

감수성은 숙주에 침입한 병원체에 대항하여 감염이나 발병을 막을 수 있는 능력이 없는 상태를 말하며, 이는 개인이나 질병의 종류에 따라 다르다. 드 루더는 두창 95%, 홍역 95%, 백일해 60~80%, 성홍열 40%, 디프테리아 10%, 소아마비 0.1%로 감수성 지수를 산출하였다.

② 면역성

병원성 미생물과 그 생성물, 음식물, 화학물질, 약, 꽃가루 등의 외부인자를 항원이라 한다. 면역은 '역병을 면한다'는 뜻의 라틴어 'Immunitas'에서 유래하였다. 특정 감염균인 항원에 대해 자기의 몸을 방어하고 임상적인 증상을 없애거나 가볍게 하는 능력을 말하며, 선천 면역과 후천 면역으로 구분한다.

자연능동 면역은 질병의 이완 후 생기는 면역으로 영구 면역, 약한 면역, 감염 면역이 있다. 영구 면역으로는 두창, 홍역, 수두, 유행성 이하선염, 백일해, 성홍열이 있으며, 현성으로는 발진티푸스, 콜레라, 장티푸스, 페스트가, 불현성으로는 일본뇌염, 폴리오 등이 있다. 약한 면역으로는 디프테리아, 폐렴, 인플루엔자, 수막구균성 수막염, 세균성이질 등이 있으며, 감염 면역으로는 매독, 임질, 말라리아 등이 있다. 인공능동 면역은 백신접종 후 면역이 생기는 것으로 이 백신이나 톡소이드를 통해 면역력을 만든다. 백신을 통한 면역 생성에는 결핵, 콜레라 등이 있으며, 톡소이드의 경우로는 디프테리아와 파상풍이 있다.

수동 면역에는 자연수동 면역과 인공수동 면역이 있는데, 자연수동 면역은 모체면역(태반 면역 · 모유 면역)이라고 하며 인공수동 면역은 항독소, 감마글로불린, 면역혈청 접종 후에 형성된다.

3) 전염병의 예방대책

외래 감염병의 국내 침입에 대한 대책은 국민의 건강을 위해 국가적으로 매우 중요한 과제로서 '검역'과 '격리'로 구분한다. 검역이란 오염지역에서 들어온 입국자, 물품, 항공기, 선박 등을 검사 및 차단하는 것이며 격리란 현성(질병의 증상을 나타내는) 환자를 분리하여 건강인의 안전을 지키고 감염병의 확산을 막는 것이다. 우리나라의 검역 감염병은 콜레라, 페스트, 황열, 사스 등이며, 검역이 필요하지 않은 질병으로는 일본뇌염과 발진티푸스 등이 있다. 검역기간은 감염병에 대한 최장 잠복기로 정하며, 격리기간은 환자가 완치될 때까지로 이 기간 동안 면회는 절대 금지이다. 감시기간은 질병에 따라 다른데 콜레라는 120시간, 페스트와 황열은 144시간, 사스는

240시간이다.

국내 감염병의 예방대책은 크게 두 가지 방법으로 병원소 제거(사람은 격리, 동물은 소각이나 매장으로 제거)와 환경위생관리(소독, 철저한 식품위생관리, 음용수관리)에 의해 시행된다. 그러나 호흡기계 감염병은 이러한 환경위생관리로는 성과를 얻을 수 없는 질병으로서 다른 대책을 마련해야 한다. 홍보교육도 국내 감염병의 예방대책으로 중요한 부분이다.

4) 예방접종

(1) 예방접종 질병

예방접종이 필요한 질병은 결핵을 비롯하여 경구용 소아마비, DPT, 홍역, 뇌염, B형간염 등이 국가에서 지정한 필수예방접종 질병이며, 각 질병의 특성에 따라 여러 회에 걸쳐 접종한다. 해당 질병의 유행 시나 환자와 접촉 시에 화상을 입었을 때는(파상풍) 수시로 추가 접종하는 경우도 있다.

(2) 예방접종 시기

우리나라에서 시행하는 예방접종 사업은 국가필수 예방접종과 기타 예방접종으로 나눈다. 영 · 유아를 대상으로 BCG, B형간염, 디프테리아, 파상풍, 백일해 등이 필수 예방접종으로 시행되며, 그 외 일본뇌염 등 각 시기별로 접종을 해야 하는 기타접종이 있다.

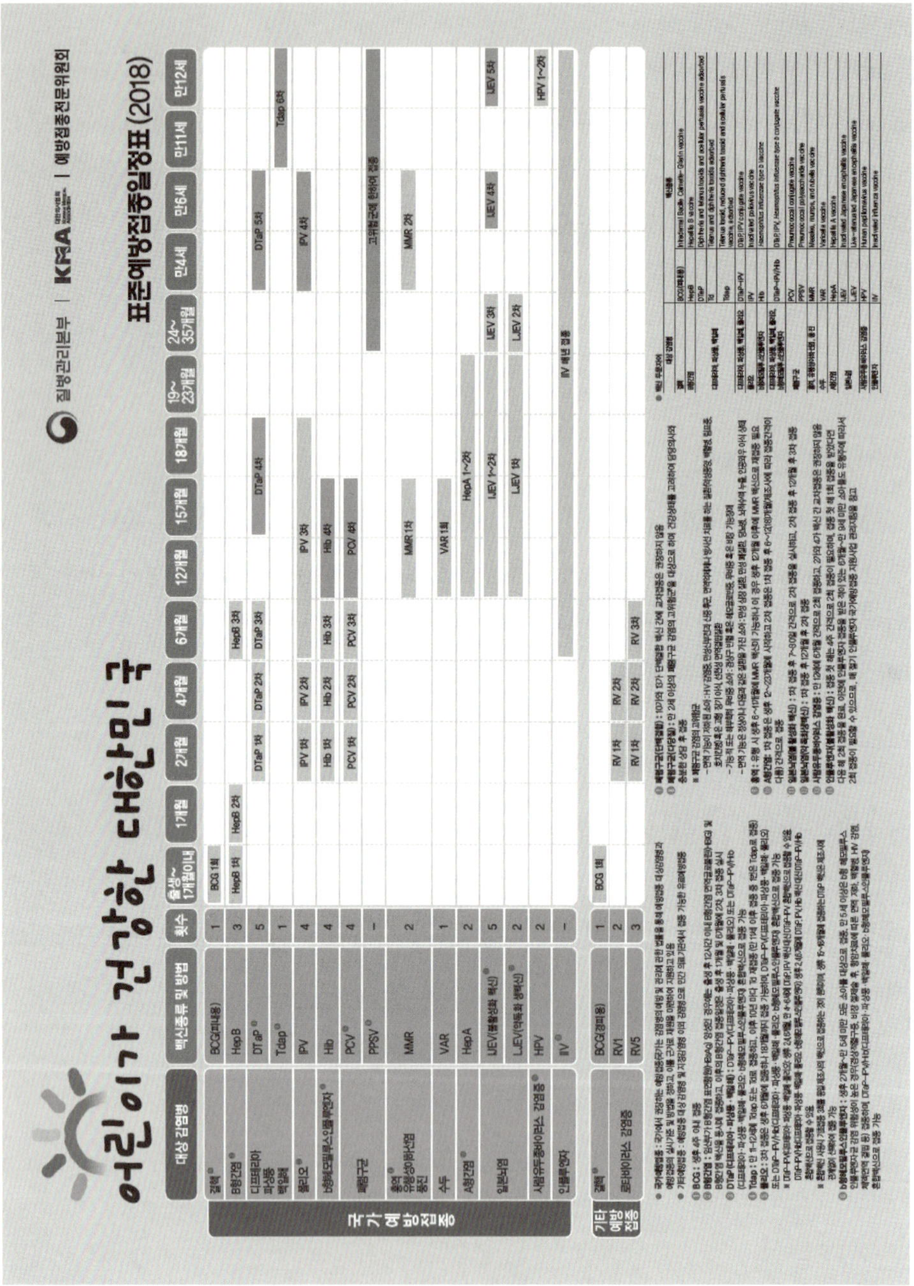

질병관리본부 | KMA | 예방접종전문위원회

어린이가 건강한 대한민국

표준예방접종일정표(2018)

구분	대상 감염병	백신종류 및 방법	횟수	출생~1개월이내	1개월	2개월	4개월	6개월	12개월	15개월	18개월	19~23개월	24~35개월	만4세	만6세	만11세	만12세
국가예방접종	결핵	BCG(피내용)	1	BCG 1회													
	B형간염	HepB	3	HepB 1차	HepB 2차			HepB 3차									
	디프테리아 파상풍 백일해	DTaP	5			DTaP 1차	DTaP 2차	DTaP 3차		DTaP 4차				DTaP 5차			
		Tdap	1													Tdap 6차	
	폴리오	IPV	4			IPV 1차	IPV 2차	IPV 3차						IPV 4차			
	b형헤모필루스인플루엔자	Hib	4			Hib 1차	Hib 2차	Hib 3차	Hib 4차								
	폐렴구균	PCV	4			PCV 1차	PCV 2차	PCV 3차	PCV 4차								
		PPSV	-										고위험군에 한하여 접종				
	홍역 유행성이하선염 풍진	MMR	2						MMR 1차					MMR 2차			
	수두	VAR	1						VAR 1회								
	A형간염	HepA	2						HepA 1~2차								
	일본뇌염	IJEV(불활성화 백신)	5						IJEV 1~2차				IJEV 3차		IJEV 4차		IJEV 5차
		LJEV(약독화 생백신)	2						LJEV 1차				LJEV 2차				
	사람유두종바이러스 감염증	HPV	2														HPV 1~2차
	인플루엔자	IIV	-					IIV 매년 접종									
기타 예방접종	결핵	BCG(경피용)	1	BCG 1회													
	로타바이러스 감염증	RV1	2			RV 1차	RV 2차										
		RV5	3			RV 1차	RV 2차	RV 3차									

출처 : 질병관리본부

그림 3.1 표준예방접종(일정표)

2. 감염병의 분류

1) 분류

(1) 감염 속도와 위해(危害) 정도에 의한 분류

감염성 질환은 사람과 사람 간에 전파되는 것과, 다른 생물 간에 전파되는 것이 있다. 우리나라에서는 감염병의 감염 속도와 생명에 미치는 위해(危害) 정도를 기준으로 제1군, 제2군, 제3군, 제4군, 제5군 감염병으로 분류하고 있다.

이외에도 지정 감염병(感染病)이라고 하여 제1군 내지 제5군 감염병 외에 유행 여부의 조사를 위해 감시활동이 필요하다고 인정되어 보건복지부장관이 지정하는 감염병이 있다. 고의로 또는 테러 등을 목적으로 이용된 병원체에 의해 발생된 감염병으로써 보건복지부장관이 고시하는 생물테러 감염병도 있다.

그 외에 인수공통 감염병은 동물과 사람 간에 상호 전파되는 병원체에 의해 발생하는 감염병으로서 보건복지부장관이 고시하는 감염병을 말한다. '전염병' 용어를 감염성 질환과 비감염성 질환을 모두 포함하는 '감염병'으로 변경하고 감시 및 관리대상을 종전의 5개 균 82종에서 6개 균 75종(감염병원체 세분류로는 114종)으로 확대 재편하였다.

① 제1군 감염병

발생 또는 유행 즉시 방역대책을 수립해야 하는 수인성식품 매개질환으로서 콜레라, 세균성이질, 장출혈성 대장균감염증 등의 6종이다. 기존 제1군 전염병에 속하던 페스트는 제4군 감염병으로 편성되었으며, 지정 감염병으로서 표본감시체계를 통해 운영되던 A형간염이 제1군 감염병으로 전환되어 법정 감염병 감시체계로 운영된다.

② 제2군 감염병

국가예방접종 사업의 대상으로서 홍역, 유행성 이하선염, 풍진 등 종전 10종의 감염병이 유지된다. 다만, 제2군 감염병 중 B형간염은 표본감시체계에서 법정 감염병 감시체계로 전환하여 급성환자와 산모 또는 주산기의 만성환자 및 병원체 보유자에 한하여 감시하게 된다.

③ 제3군 감염병

간헐적 유행 가능성이 있어 계속 그 발생을 감시하는 결핵, 말라리아 등의 19종으로, 크로이츠펠트-야콥병과 변종크로이츠펠트-야콥병이 종전의 지정 감염병 분류에서 제3군 감염병으로 전환되어 법정 감염병 감시체계로 운영된다. 다만, 발생 규모가 크고 주기적이어서 전수보고가 현실적으로 불가능하며 더욱이 감염병 관리를 위해 유행 동향과 병원체의 조기감지가 필수적인 제3군 감염병 중의 인플루엔자에 한하여 종전대로 표본 감시체계가 운영된다(예 : 말라리아, 결핵, 한센병, 성홍열, 수막구균성 수막염 레지오넬라증, 인플루엔자, 후천성면역결핍증, 매독, 찬저, 공수병 신증후군출혈열 등).

④ 제4군 감염병

국내에서 새로 발생하거나 국외 유입이 우려되는 감염병으로서 세계보건기구WHO 감시대상 감염병인 신종인플루엔자(2009~2010년 전 세계적으로 유행한 신종플루가 아닌 향후 등장할 가능성이 있는 새로운 타입의 인플루엔자를 의미함)가 추가되었으며, 지정 감염병에 속하던 웨스트나일열을 제4군 감염병으로 전환하고, 매개체 감염병인 라임병, 진드기 매개뇌염, 치쿤구니야열, 열대병인 유비저가 추가되었다(예 : 페스트, 황열, 뎅기열, 바이러스성 출혈열, 두창, 보툴리눔독소증, 중증 급성호흡기중후군SARS, 동물인플루엔자 인체감염증, 신종인플루엔자, 야토병, 규열, 중동호흡기 증후군MERS 등).

⑤ 제5군 감염병

법령 개정을 통해 신설된 분류로서 회충증, 편충증, 요충증 등의 기생충감염증 6종으로 구성되었으며, 기생충감염증의 발생을 모니터하기 위해 표본감시체계로 운영된다(예 : 회충증, 편충증, 요충증, 간흡충증, 폐흡충증, 장흡충증).

⑥ 지정 감염병

최근 국내 · 외에서 발생 사례가 확인된 카바페넴내성 장내세균속균종감염증 등이 추가되어 의료 관련 감염병 6종VRSA, VRE, MRSA, MRPA, MRAB, CRE에 대해 표본감시를 시행하게 되었다. 살모넬라균감염증 등 종전의 지정 감염병 중 병원체 감시대상은 장관감염증으로 편성하였으며, 아데노바이러스감염증 등 11종을 포함하는 급성 호흡기 감염증이 신설되는 등 이들 감염증에 대한 발생 현황을 모니터하고 원인병원체의 확인을 통한 감염병 관리체계를 강화하기 위해 표본 감시체계로 운영하게 된다.

아울러 해외 기생충의 유입 실태와 발생 동향을 감시하기 위해 리슈만-편모충증, 바베스열원충증 등의 11종을 해외 유입기생충 감염증으로 재편하였다.

이들 법정 감염병은 제1군부터 제4군까지는 모든 의사, 한의사 및 의료기관에 신고 의무를 두는 법정 감염병 감시체계로, 제5군 감염병과 지정 감염병, 제3군 감염병 중의 인플루엔자는 지정된 표본감시기관을 통해 발생 동향을 모니터하고 집중 감시하는 표본감시체계로 운영된다. 감염병 환자의 진단이나 신고 및 보고는 발병관리본부의 자료를 참고한다.

(2) 침입경로에 의한 분류

감염병(感染病)은 호흡기, 소화기, 피부점막을 통해 침입한다. 소화기를 통한 감염병은 대부분 간접 전파로서 질병의 증상이 발현된 이후 감염이 가능하며 경제적, 지역적, 계절적인 특성이 크다. 지역사회의 경제 및 환경위생 상태와 관련하여 감염도가 달라지며, 매개체와 감염경로에 따라 발병률, 치사율, 2차 발병률 등에 현저한 차이가 있는 것도 특징이라 할 수 있다.

호흡기를 통한 감염병은 대부분 인간 보균자로부터 감수성자에게 직접 전파되며 계절적으로 다변화하여 관리가 어렵다. 연령, 성별, 사회 · 경제적 상태에 따라 발생률이 다르다. 피부점막을 통한 감염병도 주로 직접 전파되며 대표적인 예로 매독, 임질, 페스트 등이 있다.

(3) 병원체에 의한 분류

감염병(感染病)은 주로 세균에 의해 감염되며, 그 외에 리케치아와 바이러스도 원인이 된다. 세균성 감염병으로는 디프테리아, 결핵, 장티푸스, 콜레라, 세균성이질, 페스트, 파라티푸스, 성홍열, 백일해, 매독, 임질, 나병 등이 있다. 바이러스성 감염병으로는 일본뇌염, 유행성 이하선염, 홍역, 폴리오, 두창, 유행성 간염, 독감, 광견병, 황열, 풍진 등이 있으며, 리케치아성에는 발진티푸스, 발진열, 참호열, 록키산홍반열, 큐열, 양충병(쯔쯔가무시증) 등이 속한다.

3. 감염병의 관리

감염병(感染病)을 관리하기 위한 3대 원칙 중 첫 번째는 전파 예방(병인대책)으로 감염병과 감염경로를 관리하는 것이다(병원소 제거, 감염원 감소, 병원소 격리, 기타 환경 및 식품위생, 위생해충구제 등). 두 번째인 면역증강(환경대책)은 감수성자의 예방접종과 저항력 증강(영양과 건강관리), 소독을 말한다. 마지막은 환자 조치(숙주대책)로서 적절한 치료를 통해 감염병을 관리하는 것이다. 감염병에서 가장 관리가 어려운 경우는 외견상 건강해 보이나 균을 보유하고 있어 감염 가능성이 있는 건강한 보균자이며, 각 질환별로 가장 이상적인 관리방법은 다음과 같다.

- 호흡기계 질환: 예방접종
- 소화기계 질환: 철저한 환경위생(식품위생)
- 성병 질환: 접촉자 색출
- 피부점막 질환: 상처예방

감염병의 관리를 위해 집단검진을 시행하는 목적은 질병에 대한 역학적 연구, 자연사와 발병기전의 규명, 조기진단(주요 목적), 보건교육에 있다.

4. 감염병의 종류

1) 제1군 감염병

(1) 콜레라

콜레라Cholera는 대표적인 제1군 감염병으로 호열자라고도 하며, 콜레라의 독소에 의해 심한 위장증상과 전신증상을 보이는 급성 감염병이다.

① 특징

원인균은 비브리오 콜레라로서 그람음성간균, 통성혐기성이며 협막이나 아포가 없고 편모에 의해 운동성이 있다. 저항력은 약하여 60℃에서 30분, 3% 석탄산에서 5분, 건조상태로 일광에서 1시간이면 사멸된다.

② 발병과 증상

초여름에 시작하여 12월까지, 특히 기온이 높은 7~9월에 걸쳐 많이 발생한다. 20~24세 청 · 장년층에 많으며, 치사율은 60%로서 노년과 유년층일수록 높아진다. 증상은 대부분 경미하지만, 20명 중 한 명은 물과 같은 심한 설사와 구토를 일으키며 적절히 치료하지 않으면 탈수에 의한 구갈, 근육통, 체온저하 등이 나타난다. 잠복기는 10시간~5일인데, 보통 1~3일 정도를 거친다.

③ 예방

개인위생을 철저히 관리하며, 물은 끓여먹고 음식은 익혀서 먹어야 한다. 유행 시기에는 반드시 예방접종을 실시하고, 음료수 등 식품에 대한 위생관리와 인분처리, 청소, 파리구제 등 환경위생이 중요하며, 환자에게는 안정과 함께 체액을 보급한다.

(2) 장티푸스

① 특징

장티푸스Typhoid Fever는 살모넬라 타이피균에 의해 발병하는 급성 전신성 열성질환이다. 원인균은 사람만이 병원소이며 길이가 2~3㎛, 직경이 0.6㎛ 정도의 그람음성 간균이다. 협막이 없고 아포도 만들지 않지만 운동성은 있다. O항원과 H항원이 있어서 분류나 진단에 이용된다. 추위에 강한 이 균은 인체 외의 대변에서 60시간 내외, 물에서 5~15일, 얼음에서 3개월 내외, 아이스크림에서 2년, 고여 있는 물에서 6개월, 우유에서 2~3일, 육류에서 8주, 과일에서 6일 등 생존기간이 비교적 길다.

② 발병과 증상

균수가 100만~10억 개 정도일 때 감염을 일으키며, 환자나 보균자의 대·소변에 오염된 음식이나 물을 먹으면 감염된다. 더러운 물이 섞인 해저에서 자란 갑각류나 어패류(특히 굴), 배설물이 묻은 과일 등도 감염원이 된다. 또 보균자가 부주의하게 다룬 우유나 유제품도 원인이 되며, 파리가 오염물로부터 다른 음식물에 세균을 전파하기도 한다.

잠복기간은 보통 1~3주이나 균의 수에 따라 다르다. 주요 증상은 발열, 두통, 권태감, 식욕부진, 상대적 서맥, 비종대, 장미진, 건성기침 등이다. 발열은 서서히 상승하여 지속되다가 이장열이 되어 해열되는 열 형태를 갖는다. 치료하지 않을 경우 병의 경과는 3~4주 정도이며 일반적으로 설사보다 변비가 많다. 백혈구, 특히 호산구의 감소가 특징적이고 경증이 흔하나 중증의 비전형적 증상도 일어난다. 치료하지 않을 경우 회장의 파이어판에 궤양이 생겨 간헐적인 하혈이나 천공이 발생하기도 한다. 중증에서는 중추신경계 증상도 나타난다. 지속적인 발열, 무표정한 얼굴, 경도의 난청, 이하선염도 일어날 수 있다.

외과적 합병증으로는 장천공, 장폐색, 관절염, 골수염, 급성 담낭염, 농흉 등이 있다. 사망률은 10%이지만 조기에 항생제로 치료하면 1% 이하로 감소시킬 수 있다. 경증 혹은 불현성 감염이 유행지역에서 흔하다.

③ 예방

철저한 개인위생과 환경위생이 가장 중요하다. 장기보균자에 대한 관리가 중요하며, 2년간 보균검사를 실시해야 한다. 예방접종은 다음의 고위험군을 대상으로 실시한다(출처 : 질병관리본부 표준예방접종지침).

- 장티푸스 보균자와 밀접하게 접촉하는 사람(가족 등)
- 장티푸스가 유행하는 지역으로 여행을 가거나 파병되는 사람
- 장티푸스균을 취급하는 실험실 요원
- 간이급수시설지역 중 불완전급수지역 주민이나 급수시설 관리자
- 집단급식소, 식품위생접객업소 종사자

(3) 파라티푸스

① 특징

파라티푸스Paratyphoid Fever는 파라티푸스균에 의해 감염되며 A, B, C형이 있다. A형은 청 · 장년, B형은 청소년에게 많으며, C형은 우리나라에서 보고된 예가 없다. 국내에서 발생한 파라티푸스는 대부분 B형(A형의 10배)이다. 몸 밖에서의 생존기간은 대변에서 60시간 내외, 물에서 5~15일, 고여 있는 물에서 6개월 이상이며 추위에도 강하다.

② 발병과 증상

장티푸스와 같은 열병으로 나타나며 증상은 지속적인 고열, 두통, 비장 증대, 발진 등 장티푸스와 유사하며 일반적으로 가볍다. 발열증상을 보이는 B형은 식중독과 같이 급성이나, 그 정도가 가볍고 치사율도 낮기 때문에 그냥 지나치는 경우가 많다. 잠복기간도 1~3주로 장티푸스와 거의 같다. 감염경로 역시 장티푸스와 같으며 여름

철에 많이 발생한다.

③ 예방(출처 : 질병관리본부)

- 상 · 하수도 완비와 음료수 정화, 염소 소독이 중요하다.
- 음식을 만들기 전 또는 배변 후에는 손을 깨끗이 씻는다.
- 우유 등 모든 식료품은 살균하고 상업용 우유의 생산과정, 보관방법, 배달과정을 위생적으로 감독한다.
- 조리용 음식물이나 음료수의 품질을 적절히 관리한다.
- 음식물의 통조림 가공 시에는 냉각수나 염소로 소독한 물을 사용하고, 갑각류나 어패류는 정기적으로 검사한다.
- 유행지역에서는 물을 반드시 끓여먹으며, 조리사나 유통업자는 식료품을 적절히 냉동하고 항상 청결을 유지한다.
- 가정이나 식당에서 샐러드를 보관하거나 냉동식품을 다룰 때 주의한다.
- 청결 정도가 불분명할 때는 식품을 선별하여 조리하거나 익혀 먹고, 과일은 껍질을 벗겨 먹는다.
- 보균자는 식품을 다루는 업무나 환자의 간호에 종사해서는 안 된다.

(4) 이질 – 세균성이질

이질Shigellosis에는 세균성이질과 아메바성 이질이 있으며, 일반적으로 세균성이질을 뜻한다. 세균성이질은 쉬겔라의 감염에 의한 열성 설사가 특징인 질환이다.

① 특징

이질균은 운동성과 협막이 없으며 아포도 만들지 않는 그람음성의 비교적 작은 간균이다. 저항력이 약하여 60℃에서 15분간 가열하면 사멸된다. 생화학적 성상 및 혈청학적 성상에 의해 A아군(쉬겔라 디센테리아), B아군(쉬겔라 플렉스네리균), C아군(쉬겔라 보이디이균), D아군(쉬겔라 손네이균) 등으로 나눈다. 이 균은 온혈동물의 장관과 변에 존재하며 수분의 흡수를 인체로 역전시키는 독소를 생산하여 물이 장과 변으로 흘러들어가고 물 같은 설사를 만든다.

② 발병과 증상

사람만이 병원소이나 원숭이 집단의 유행도 보고된 적이 있다. 환자나 보균자에 의한 직접적 혹은 간접적인 대변 - 경구전파에 의하며, 극소량(10~100개)의 세균도 감염을 일으킨다. 배변 후 손을 깨끗이 씻지 않을 경우 음식을 오염시켜 간접적으로 전파되거나 직접적인 신체적 접촉에 의해 감염된다. 그 밖에 식수, 우유, 바퀴, 파리에 의한 전파도 있다.

잠복기는 보통 1~3일이며, 감염기는 급성 감염기로부터 대변에서 균이 발견되지 않는 기간, 즉 발병 후 4주 이내이다. 이유기의 소아 등에서 감수성이 높고 중증화하기 쉽다. 가구 내 2차 발병률은 10~40% 정도로 높은 편이다. 집단발생은 위생상태가 불량하고 밀집되어 거주하는 사회복지시설, 정신병원, 교도소, 야영지, 선박 등에서 많이 볼 수 있다.

고열과 구역질, 구토, 경련성복통, 후중기를 동반한 설사가 주요 증상이며, 대부분 대변에 혈액이나 고름이 섞여 나오는데, 이는 세균의 침입으로 인해 미세농양이 생기기 때문이다. 환자의 3분의 1은 수양성 설사의 양상을 보이며, 소아의 경우 경련이 나타나기도 한다. 균종이나 환자의 감수성에 따라 경미하거나 증상 없이 지나기도 한다. 증상은 보통 4~7일이 지나면 회복된다. 이질로 인해 전 세계적으로 해마다 60만 명 이상이 사망하며, 이 중 40% 이상이 10세 미만이다.

③ 예방

세균성이질의 예방지침은 파라티푸스와 유사하다.

(5) A형간염 – 유행성간염

① 특징

A형간염을 일으키는 바이러스는 직경 27nm의 구형 단일사슬 RNA바이러스로, 산에는 안정하지만 100℃에서 5분간의 가열 처리에 의해 불활성화 된다.

② 발병과 증상

감염자의 분변, 혈액 혹은 이것에 오염된 음식이나 물이 원인이며 발병 직후 타액으로도 감염된다. 38℃ 이상의 발열, 전신 권태감, 식욕부진, 오심, 구토, 황달, 복통, 설사, 두통을 동반하지만 예후가 좋아서 1~2개월 안에 간기능이 정상화된다. 급성 A형간염은 다른 간염과 비슷한 증상을 보이며 피로, 무기력, 식욕부진, 열, 근육통, 복통, 오심, 구토 등의 급작스런 증상이 시작된다. 어린이의 경우 설사나 드물게 호흡기계 증상이 나타나기도 하고, 며칠에서 일주일 후에는 간염의 특징적 증상인 짙은 소변과 황달, 대변색이 점점 옅어지는 현상 등이 나타난다. 간비대와 상복부 압통을 일으키기도 한다. 전 세계적으로 많은 환자가 발생하며, 유병률은 국가의 경제적 발전과 보건위생의 수준에 의해 영향을 받는다. 6세 이하의 경우에는 무증상이거나 경증을 보이며, 6세 이상은 현증감염이 나타난다. 우리나라는 법정 감염병의 제1군에 추가될 정도로 발병률이 증가하는 추세여서 주의가 요구된다.

③ 예방

다음의 대상자에게 예방접종을 실시하며, 20~30대의 성인은 감염의 위험성이 높아지는 *표시의 경우에 접종이 권장된다(출처 : 질병관리본부).

- A형간염 바이러스 항체가 없는 소아
- 만성 간질환 환자(B형간염, C형간염 포함) *
- 만성 간질환 환자(B형간염, C형간염 보유자 포함)
- A형간염 유행지역에서 장기체류하는 경우 : 미국, 캐나다, 서유럽, 북유럽, 일본, 뉴질랜드, 호주 이외의 나라 *
- A형간염의 풍토성이 높은 지역으로 여행하는 경우 : 미국, 캐나다, 서유럽, 북유럽, 일본, 뉴질랜드, 호주 이외의 나라
- A형간염의 풍토성이 높은 지역으로 파견되는 군인 또는 외교관
- A형간염 바이러스를 다루는 실험실 종사자 *
- A형간염 환자와 접촉하는 사람 : 접촉 후 2주 이내의 경우 *

- 혈우병환자 : 혈액응고인자(특히 Solvent-detergent로 처리된 응고인자)를 투여 받는 사람은 백신을 접종해야 한다.
- 남성 동성연애자
- 약물 중독자

2) 제2군 감염병

(1) 디프테리아

디프테리아Diphtheria는 대표적인 제2군 감염병으로 인후, 코 등의 상피조직에 국소적 염증을 일으키며, 체외독소를 분비하여 혈류를 통해 신체 각 부위로 이동하고 심근과 신경조직에 결합하여 장해를 유발하는 급성 독소매개성 호흡기 감염병이다.

① 특징

코리네박테리움 디프테리아 중 독소생산주가 원인균이다. 이 균은 그람양성간균으로 아포와 편모는 없으며 일광, 열, 화학약품에 대한 저항력이 비교적 약하다.

② 발병과 증상

10세 이하, 특히 1~4세 유아가 전 환자의 60%를 차지하며, 늦은 가을이나 이른 봄에 많이 발생한다. 사망률은 5~32%이며, 잠복기는 2~5일이다. 발병 초기에는 전형적인 증상이 없으며 발열도 38.5℃를 넘지 않으나 하루가 경과하면 인두부위에 삼출물이 보이면서 그 부위를 덮게 된다. 이것이 기도를 막아 기도폐색을 일으키기도 하며, 인두에 감염된 균이 점막이나 상피세포에서 증식하여 체외독소를 생성한다. 편도선이 붓고 발열이 있으며, 혈류 중에 균은 없으나 독소로 인해 전신증상이 나타나고 심장장해나 위막에 의한 기도폐쇄로 호흡곤란을 일으킨다.

③ 예방

어릴 때 예방접종을 반드시 해야 하는 감염병이다. 예방으로는 조기진단이 중요하며, 음식물의 오염을 방지하고 환자나 보균자의 접근을 금지한다.

(2) 폴리오(소아마비 = 급성 회백수염)

폴리오Polio는 급성 회백수염이라 하며, 중추신경계의 증상을 나타내고 때로는 영구적인 마비를 초래하는 급성의 열성 전신질환이다.

① 특징

소아마비는 폴리오미엘리티스 바이러스에 의해 발병하며, 이 바이러스는 약품에 대한 저항성이 강하고 열에 쉽게 파괴된다.

② 발병과 증상

5~8월에 가장 많이 발병하나, 늦여름과 초가을에도 빈번하며 5세 이하에서 특히 많이 나타난다. 바이러스는 감염자의 분변으로 배출되어 경구와 타액, 재채기에 의해 감염된다. 잠복기는 7~12일이며, 마비형의 경우 초기에 감기증상을 보인다. 운동신경을 마비시키며 발열, 두통, 구토, 요통, 복통이 있는 동안이나 열이 내리기 시작할 무렵 사지마비가 일어난다.

③ 예방

폴리오는 국가필수예방접종의 대상이며, 마비후유증과 사망의 방지에 역점을 두어 치료한다.

(3) B형간염

① 특징

B형간염Hepatitis B은 여름철에 가장 많이 발생하고 청소년 감염이 많다. 이 바이러스는 열저항성이 커 60℃에서 30분간 가열해도 생존하며, 1ppm의 염소물에서도 사멸하지 않고 건조에 내성을 보인다. 주삿바늘 사고, 약물 남용자의 불결한 침, 장기이식, 성적 접촉, 산모와 태아의 수직감염으로 발병하며, 잠복기는 6주~6개월이다.

② 발병과 증상

전구기에는 오심, 구토, 설사를 일으키며, 발열기에는 오한과 고열을 동반한다. 황달기는 2~4주에서 수개월에 걸쳐 나타나며, 회복기는 2~6주로 이 기간에 치유된다. 50% 이상은 무증상이며 합병증으로 전격성 간염, 만성 감염, 간경변, 간세포암을 유발할 수 있다.

③ 예방

예방을 위해 모든 영 · 유아와 B형간염 고위험군에게 백신의 접종을 권장하는 대표적인 감염병이다.

(4) 일본뇌염

일본뇌염Japanese Encephalitis은 플라비바이러스속 일본뇌염바이러스에 의한 인수공통 감염병으로, 작은빨간집모기에 의해 매개된다.

① 특징

아시아지역의 소아에게서 발생하는 대표적인 뇌염으로 매년 3~5만 명이 감염되어 약 30%의 사망률을 보인다. 일단 일본뇌염에 걸리면 특별한 치료방법이 없으므로 예방이 최선이며, 우리나라에서는 예방접종 사업과 관련하여 개선된 백신을 개발하기 위한 연구가 계속되고 있다.

② 발병과 증상

감염자의 95% 이상이 무증상이며 일부에서 열을 동반하는 가벼운 증상이나 바이러스성 수막염으로 이행하기도 한다. 성격변화와 신경증상이 나타난 후 오한과 두통이 심해지면서 고열과 함께 경련 및 의식 소실과 혼수상태로 진행되는 것이 전형적인 임상양상이다. 회복되어도 3분의 1은 침범 부위에 따라 다양한 신경계 합병증이 남는다.

③ 예방

예방주사는 사백신을 기초접종으로 생후 12~24개월의 모든 건강한 소아에게 7~14일 간격으로 2회 접종하고, 2차 접종 12개월 후 3차 접종을 한다. 추가접종은 만 6세와 만 12세에 한다. 약독화 생백신은 기초접종으로 생후 12~24개월의 모든 건강한 소아에게 1회 접종하고, 1차 접종 12개월 후 2차 접종을 한다. 추가 접종은 만 6세에 한다.

(5) 풍진

① 특징

풍진Rubella, German Measles은 전세계에 퍼져있으며 산발적으로 발생된다. 임산부가 임신 초기에 이환되면 태아에게 영향을 주므로 각별한 주의가 필요하다.

② 발병과 증상

홍역에 비해 증상은 가벼우나 대개는 열이 나며, 전신의 임파절, 특히 목 뒤나 귀 뒤에 있는 임파절이 부어서 만지면 아프고 약 2~7일 동안 계속되며, 안 뒤에는 발진이 생긴다. 발진은 한 번에 다 생기지 않고 첫날에는 얼굴과 목에 생기며, 다음날에는 희미해지다가 가슴, 등, 팔 등에 새로운 홍진이 생기는 특징을 가졌다.

③ 예방대책

MMRMeasles; 홍역+Mumps; 유행성이하선염; 볼거리+Runbella; 풍진 예방접종을 통해 예방할 수 있다. 예방접종의 대상은 모든 영 · 유아 및 임신전 가임기 여성이다. 영 · 유아의 접종 시기는 MMR 백신을 생후 12~15개월, 만 4~6세에 각각 1회 접종한다. 임신 초기여성 및 면역성이 없는 가임여성은 환자와의 접촉을 절대적으로 피하도록 해야 한다.

3) 제3군 감염병

(1) 말라리아

말라리아Malaria 원충속 원충이 적혈구와 간세포 내에 기생하여 발병하는 급성 열성 감염병으로, 적혈구가 파괴되면서 주기적인 열발작, 빈혈, 비종대 등의 전형적인 증상을 나타낸다.

① 특징

세계인구의 약 40%에 달하는 24억 인구가 말라리아 유행지역에 살고 있으며, 매년 약 3~5억 명의 환자가 발생한다. 그 중 100만 명 이상이 사망에 이르는 심각한 기생충 감염으로 세계보건기구가 선정한 6대 열대병 중에서도 가장 중요한 질환으로 간주되고 있다.

② 발병과 증상

사람에게 발생하는 말라리아는 5종이 있다. 전 세계적으로는 삼일열 원충과 열대열원충이 95% 이상을 차지하고 있으며, 우리나라의 말라리아는 삼일열 원충 감염에 의한다. 권태감과 서서히 상승하는 발열이 초기에 수일간 지속되며 오한, 발열, 발한 후 해열이 반복적으로 나타난다. 오한기(춥고 떨리는 시기)에는 춥고 몸이 떨린 후 체온이 상승하며, 고열기에는 체온이 39~41℃까지 상승하고 피부가 건조해진다(90분). 하열기(발한기)에는 침구나 옷을 적실 정도로 심하게 땀을 흘린 후 체온이 정상으로 내려간다(4~6시간). 두통이나 구역질, 설사 등을 동반할 수도 있다. 치료하지 않을 경우 증상은 1주~1개월간 또는 그 이상에 걸쳐 계속되고, 그 후의 재발은 2~5년간의 주기로 나타난다.

③ 예방

말라리아는 열대지역에서 흔히 발병하므로, 이곳을 여행하는 사람은 다음 사항에 주의해야 한다(출처 : 질병관리본부).

- 여행할 지역이 말라리아 유행 지역인지 여행 시기가 유행 시기인지 확인한다.
- 모기에 물리지 않도록 예방조치를 마련한다.
- 말라리아는 예방백신이 없으므로 필요시 적합한 말라리아 예방약을 준비한다.

- 예방약 복용의 금기사항이나 주의사항에 해당하는지 확인한다.
- 여행 중 말라리아에 걸렸을 때 취할 응급조치를 준비한다.
- 가능하면 여행을 떠나기 1개월 전에 의사를 방문한다.

(2) 결핵

결핵Tuberculosis은 대표적인 인수공통 감염병으로, 사람의 결핵은 주로 인형 결핵균에 의해 발생하지만, 소의 결핵을 일으키는 우형 결핵균이 감염된 우유나 유제품을 거쳐 인체에 경구적으로 감염되기도 한다.

① 특징

결핵균은 막대기 모양의 간균으로 굵기 0.2~0.5㎛, 길이 1~4㎛ 크기이며 산소가 많은 환경을 좋아하는 호기성균이다. 다른 균에 비해 매우 천천히 증식하는 특성이 있어 2개로 분열하는데 18~24시간이 소요된다. 지방성분이 많은 세포벽에 둘러싸여 있어 건조한 상태와 강한 산이나 알칼리에도 잘 견디나, 열과 햇빛에 약하여 직사광선을 쪼이면 수분 내에 죽는다.

② 발병과 증상

폐결핵 초기에는 가래가 없는 마른기침을 하다가 점차 진행되면서 가래가 섞인 기침이 나온다. 기침은 결핵을 비롯하여 감기, 기관지염 등 대부분 호흡기질환의 가장 흔한 증상이므로 2주 이상 계속될 때에는 반드시 결핵 여부를 의심해야 한다. 결핵이란 폐에서 피가 나는 것을 뜻하는 말로, 폐결핵 환자에게서 육아종 내부의 고름이 가래와 함께 섞여 나올 때 빨간 피가 묻어나올 수 있다.

결핵균은 느린 속도로 증식하면서 몸속의 영양분을 소모시키고 조직과 장기를 파괴하여 소모성질환이라고도 한다. 따라서 결핵을 앓고 있는 환자의 상당수는 기운이 없고 입맛이 없으며 체중이 감소한다. 결핵은 일반 감기몸살과 달리 39~40℃에 이르는 고열은 드문 편이나, 오후가 되면서 몸이 약간 좋지 않은 정도의 미열이 발생했다가 식은땀이 나면서 열이 떨어지는 증상이 반복되는데, 전형적인 결핵환자는 잠을 잘 때 식은땀을 많이 흘려 베개가 젖을 정도가 된다. 초기에 결핵을 치료하지 않으면 폐 곳곳에 육아종과 공동이 생기면서 폐 조직이 망가지기 때문에, 폐기능이 점점 나빠져 결국에는 조금만 움직여도 숨이 찬 호흡곤란 증상이 발생할 수 있다.

③ 예방

투베르쿨린 반응을 실시하여 감염여부를 조기에 발견하고 예방접종으로 BCG를 경구투여 한다. 우유로부터의 감염을 방지하려면 우유와 유제품을 반드시 살균처리 한다. 환자는 항생물질이 이소니코틴산히드라지드, 파라아미노살리실산, 스트렙토마이신으로 치료한다.

(3) 탄저

탄저Anthrax는 비탈저라고도 하며 탄저균 감염에 의한 인수공통 감염병이다. 오염된 목초지에서 이 균의 아포에 의해 동물(소 · 양 · 염소 · 돼지 등)이 감염되며, 인간에게는 주로 감염된 동물이나 그 부산물에서 균의 포자를 흡입 또는 섭취할 경우 감염된다.

① 특징

탄저의 병원체는 바실러스 안스라시스로 그람양성간균에 호기성이며 아포를 형성한다. 아포는 습열에서 100℃로 2~5분 가열하면 파괴되고, 건열에서는 150℃로 30~60분을 견디며 10% 포르말린으로 15분 처리로 사멸된다. 탄저균에 의한 병독소가 발병에 관여한다.

② 발병과 증상

소, 양, 염소, 말 등 초식동물과 가축 또는 야생동물이 보유 숙주이며, 탄저로 동물이 사망했을 때 주위에 균을 퍼뜨리게 된다. 피부감염은 감염된 동물이 죽었을 때 사체와 접촉하여 발생하지만 파리가 매개되는 경우도 있으며 오염된 털, 모피나 관련 제품을 통해서도 가능하다. 인후감염이나 장감염은 오염된 고기를 먹었을 때 발병하며, 실험실 내 감염도 발생할 수 있다.

탄저는 피부 탄저, 폐 탄저, 장 탄저로 나타난다. 피부 탄저는 피부의 상처를 통한 감염부위(손 · 팔 · 얼굴 · 목 등)에 벌레에 물린 듯한 구진이 나타나는데, 1~2일이 지나면 지름 1~3cm 크기의 둥근 수포성 궤양이 형성된 후 중앙에 괴사성 가피가 형성되며 부종과 소양감을 동반한다. 1~2주가 지나면 병변이 건조되어 가피는 떨어지고 흉터가 남으며 전신증상으로 발열, 피로감, 두통이 올 수 있다. 폐 탄저는 초기에 미열, 마른기침, 피로감 등 가벼운 상기도염의 증세를 보이나 탄저균이 종격동으로 침입하면 출혈성 괴사와 부종을 유발하여 종격동 확장, 호흡곤란, 고열, 빈맥, 마른기침, 토혈 등이 발생하고 패혈성 쇼크로 급속히 진행되어 사망한다. 장 탄저는 초기에 구역질, 구토, 식욕부진, 발진 등 비특이적 증상이 있은 후 토혈, 복통, 혈변 등이 나타나고 패혈증으로 진행된다.

③ 예방

이환동물을 조기에 발견하고 격리하여 치료한다. 이환동물의 사체는 소독을 철저히 하고 분비물과 혈액이 토양에 오염되지 않도록 하며, 가축은 예방접종을 실시한다. 소독을 할 때는 아포가 내열성이므로 가열하거나 고압증기를 이용한다.

(4) 브루셀라증

브루셀라증Brucellosis은 인수공통 감염병으로 소, 산양, 양, 돼지 등의 유산을 초래하며, 살균되지 않은 유즙이나 감염된 가축의 상처를 통해 감염된다.

① 특징

브루셀라균은 작고 운동성이 없으며 피막이 없는 그람음성간구균으로 아포를 형성하지 않으며, 호기성으로 이산화탄소가 풍부한 37℃에서 잘 자란다. 인체에 감염을 일으키는 브루셀라종은 네 가지이며, 이 중 가장 병원성이 높은 것은 브루셀라 멜리텐시스Brucella Melitensis로 주로 염소, 양, 낙타에게서 일차적으로 발생하며 브루셀라 아보투스B. Abortus는 건조토양에서 4일, 습윤토양에서 66일, 12℃의 퇴비탱크에서는 8개월 이상 생존이 가능하며, 브루셀라 멜리텐시스B. Melitensis는 우유에서 2일, 치즈나 요구르트에서는 3일간 생존할 수 있다.

② 발병과 증상

잠복기는 절반 정도가 2~3주(급성), 나머지는 불현성(증상이 나타나지 않음)과 만성형으로(수주~수개월) 진행된다. 증상은 1~2일에 걸쳐 갑작스럽게 나타날 수도 있고 일주일에 걸쳐 서서히 시작될 수도 있다. 다양한 증상을 보이나 발열, 오한, 발한, 두통, 근육통, 피로감, 식욕부진, 관절통, 요통, 체중감소 등이 흔하다. 발열 등의 증상이 아침에는 괜찮은 듯하다가 오후나 저녁이 될수록 악화될 수 있다. 간비종대와 임파선비대가 나타나며 주요 세 가지 증상으로는 발열, 관절통과 관절염, 간비종대가 있다.

③ 예방

고위험군(축산업 종사자, 수의사, 인공수정사, 도축장 종사자, 부산물처리 종사자, 실험실 근무자)은 감염을 막기 위해 1회용 보호마스크, 보호안경, 보호장갑, 보호복을 사용한다. 작업 후 브루셀라증과 유사한 증상이 발생할 경우 빠른 시간 내에 의료기관에서 진료를 받도록 한다.

(5) HIV와 AIDS

① 인체면역결핍바이러스

인체면역결핍바이러스Human Immunodeficiency Virus; HIV는 에이즈를 일으키는 원인 병원체로 인체 내에 들어오면 면역세포를 찾아내어 그 안에서 증식한다. 면역세포를 파괴하는 HIV는 감염인의 모든 체액에 존재하며 혈액, 정액, 질 분비물, 모유에 특히 많다. 주로 보균자와의 성관계나 감염된 혈액의 수혈, 오염된 주삿바늘의 공동사용, 감염된 산모의 임신과 출산을 통해 바이러스가 전파된다.

② 후천성면역결핍증후군

HIV에 감염되면 몸의 면역세포가 서서히 파괴되어 면역체계가 손상되고, 손상 정도가 일정 수준을 넘으면 건강한 사람에게는 잘 나타나지 않는 바이러스, 세균, 곰팡이, 원충이나 기생충에 의한 감염증과 피부암 등 악성종양이 생겨 사망에 이를 수 있다. 후천성면역결핍증후군Acquired Immune Deficiency Syndrome; ADIS은 이 HIV의 감염으로 나타나는 여러 가지 증상을 말한다. HIV의 감염 사실을 모른 채 수년이 지나면 면역저하로 인해 각종 감염증이나 질환에 걸리면서 결국 AIDS 환자가 되어 사망하지만, 미리 알고 치료하면 AIDS 환자 상태에 이르지 않도록 막을 수 있다.

HIV 감염인이란, 이 바이러스에 감염되어 체내에 HIV를 가지고 있는 사람이며, AIDS 환자란 HIV 감염인 중 CD4 림프구 수가 200/mm^3 미만으로 감소되어 있거나 기회감염증 등 AIDS 관련 증상이 나타난 사람이다. AIDS 환자는 HIV 감염인 중 일부이며 바이러스에 감염되었다고 해서 바로 환자가 되는 것이 아니므로 건강한 상태로 살아가는 감염인도 많이 있다.

(6) 신증후군출혈열

① 특징

신증후군출혈열유행성출혈열; Epidemic Hemorrhagic Fever을 일으키는 한탄바이러스Hantaanvirus는 부니아바이러스과의 한타 바이러스 속에 속하며, 종으로는 이외에도 서울 바이러스(도시형 출혈열의 병원체), 푸말라 바이러스(스칸디나비아형 출혈열의 병원체), 프러스펙트 힐 바이러스(미국에서 분리되며 비병원성)가 있다. 한탄 바이러스와 서울 바이러스 등에 의한 급성발열성 질환이다.

역학적 특징으로 우리나라를 비롯하여 중국, 러시아 등 동북아시아와 스칸디나비아반도, 유럽 및 북남미지역 등 세계적인 분포를 보이며 연간 환자 발생수는 6~16만 명으로 추정된다. 이 중 절반이 중국에서 발생하며, 러시아에서도 매년 수백에서 수천 명이 감염된다.

② 발병과 증상

병원소는 설치류(등줄쥐와 집쥐)이며, 전파경로를 살펴보면 한탄바이러스는 들쥐의 72~90%를 차지하는 등줄쥐가 주로 매개하며, 서울바이러스는 도시의 시궁쥐가 전파한다.

설치류가 한탄바이러스에 감염되면 병적 증상은 나타나지 않으나 타액, 소변, 분변을 통해 바이러스를 체외로 분비하고, 이것이 건조되어 먼지와 함께 공중에 떠다니다가 호흡기를 통해 사람에게 감염된다. 사람과 사람 간에 직접 전파되는 경우는 없다. 잠복기는 1~3주이며, 야외활동이 많은 남자, 군인, 농부, 실험실요원 등이 고위험군에 속한다.

③ 예방

신증후군출혈열을 예방하기 위해서는 다음 사항에 주의한다(출처 : 질병관리본부).

- 풀밭에 앉을 때는 돗자리를 사용한다. 돗자리는 세척하여 햇볕에 말려서 사용하고 보관한다.
- 밤 줍기, 성묘, 등산, 야영 등 야외활동 시에는 겉옷에 기피제를 뿌리고 긴소매 옷과 양말을 착용하며, 풀밭 위에 옷을 벗어놓거나 눕지 않는다.
- 작업 시에는 기피제로 처리한 작업복과 토시를 착용하고, 바지 끝을 단단히 여며 장화를 신는다.
- 작업 중 풀숲에 앉아서 용변을 보지 않는다.
- 작업이나 야외활동 후에는 샤워나 목욕을 하고, 작업복은 세탁한다.
- 비가 온 뒤 개울가 주변의 풀밭에 가지 않는다.
- 작업이나 야외활동 후 두통, 고열, 오환과 같은 심한 감기증상이 있거나 벌레에 물린 곳이 있으면 즉시 가까운 보건소나 병원에서 진단 및 치료를 받는다.

(7) 공수병

① 특징

공수병바이러스Rabies Virus의 감염으로 뇌염, 신경증상 등 중추신경계 이상을 일으켜 발병 시 대부분 사망하는 인수공통 감염병이다. 공수병바이러스는 직경 60~85nm, 길이 60~400nm 크기에 탄환 모양 RNA바이러스이며, 무서운 향신경성 바이러스로 감염동물의 뇌조직 내에서 증식한다.

② 발병과 증상

광견병에 걸린 가축이나 야생동물이 물거나 할퀸 자리에 바이러스가 들어 있는 타액이 묻으면 전파된다. 거의 모든 동물이 공수병바이러스에 대한 감수성이 있으나, 지금까지 밝혀진 바로는 우리나라에서 사람에게 전파되는 병원소(또는 감염원) 역할을 하는 것은 너구리와 개뿐이다. 그 밖에 고양이는 감염원 역할을 할 가능성이 크지만, 소는 사람에게 전파를 일으킬 가능성이 매우 낮다.

③ 예방

이 바이러스는 한 가지 혈청형뿐이며, 4℃에서 수주간 생존하고 영하 70℃에서는 수년간 보존된다. 자외선에 쉽게 파괴되며 60℃에서 5분간 가열하면 사멸된다.

(8) 크로이츠펠트(야콥병과 광우병)

광우병소해면상 뇌증; Bovine Spongiform Encephalitis은 1986년 영국에서 처음 보고되었다. 소에서 발생하는 만성신경성 질병으로 뇌의 특정 부분이 스펀지처럼 변형되어 각종 신경증상을 보이다가 폐사하므로 소해면상 뇌증이라고 하며, 원인체는 변형 프리온 단백질이다. 프리온은 핵산을 포함하지 않는 단백질로 정상적인 동물이나 사람의 뇌에 존재하며 PrP라고 한다. 스크래피에 걸린 양, 광우병에 걸린 소, CJD 환자의 뇌에서 PrP가 변질된 형태로 발견되는데, 이를 PrP-sc라고 한다. 신경세포의 프리온이 구조가 변형되면 해로운 단백질로 변하고, 이 변형 프리온은 정상 프리온을 자기와 비슷한 병변단백질로 만들기 때문에 뇌의 신경세포를 파괴하여 스펀지 모양의 병변이 나타난다.

사람에게 나타나는 크로이츠펠트 - 야콥병은 광우병과 유사한 증상 및 조직 소견을 보이며 변형 프리온에 의해 발생하지만, 광우병이 발견되기 이전부터 인구 백만 명당 한 명꼴로 자연적으로 발생되어왔으며 현재도 발병되고 있다. 인간 광우병은 최근에 문제가 된 변형크로이츠펠트 - 야콥병이다.

(9) 비브리오패혈증

① 특징

비브리오패혈증균Vibrio Vulnificus에 의해 감염된다. 세계적으로 미국, 일본, 대만, 이스라엘, 스페인, 터키, 태국, 덴마크, 벨기에, 독일, 네덜란드, 스웨덴 등에서 보고되고 있으며, 미국에서는 해안지방에서 매년 10만 명당 0.5명이 발생하고 있다.

② 발병과 증상

비브리오패혈증균은 바다에 살고 있는 그람음성 세균으로, 염화나트륨의 농도가 1~3%인 배지에서 잘 번식하는 호염성이다. 이 균은 콜리스틴에는 내성이지만 암피실린이나 카르베니실린에는 감수성이어서 다른 유사한 세균과 구별할 수 있다.

국내에서는 간질환을 갖고 있는 고위험군으로부터 매년 20~40명의 환자가 발생하며 치사율은 50% 이상이다. 대부분 40세 이상의 남자에게 나타나고, 여름철 서남해안지역의 수온이 18~20℃ 이상이고 염도가 25‰ 정도일 때 주로 발병하고 있다.

- 창상감염형 : 해안에서 조개껍질이나 생선 지느러미 등에 의해 생긴 창상으로 해수에 있던 균이 침입했을 때 창상 부위에 부종과 홍반이 발생하면서 급격히 진행되어 대부분의 경우 수포성 괴사가 생긴다. 잠복기는 12시간이며 대부분 기존 질환이 없는 청·장년의 경우 항생제 및 외과적 치료에 의해 회복된다.
- 패혈증 : 기존에 간질환을 가진 사람이 오염된 해산물을 생식한 뒤 발생하는 원발성 패혈증으로서 급작스런 발열, 오한, 전신쇠약감 등으로 시작하며 구토와 설사를 동반하기도 한다. 잠복기는 16~24시간이며 발병 30여 시간 전·후에 대부분의 환자가 사지에 피부병소를 보인다. 특히 하지에서 부종, 발적, 반상출혈, 수포, 궤양, 괴사 등이 일어나며 치사율이 40~50%로 높은 편이다.

③ 예방

고위험군 환자는 어패류의 생식을 피하고 피부에 상처가 있는 사람은 오염된 바닷물과 접촉을 금지하며, 여름철 어패류는 가급적 영하 5℃ 이하로 저온저장 또는 60℃

이상으로 가열처리하거나 수돗물에 깨끗이 씻은 후 섭취한다.

4) 제4군 감염병

(1) 두창

① 특징

두창Variola은 천연두(속칭 마마, 손님)라 불리는 발열, 수포, 농포성의 병적인 피부 변화를 특징으로 하는 급성질환으로, 두창바이러스에 의해 발생한다. 사망률이 매우 높은 감염질환으로, 한때 우리나라를 포함하여 전 세계 사망원인의 10%를 차지하기도 했다. 1979년에 전 세계적으로 사라진 질병으로 선언했으며 현재까지 자연적인 발생은 보고된 바가 없으나, 최근에 두창바이러스가 생물테러 무기로 이용될 가능성이 알려지면서 다시 관심이 모아지고 있다. 우리나라에서는 제4군 감염병으로 관리한다.

② 발병과 증상

환자의 입, 코, 인후점막에 있는 두창바이러스가 기침 등의 비말 형태로 주위 사람에게 전파된다. 오염된 옷이나 침구류 등에 의한 감염도 가능하며 빌딩, 버스, 기차 등 밀폐된 공간에서는 두창바이러스가 공기 중에 떠다니면서 전파될 수도 있다. 대두창은 병원성이 매우 높으며, 소두창은 그보다 훨씬 낮다. 자연적인 유행 시 대두창의 경우 치사율이 15~50%로 보고되고 있으며, 소두창은 1% 정도이다. 전혀 두창이 발생한 적이 없는 인구집단에서 발생한 경우 치사율이 50~90%로 보고되었으며, 1세 이하의 영아와 노년층에서 치사율이 가장 높다.

③ 예방

특별한 치료법은 없으며, 백시니아 면역글로불린이나 항바이러스제제/시도퍼비어 Cidofovir가 실험적으로나마 인체 투여에서 부분적인 효과가 인정되고 있다. 예방법으로 노출 4일 안에 백신을 접종해야 한다. 백신의 부작용에 주의해야 하는 사람과 면역저하의 사람은 백신에 의한 합병증을 예방하기 위해서는 백시니아 면역글로불린

0.6mL/kg을 노출 3일 안에 투여한다.

(2) 조류 인플루엔자

① 특징

일반적으로 인플루엔자바이러스Influenza Virus는 단쇄, 나선형 RNA바이러스로서 각기 다른 8개의 RNA분절로 구성되어 있다. 이들은 헤마글루티닌과 뉴라미니디아제의 표면항원유전자와 6개의 내부유전자로 나뉜다. 이 가운데 대유행을 일으키는 것은 A형 바이러스로서 표면단백질(HA와 NA)에 의해 몇 가지 종류로 나눌 수 있다. 헤마글루티닌은 체내로 침투하는 역할을 하고 뉴라미니다아제는 세포 내로 침투하는 역할을 담당하는데, 이 중 사람에게는 H1 · H2 · H3와 N1 · N2가, 조류에게는 H5 · H7이 주로 감염을 일으키는 것으로 알려져 있다.

② 발병과 증상

감염된 조류의 콧물 등 호흡기 분비물과 대변에 포함된 바이러스를 다른 조류가 섭취함으로써 감염 및 전파되며, 사람도 이렇게 배출된 바이러스가 코나 입으로 침투하여 감염되는 것으로 추정하고 있다. 이 질병은 AI에 감염된 청둥오리 등 야생조류가 닭이나 오리와 접촉하거나 야생조류의 분변에 닭이나 오리가 접촉하여 전파하므로 이를 완벽하게 차단하는 것은 어렵다. 일반적으로 사람의 감기가 전혀 다른 종인 개나 고양이에게 감염되지 않는 것처럼, 조류 인플루엔자바이러스는 특정 종에만 특이하게 반응하기 때문에 인체에 발병할 가능성은 매우 낮다.

③ 예방

조류 인플루엔자 발생 시 발생 농장뿐만 아니라 3km 이내의 닭, 오리, 달걀은 전부 폐기 조치되고 3~10km 사이의 조류와 그 생산물에 대해서도 이동을 통제하기 때문에 오염된 닭, 오리, 달걀이 유통될 가능성은 거의 없다. 조류 도축장에서는 도축검사의 실시로 건강한 개체만 도축하여 유통시키며, 바이러스 자체가 열에 약해 75℃ 이상에서 5분만 가열해도 사멸되므로 충분히 가열조리를 한 경우에는 감염 가능성이 없다.

(3) 페스트

① 특징

페스트균Yersinia Pestis에 의한 급성 감염병으로 인수공통 감염병이지만, 사람 간의 전파도 가능하며, 비말을 통해 감염될 수도 있다.

② 발병과 증상

페스트는 원래 쥐벼룩에 의해 야생설치류에서 전파되고 감염된 쥐벼룩에 물려 발병하며, 감염된 야생동물을 취급하거나 폐(호흡기)페스트 환자가 배출하는 비말을 통해 감염되기도 한다. 페스트의 종류로는 호흡기 페스트, 림프절 페스트, 패혈증 페스트, 페스트 수막염, 인두 페스트가 있다.

- 호흡기 페스트 : 심한 두통, 피로, 발열, 구토와 현저한 쇠약감으로 시작되어 수액성 혈담과 함께 기침, 호흡곤란이 발생한다.
- 림프절 페스트 : 염증에 의해 커진 림프절의 심한 통증과 종창, 현저한 압통이 특징이다.
- 패혈증 페스트 : 임상적으로 다른 그람음성패혈증과 구별되지 않으며, 패혈성 쇼크나 범발성 혈관 내 응고증을 일으킨다.
- 페스트 수막염 : 다른 화농성 수막염과 동일한 증상과 징후를 보인다.
- 인두 페스트 : 매우 드물지만 균의 섭취나 흡입으로 생길 수 있으며, 전경부 림프절염과 귀밑 부분이 부으면서 편도가 붓고 염증이 생긴다.

③ 예방

쥐와 밀접한 관계가 있는 페스트의 예방대책으로 가장 중요한 것은 구서작업을 철저히 하는 것이며, 폐 페스트 환자를 치료하는 의료진이나 근접 접촉한 사람은 예방목적으로 7일간 테트라사이클린이나 클로람페니콜을 복용해야 한다. 백신은 예방효과가 불충분하므로 일반인에게는 사용하지 않고, 페스트균에 노출될 위험이 많은 실험실 근무자와 페스트 감염 위험 직업에 종사하는 자에게 권장되고 있다.

5) 지정 감염병

(1) C형간염

① 특징

바이러스성 간염은 1970년 이후에 A, B, C, D, E의 5종이 발견되었다. 이 중 경구로 감염되는 유행성 간염에 속하는 것은 A, E형 바이러스이고, 혈액을 통해 감염되는 혈청간염에 속하는 것은 B, C, D형이며, B형만 DNA바이러스이고 나머지는 RNA바이러스이다. 현재 수혈 후 감염의 90% 이상을 차지하는 non A, non B형간염 중에 가장 빈도가 높은 것은 C형간염이며, 전 감염자의 약 50%는 만성간염이 되고 방치하였을 경우 간경변이나 간암으로 진행되는 경우가 증가하고 있다. C형간염 바이러스는 소형의 RNA바이러스로 크기가 35~65nm이다.

② 발병과 증상

수혈이나 혈액제, 주삿바늘, 장기이식, 성적 접촉 등으로 감염된다. 대표적인 증상으로 전신 권태감, 식욕부진, 복부 불쾌감, 오심이 나타난다. 발병률은 B형간염보다 낮으나 만성이 될 가능성이 크다.

③ 예방

C형간염은 B형간염과 달리 백신이나 면역글로불린이 없으므로 체액을 통해 간염바이러스가 전파되지 않도록 주의해야 한다. 주사기는 1회용을 사용하고 침을 맞거나 문신, 피어싱을 할 때도 반드시 기구를 소독하는 등 일상생활에서 주의가 필요하다.

(2) 수족구병

① 특징

병원체는 장내 바이러스인 콕사키바이러스 A16, 에코바이러스, 엔테로바이러스 71형이며 대변 또는 호흡기분비물, 물집의 진물을 접촉하여 감염된다. 소아에게 감염력이 높기 때문에, 집단발병 방지를 위해 환자는 수포 발생 후 6일간 또는 딱지가 앉을 때까지 가정에서 안정을 취하며 치료할 것을 권고한다.

② 발병과 증상

잠복기는 3~5일로 감염된 사람의 대변이나 호흡기분비물(침 · 가래 · 콧물)을 통해 전파된다. 주로 여름과 가을에 영 · 유아와 어린이에게서 많이 발병한다. 주요 증상은 발열, 인후통, 식욕부진 등으로 시작하며 발열 후 1~2일에 수포성 구진이 손바닥, 손가락, 발바닥에 생기고, 구내병변은 볼의 점막, 잇몸, 혀에 나타난다. 때로는 둔부에도 나타나지만 수포가 아닌 발진만 생기는 경우도 많다. 감기증상이 대부분이지만 엔테로바이러스 71형의 경우 드물게는 뇌수막염, 뇌염, 마비증상을 동반하며 면역체계가 완전하지 않은 생후 2주 이내의 신생아가 감염될 경우 사망하는 예도 없지 않다.

③ 예방

손 씻기와 기침 시 예절준수 등 개인위생을 철저히 하고, 감염기간 동안에는 집에서 자가 격리치료를 해야 한다.

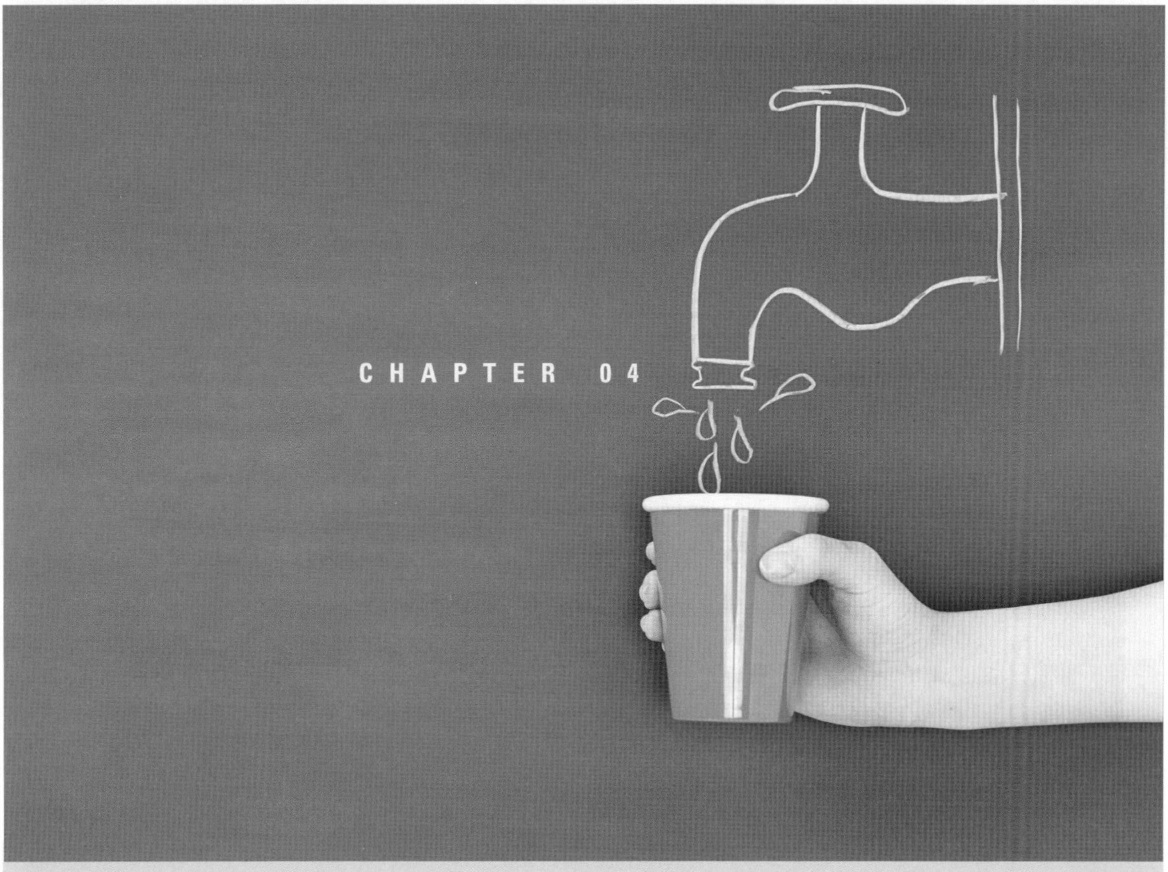

CHAPTER 04

기생충

1. 기생충의 개념

일시적으로 혹은 지속적으로 생체에 기생하며 그 숙주Host 생체에서 영양을 섭취하여 생활하는 동물류를 기생충Parasite이라고 한다. 인체기생충 질환은 장내에 기생하는 윤충류에 의한 것이 대부분이며, 기후조건을 포함하는 환경조건, 지리적 여건, 인종 및 사회·경제적 여건 등에 의하여 건강에 미치는 위해(危害) 정도 따라 큰 차이를 나타낸다. 이 기생충 질환이 유행되는 원인은 환경 불량, 비과학적 식생활 습관, 분변의 비료화, 비위생적인 일상생활, 비위생적 영농방법 등이 주원인이 되고 있다.

2. 기생충의 분류

1) 기생충의 분류

인체에 해로운 기생충Parasite은 형태별로 원생동물에 속하는 원충류, 후생동물에 속하는 선충류, 그리고 흡충류와 조충류 등으로 나눈다.

표 4.1 기생충의 형태별 분류

분 류	주요 기생충
원충류	톡소플라스마, 말라리아, 이질아메바
선충류	구충, 동양선모충, 선모충, 요충, 편충, 회충
흡충류	간흡충, 폐흡충, 장흡충(요코가와흡충)
조충류	광절열두조충, 무구조충, 유구조충

2) 기생충의 감염실태

1971년부터 5년마다 우리나라의 기생충 감염 실태를 조사한 결과에 의하면, 1971

년 국내 기생충 감염률이 80%를 넘는 높은 수치를 보여 중요한 풍토병으로 여겨졌으나 1997년에는 2.4%로 크게 감소하였다. 그러나 2004년에는 3.7%로 다소 증가하여 기생충 감염경로를 차단하기 위한 지속적인 노력이 요구되고 있다.

과거 우리나라 사람은 주로 회충, 편충 등 토양을 매개로 하는 기생충에 감염되었으나 이후 이들 기생충에 의한 감염은 급격히 감소한 반면, 간디스토마 같은 육류나 어패류를 매개로 한 감염은 감소 추세가 크지 않다. 따라서 이들 기생충의 감염경로를 차단하기 위한 철저한 예방교육이 필요하다.

3) 기생충 감염의 경로와 증상

기생충은 중간숙주인 식용동물(수육류와 어패류)의 체내에 기생한 유충을 회나 날것에 가까운 상태로 먹을 때, 충란이나 유충이 부착된 채소를 섭취할 때, 그리고 때때로 음료수에 의해 감염된다.

기생충 감염에 의한 증상은 기생충의 종류, 감염부위, 감염자의 건강상태나 체질 등에 따라 다르며, 전신증상과 국소증상으로 나눌 수 있다. 대표적인 전신증상으로는 발열, 빈혈, 위장장애, 체중감소, 알레르기에 의한 피부증상, 중추신경증상 등이 있다.

3. 기생충의 종류

1) 어패류에 의해 감염되는 기생충

(1) 간디스토마(간흡충)

① 감염경로

간디스토마Oriental Liver Fluke는 간흡충이라고도 하며 금강, 낙동강, 섬진강, 영산강 유역의 평야지대에 만연하여 이 지역 주민들의 감염률이 높다. 간디스토마는 주로 민물고기의 생산지역에서 유행하며, 대부분 잉어과에 속하는 어류에 의해 감염된다. 간디스토마의 성충은 10~14×3~5mm 크기에 편평한 구둣주걱 모양이며, 충란(난자)은 27~35×12~20㎛ 크기의 난형에 황갈색의 난각이 있다.

간디스토마의 성충은 사람, 개, 고양이의 담관에 기생하고 충란을 산란하면 담도를 통해 장관을 거쳐 분변으로 배출된다. 충란 내에는 이미 성숙한 유모유충(미라시듐)이 있으며, 충란은 담수에서 제1중간숙주인 쇠우렁이에게 먹힌다. 쇠우렁이의 장관에서 난각을 탈피한 유모유충은 포자낭유충(스포로시스트) → 레디아유충(레디아) → 유미유충(세르카리아)으로 생장한다. 이 유미유충은 쇠우렁이에서 나와 수중을 떠돌다가 제2중간숙주인 참붕어, 피라미 등과 같은 민물고기 안으로 들어가 피낭유충이 된다. 피낭유충(메타세르카리아)에 감염된 민물고기를 날것으로 먹으면 위에서 피낭유충이 분리되고 십이지장에서 탈낭한 후 담도의 말단부로 이동하여 기생하게 된다. 충란에서 성충에 이르는 간디스토마의 전체 생활환은 약 3개월이며 인체에 기생한지 1개월 정도 지나면 성숙하여 충란을 배출한다. 간디스토마의 수명은 약 15~20년이다. 간디스토마는 민물고기를 덜 익혀 먹거나 조리과정 중에 조리기구나 다른 음식을 통해 경구감염되기도 한다.

② 감염증상

간디스토마의 감염증상은 숙주의 면역력이나 충체의 수에 따라 차이가 있다. 주요 증상은 소화불량, 복부불쾌감, 황달, 만성설사, 위장출혈, 야맹증 등이며 감염, 담석증, 복수, 간경화증, 간암을 유발하기도 한다.

③ 예방

간디스토마를 예방하기 위해서는 민물고기를 날것으로 먹지 말고, 민물고기 조리 후에는 손이나 도마를 깨끗이 씻는다. 간디스토마가 만연한 지역의 생수를 마시지 말고 인분을 위생적으로 처리하며, 제1중간숙주인 쇠우렁이의 산란기인 4~9월 중에는 수초를 베어버린다.

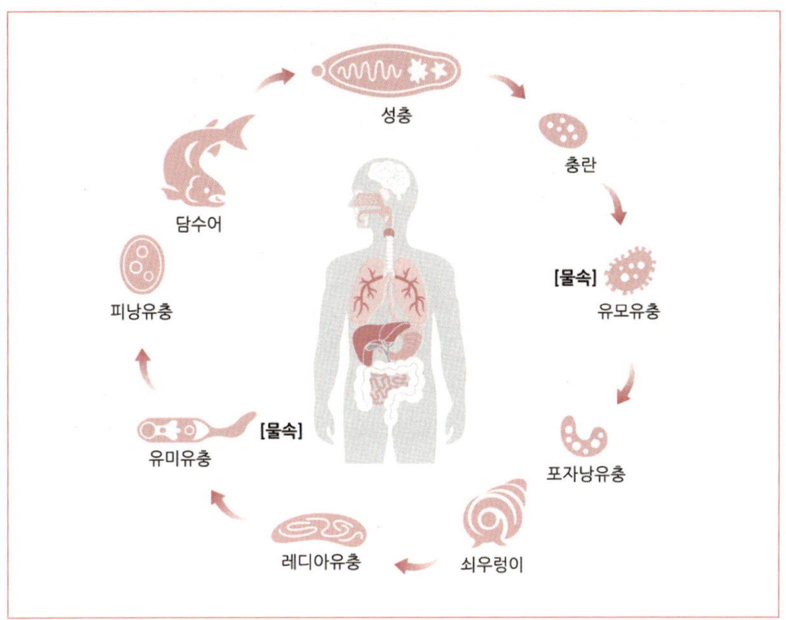

출처 : 질병관리본부

그림 4.1 간디스토마의 생활환

(2) 폐디스토마(폐흡충)

① 감염경로

폐흡충이라고도 하는 폐디스토마Paragonimus Westermanii는 개, 고양이, 호랑이 등과 같은 포유동물에서 발견되며, 여러 종류의 폐디스토마 중 파라고니머스 웨스터마니만이 인폐를 고유숙주로 삼는다. 폐디스토마는 주로 폐와 기관지에 감염되지만 흉강, 복강, 피하조직에도 기생한다. 객담이나 분변을 통해 외부로 나온 충란은 수중에서 2~3주간 부화하여 유모유충이 되고, 제1중간숙주인 다슬기 내로 들어가 짧은 꼬리가 달린 유미유충으로 성장한 후 수중으로 나와 유영하다가 제2중간숙주인 갑각류, 즉 가재나 게 등의 아가미, 간장, 근육 내로 들어가 피낭유충이 된다. 이 제2중간숙주를 날것으로 먹으면 피낭유충이 십이지장을 뚫고 횡경막과 흉강을 지나 폐에 침입하여 성충이 된다. 경구감염 후 60~90일이 지나면 산란한다.

② 감염증상

폐디스토마에 감염되면 쇠녹색의 가래, 객혈, 흉부통증, 위장장애 등이 나타나며 가장 심한 증상은 혈담이다. 폐디스토마는 폐에 기생하여 피를 빨아먹고 분비물이 염증을 일으키는데, 이때 폐결핵과 유사한 증상을 보인다.

③ 예방

중간숙주인 참게와 가재를 날것으로 먹지 말고 유행지역에서는 반드시 물을 끓여 먹어야 한다. 폐디스토마가 만연한 지역에서는 사람 외에 개, 고양이 등 가축동물, 집쥐 등이 숙주가 될 수 있으므로, 이들의 사체는 매장하거나 태우는 것이 좋으며 환자의 객담도 매장이나 소각을 통해 위생적으로 처리해야 한다.

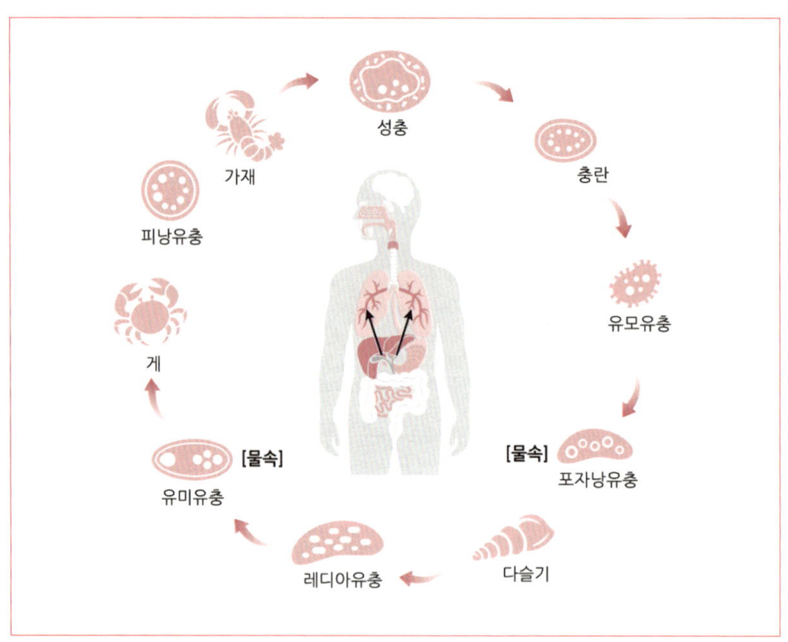

출처: 질병관리본부

그림 4.2 폐디스토마의 생활환

(3) 장흡충(요코가와흡충, 횡천흡충)

① 감염경로

장흡충Fasciolopsis Buskii은 요코가와흡충이라고도 하며, 동양의 여러 나라에 분포되어 있다. 사람뿐 아니라 개, 고양이, 돼지 등의 육식동물, 그리고 펠리컨과 같이 어류를 먹는 어식조류의 소장점막에 기생하는데, 우리나라의 감염률은 약 1%이며 섬진강 유역이 비교적 감염률이 높다. 장흡충의 성충은 작은 난원형이고 크기가 1.2mm 정도로 작으며 충란은 담갈색이다. 장흡충은 사람의 소장에 기생하고 충란이 배출되면 수중에서 유모유충이 되어 제1중간숙주인 다슬기 내로 들어가 포자낭유충을 거쳐 레디아유충으로 발육한다. 다슬기에서 유미유충이 배출되어 유영하다가 제2중간숙주인 민물고기(은어 · 잉어 · 붕어 등)에 침입하여 피낭유충이 된다. 사람이 민물고기를 날것으로 먹으면 감염된다.

② 감염증상

장흡충은 공장 상부에 기생하며, 보통은 증상이 없지만 다수 감염되면 복통, 설사, 두통, 신경증세 등을 일으킨다. 이 기생충은 성충이 되기 전까지 장점막 내에 깊숙이 들어가 있지만, 발육하면 장점막 표면으로 나오기 때문에 간혹 조직이 파괴되어 장염이나 복부 불안 등이 발생하고, 심하면 출혈성 설사 등을 보이며 호산구가 증가한다.

③ 예방

은어를 비롯한 민물고기를 날것으로 먹지 않는 것이 중요하다. 장흡충의 예방법은 간흡충과 비슷하다.

(4) 광절열두조충(긴촌충)

광절열두조충Diphyllobothrium Latum은 인체에 기생하는 조충 중 가장 길어서 긴촌충이라고도 하며 핀란드, 스웨덴, 이탈리아, 독일, 발트연안, 북미 등 북반구에 주로 분포되어 있다. 우리나라에서 보고된 사례는 많지 않으나 증가 추세에 있다.

이 기생충은 길이가 8~10m로 3,000~4,000개의 체절을 가지고 있으며, 각 체절은 길이 2~3mm, 폭 10~12mm로 길이에 비해 폭이 넓기 때문에 광절이라고 한다. 두절은 곤봉 모양에 두개의 흡구가 있어 숙주의 장점막에 흡착 고정할 수 있다.

① 감염경로

이 기생충은 소장에 기생하며, 충란은 분변과 함께 밖으로 나와 물속으로 들어가 2~3주 후에 부화하여 육구유충(코라시듐)이 되고 제1중간숙주인 물벼룩에 섭취되어 전의충미충(프로세르코이드)이 된다. 이것을 제2중간숙주인 농어, 숭어, 연어 등과 같은 민물고기나 반민물고기를 섭취하면 근육이나 간에서 의충미충(플레로세르코이드)이 된다. 이렇게 감염된 생선의 살을 사람이 섭취하면 1개월 후에 장관에서 성충이 되어 소장 상부에 기생한다.

② 감염증상

광절열두조충에 감염되면 식욕감퇴, 구토, 복통, 설사, 오심, 영양불량, 빈혈 등을 일으키며, 특별한 증상이 나타나지 않는 경우도 있다. 빈혈은 대부분 충체의 독성에 의한 악성형 빈혈이다. 배변 시 충체의 일부가 항문에 늘어지게 되면 심한 불쾌감을 준다.

③ 예방

어육 중의 유충은 저항력이 매우 강하여 건조, 냉동, 염지, 훈연 등에 의해서는 죽지 않는다. 그러나 열에는 약하여 50℃로 가열하면 10분 이내에 사멸하므로 중간숙주인 농어, 숭어, 연어 등의 민물고기나 반민물고기를 날것으로 먹지 말고 충분히 익혀 먹어야 한다.

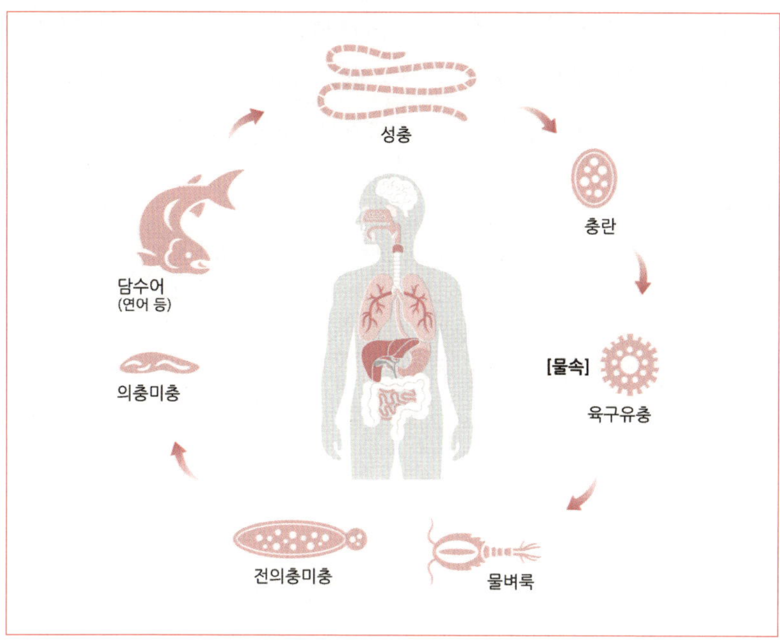

출처 : 질병관리본부

그림 4.3 광절열두조충의 생활환

(5) 고래회충(아니사키스증)

고래, 돌고래, 물개, 바다표범 등과 같은 바다 포유류의 위에 기생하는 회충류가 사람에게 인수공통감염증을 일으키는 것을 아니사키스증Anisakiasis이라고 한다. 사람에게 감염을 일으키는 충체인 아니사키스 유충에는 고래회충의 유충, 향유고래회충의 유충, 물개회충의 유충 등이 있다. 이들 유충은 바닷물고기(해산어류) 또는 낙지와 같은 두족류의 내장벽에 주로 붙어있는데, 단단한 껍질에 싸여 있는 경우가 많으며, 감염된 유충은 근육으로 이동하는 경향이 있다.

① 감염경로

최종 숙주인 바다 포유류의 분변으로 배출된 충란은 바닷물 속에서 제1기 유충이 되고, 이 유충은 제1중간숙주인 바다새우류(크릴새우 등)에 먹힌 후 탈피하여 제2기 유충이 된다. 제2기 유충에 감염된 바다새우류를 제2중간숙주인 고등어, 전갱이, 정어, 대구, 갈치, 오징어 등의 바닷물고기나 두족류가 먹게 되면 내장이나 근육 내에 기생하여 제3기 유충이 된다. 사람이 이 생선을 날것으로 먹으면 감염되는데, 인체 내에서는 성충이 되지 못하고 제3기 유충으로 1~2주 정도 살다가 죽게 된다.

② 감염증상

고래회충에 감염되면 복부팽만, 상복부 불쾌감, 식욕부진, 소화불량 등이 계속되고 설사, 두드러기 등의 증상이 나타나기도 하며, 때때로 위벽을 뚫고 복강 내로 이동하여 복통을 유발하기도 한다. 감염된 생선으로 만든 회를 섭취한지 3~5시간 후에 구토, 오심, 심한 복통과 같은 급성 증상이 나타나는데 식중독으로 오인되는 경우가 많다.

③ 예방

신선한 생선에서는 주로 내장(복강)에 서식하고 근육에는 잘 기생하지 않기 때문에 생선을 구입하면 가능한 한 빨리 내장을 제거해야 한다. 영하 20℃ 이하에서 5~6시간 냉동하면 대부분 파괴되며, 열에 약하여 50~60℃ 이상에서는 1분 이내에 사멸하므로 충분히 가열 조리하여 섭취해야 한다. 생선회를 매우 얇게 썰거나 먹을 때 꼭꼭 씹어먹으면 예방할 수 있다.

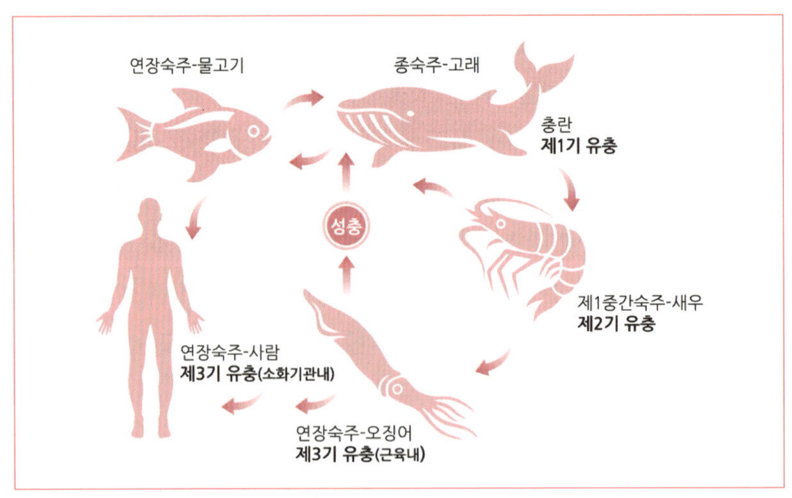

출처 : 질병관리본부

그림 4.4 고래회충의 생활환

2) 육류에 의해 감염되는 기생충

(1) 무구조충(민촌충, 소고기촌충)

① 감염경로

민촌충이라고도 하는 무구조충Beef Tapeworm은 자웅동체이며 유구조충보다 높은 감염률을 보인다. 무구조충의 낭충이 소고기를 통해 인체에 감염되므로 소고기촌충이라고도 한다. 무구조충은 길이 4~10m에 1,000~2,000개의 체절이 있으며, 약 20mm의 알이 다량으로 들어있는 체절로 잘려 감염된 사람의 분변과 함께 배설된다. 이때 체절이 파열되어 충란이 유리되고, 이 충란이 붙어있는 목초를 중간숙주인 소가 섭취하면 소의 장에서 부화하여 육구유충이 된다. 유충은 혈류를 타고 근육에 침입하여 무구낭충이 된다. 낭충은 허리, 혀, 심장, 임파선, 신장, 식도 등에서도 발견된다. 사람이 낭충을 섭취하면 소장 점막에 부착되어 2~3개월 후에 성충이 된다.

② 감염증상

감염증상이 잘 나타나지는 않지만 사람에 따라 복통, 소화불량, 오심, 구토 등 소화기계 장애나 빈혈을 일으킬 수 있다. 체절이 항문을 통해 빠져나올 때 움직임과 이물감이 느껴져 불쾌감을 준다.

③ 예방

소고기를 날것으로 먹지 말고 충분히 익혀 먹는다. 낭충은 저온에는 비교적 강하지만, 고온에는 약하여 71℃에서 5분간 가열하면 파괴된다. 소의 사료, 특히 목초가 분변에 의해 오염되지 않게 하여 소의 감염을 막고 소의 도축검사를 철저히 하며, 감염된 환자를 빨리 치료하여 감염원을 없앤다.

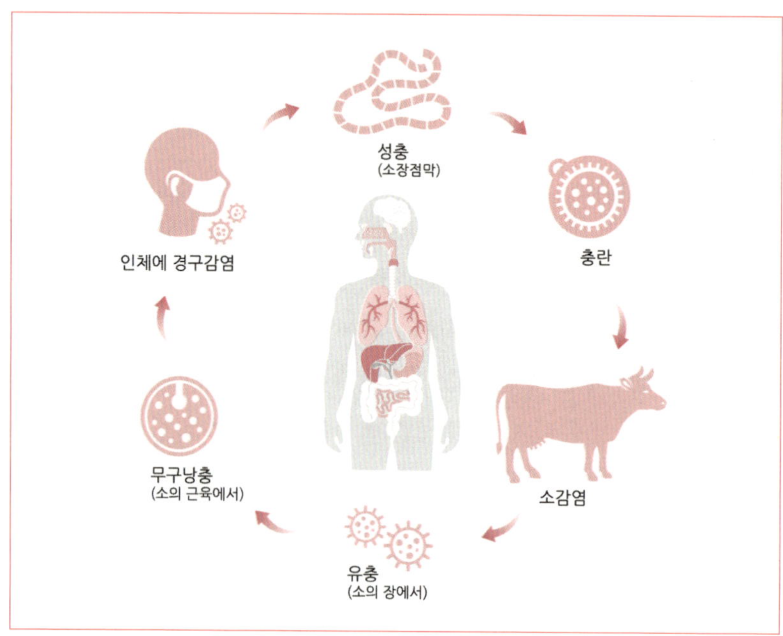

출처 : 질병관리본부

그림 4.5 무구조충의 생활환

(2) 유구조충

① 감염경로

유구조충Armed Tapeworm은 구형의 머리에 크고 작은 22~32개의 갈고리가 두 줄로 배열되어 있어 갈고리촌충이라고 하며, 돼지고기를 날것으로 먹는 사람에게서 발견되므로 돼지고기촌충이라고도 부른다.

자웅동체인 유구조충은 사람의 소장에 기생하며, 2~3m 길이에 800~1,000개의 체절이 있다. 체절이 분변을 통해 밖으로 배출되면 충란이 유리된다. 충란은 얇은 알껍질 속에 육구유충이 들어있으며, 이 낭충을 중간숙주인 돼지가 섭취하면 근육 속에 침입하여 유구낭충이 된다. 이 돼지고기를 사람이 섭취하면 감염되고 소장에서 8~10주만에 성충이 된다. 때때로 사람이 충란을 직접 섭취하여 낭충이 가슴, 근육, 뇌, 심장, 안구, 피하조직, 혀 등에 기생하기도 하는데, 이를 인체유구낭충증이라고 한다.

② 감염증상

성충은 소장 상부에서 점막 내에 깊숙이 들어가 기생하므로 뚜렷한 증상이 나타나지 않는 경우도 있으나 대부분 다소의 소화불량, 식욕부진, 두통, 변비, 설사 등을 일으킨다. 기생부위에서 유충이 낭충을 형성하여 발생하는 유구낭충증은 성충의 경우보다 증상이 심하여 구토, 두통, 마비, 경련, 시력장애, 간질증상을 일으키며 안구에 기생하면 안구통, 실명 등이 발생한다.

③ 예방

돼지고기를 날것이나 불완전하게 익힌 채로 먹지 말고 충분히 익혀서 먹는다. 아울러 돼지의 도축검사를 철저히 하며, 환자나 보균자를 발견하면 즉시 구충시켜 오염원을 제거하고 환자의 충란에 의한 낭충의 자가 감염이 발생하지 않도록 해야 한다.

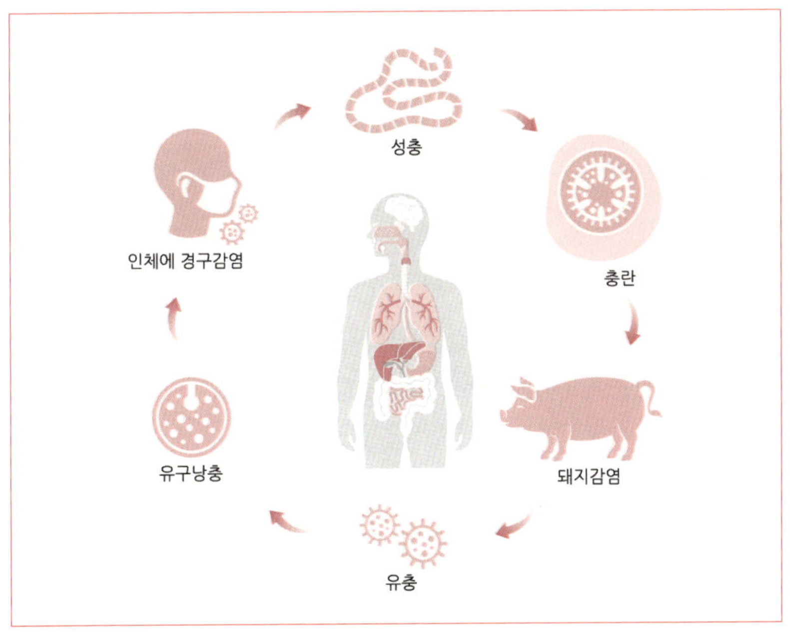

출처 : 질병관리본부

그림 4.6 유구조충의 생활환

(3) 선모충

① 감염경로

선모충Trichinella Species은 전 세계적으로 널리 분포되어 있는 기생충이지만, 우리나라에서는 아직 보고된 예가 없다. 쥐에 만연되어 있으며 2차적으로 개, 고양이, 돼지, 여우에 감염되므로 모두 선모충의 숙주가 될 수 있다. 돼지는 주로 쥐를 통해 감염되고, 사람은 주로 돼지고기에 의해 감염된다. 일반적으로 선모충은 돼지고기에 존재하지만 곰, 야생돼지, 하마와 같은 야생 사냥육에서도 발견되며 육식동물과 썩은 고기를 먹는 동물에 의해 감염된다.

선모충의 유충은 100×6㎛로 모세혈관을 이동할 수 있으며, 회백색을 띠는 성충은 수컷이 1.4~2mm, 암컷이 3~4mm 정도이다. 성충은 소장 상부의 점막 내에 기생하여 유충을 낳고, 유충은 장점막의 혈관을 통해 심장과 폐를 거쳐 온몸의 근육 내에 침입하여 발육하고 피낭에서 기생한다. 이 피낭유충이 있는 생고기를 다른 동물이 섭취하면 장내에서 유충이 탈낭하고 소장점막 깊숙이 침입하여 성충이 되며, 사람은 피낭유충이 있는 돼지고기를 날것으로 먹으면 감염된다.

② 감염증상

감염 초기에는 메스꺼움, 구토, 복통, 설사 등이 나타난다. 감염 후 약 2주가 지나면 성충이 유충을 낳기 시작하는데, 이 유충이 온몸의 근육조직에 퍼지면서 40~41℃의 발열과 근육통이 발생한다. 얼굴이 붓고 고열, 호흡장애 등을 일으키며 심한 경우 횡경막이나 심근에 손상을 주므로 사망할 수도 있다.

③ 예방

돼지고기뿐만 아니라 야생 사냥육을 날것으로 먹지 않고 충분히 익혀 먹으며, 돼지를 위생적으로 사육한다. 쥐는 병원체를 보유하므로 쥐의 사체를 위생적으로 처리하여 돼지가 섭취하지 못하도록 한다.

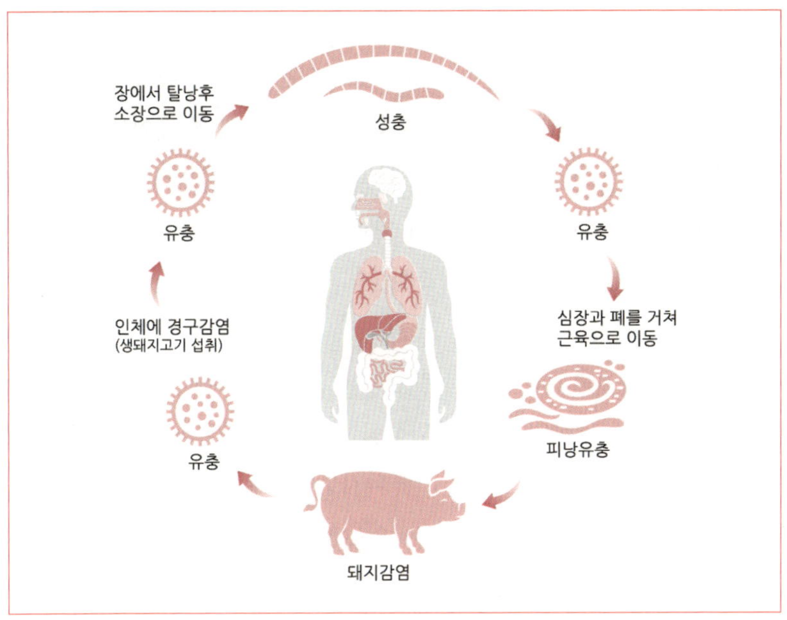

출처 : 질병관리본부

그림 4.7 선모충의 생활환

(4) 톡소플라스마

① 감염경로

사람을 비롯한 여러 척추동물에게 기생하는 톡소플라스마Toxoplasma는 전 세계적으로 널리 분포하며, 우리나라도 다수의 발생 사례가 있다. 톡소플라스마의 고유숙주는 개, 고양이, 토끼, 쥐, 원숭이, 조류 등이며, 중간숙주는 사람을 포함한 온혈동물들이다.

충체는 초승달 모양으로 길이 4~6μ, 폭 2~3μ이며, 이 충체가 조직 내에서 둥근 주머니에 가득 차있는 낭자는 지름이 20~25μ이다. 톡소플라스마는 충체를 가진 돼지고기나 달걀을 날것으로 또는 덜 익혀 먹을 때 주로 감염되며, 고양이의 분변을 통해 배설된 접합낭자에 오염된 물이나 식품을 통해 감염되기도 한다. 적색육, 특히 돼지고기, 사슴고기, 소고기, 양고기 등에서 발견되며 과일과 채소도 이들의 분변에 의해 오염될 수 있다.

② 감염증상

톡소플라스마에 감염되면 건강한 어린이와 성인은 증상이 나타나지 않거나 발열, 두통, 근육통 등 가벼운 증상을 보인다. 임산부에게 감염되면 태아에 침입하여 기형, 뇌수종, 정신지체 등이 나타나거나 유산 또는 조산의 원인이 되고, 임신 초기에 감염되면 사산을 초래하기도 한다. 면역력이 약한 사람이나 장기이식 환자에게는 눈과 뇌에 심한 손상을 유발하는 톡소플라스마증이 발생한다.

③ 예방

덜 익힌 돼지고기나 달걀의 섭취를 피하고 완전히 익혀먹도록 한다. 생고기와 채소를 취급한 후 반드시 손을 씻고 기구와 식기를 잘 세척 · 소독하여 조리된 음식에 교차 오염되지 않도록 주의한다. 가축이나 애완동물의 위생을 철저히 관리하고, 특히 고양이는 사람과 다른 동물에게 기생충을 전파하는 주원인이므로 식품이 이들의 배설물과 접촉하여 오염되지 않도록 주의해야 한다.

3) 채소류에 의해 감염되는 기생충

채소류를 매개로 감염되는 기생충은 중간숙주가 없으며 충란 등이 부착된 채소류나 오염된 물의 섭취, 오염된 손에 의한 식품의 교차오염 등을 통해 경구감염된다. 주요 기생충으로는 회충, 십이지장충, 동양모양선충, 편충, 요충 등이 있다.

(1) 회충

① 감염경로

회충Roundworm은 가장 일반적인 기생충으로 농촌지역의 감염률이 높은 편이다. 크기도 기생충 중에 가장 커서 성충의 길이가 수컷은 14~22cm, 암컷은 20~30mm이며, 굵기는 수컷과 암컷 모두 2~4mm이다. 수컷은 몸체 끝부분이 말려있으며, 암컷은 몸체 앞부분의 3분의 1 부위에 생식공이 있다. 보통 소장에 기생하지만 이행성이 있어 구강, 비강, 위, 식도를 통과하거나 대장 또는 항문을 통해 몸 밖으로 빠져나오기도 하고 수담관, 췌장, 충수돌기에서 발견되기도 한다.

분변과 함께 배출된 수정란은 22~23℃의 축축한 토양 속에서 약 2주일이 지나면 난자 내에 자충이 형성된 감염성 성숙란이 된다. 감염성 성숙란의 형태로 감염된 후 약 60~75일이 지나면 다시 산란할 수 있는 성충이 되며, 암컷 한마리가 하루에 10~20만 개의 충란을 낳는다. 음식물과 함께 섭취된 회충은 십이지장에서 부화하여 장간막, 정맥, 간, 폐동맥, 폐를 지나 기관, 식도, 위를 거쳐 소장에서 성충이 된다. 토양을 매개체로 하여 오염된 손으로 음식을 먹거나 오염된 채소를 날것으로 먹을 때 감염된다.

② 감염증상

회충은 담관, 충수, 췌장관에 침입하여 장폐색을 일으키거나 회충성 폐렴을 유발하기도 한다. 그밖에 두통, 복통, 설사, 오심, 현기증, 두드러기, 기침, 천식 등을 일으키며, 흙을 먹는 토식증이 있는 어린이에게는 증상이 나타나지 않기도 한다.

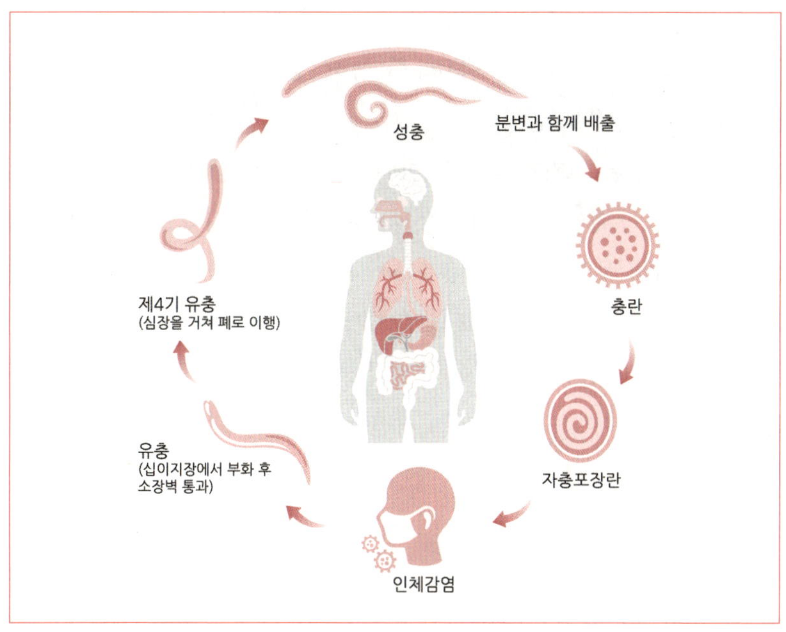

출처 : 질병관리본부

그림 4.8 회충의 생활환

③ 예방

회충은 분변으로 오염된 채소에 의해 경구감염 된다. 따라서 분변의 위생적 처리가 매우 중요하다. 분변을 비료로 사용할 때는 여름에는 한 달 이상, 겨울에는 3개월 이상 부숙시킨 후 사용한다. 채소에 붙은 회충의 충란은 70℃에서 10초 이상 데치면 사멸하므로 채소를 잘 씻은 후 가열하도록 한다. 채소를 씻을 때는 흐르는 물에 3회 이상 세척하여 충란을 제거한다. 정기검사를 실시하여 회충 감염자는 구충을 실시하고 감염경로 등에 대한 보건교육을 실시한다.

(2) 십이지장충(구충)

① 감염경로

구충Hookworm은 1838년에 이탈리아인인 안젤로 두비니가 농부의 십이지장에서 처음 발견하였으며, 1902년에는 스틸이 미국 동남부 주민에게서 신종의 구충을 발견하였다. 전자를 십이지장충 또는 두비니구충이라고 하며, 후자를 아메리카구충이라고 한다. 우리나라에서는 두 종류의 구충이 모두 유행하고 있으나 감염률은 감소하고 있다. 십이지장충은 주로 채소나 음료수를 통해 경구감염되지만 손, 발, 피부 등을 통해 경피감염되는 경우도 많다.

십이지장충의 성충은 크기가 수컷 8~10×0.4~0.5mm, 암컷 10~13×0.6mm이며 소장 상부, 특히 공장 상부에 기생한다. 충란이 분변과 함께 몸 밖으로 나오면 30℃ 정도의 습한 토양 속에서 부화하여 간상유충 → 사상유충 → 피낭유충이 된다. 경피감염된 피낭유충은 혈류나 임파류를 타고 폐로 가서 폐포, 기관지, 기관, 식도를 거쳐 장에 이른다. 경구감염된 피낭유충은 입에서 위를 거쳐 소장에 이른 다음 장점막을 뚫고 혈류를 따라 폐에 이르며, 그 이후에는 경피감염처럼 장으로 되돌아와 성충이 된다.

② 감염증상

십이지장충이 경피감염되면 유충이 침입한 국소에 소양감을 일으키고 피부염, 종창 등이 나타난다. 경구감염되었을 때는 구토, 오심, 경련성 기침, 심한 빈혈(특히 뇌빈혈), 소화장애, 식욕감퇴 등이 일어나고 생쌀이나 흙을 먹는 토식증이 나타나기도 한다. 어린이는 심한 경우 신체발육 및 지능저하, 각종 병원균에 대한 저항력 감소 등을 초래한다.

③ 예방

십이지장충의 알은 분변 중에서 2개월 정도 생존하며, 열에 약하여 70℃에서 1초만 가열해도 사멸한다. 경피감염을 예방하기 위해서는 인분을 위생적으로 처리해야 한다. 인분을 사용한 논밭에서나 인분처리 시에는 피부노출을 삼가고 장화와 장갑을 착용한다. 경구감염은 채소를 충분히 세척하고 개인위생을 철저히 하여 예방한다.

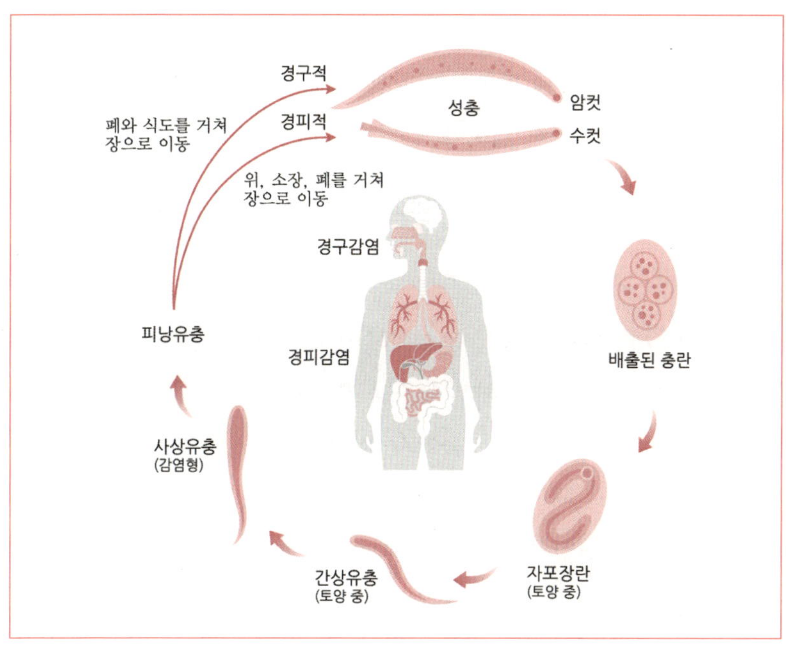

출처 : 질병관리본부

그림 4.9 십이지장충과 아메리카구충의 생활환

(3) 동양모양선충

① 감염경로

동양모양선충Trichostrongylus Orientalis은 우리나라를 비롯한 동아시아 지역에서 많이 발견되는 아주 작고 가는 털 모양의 기생충으로, 길이는 수컷 4~6mm, 암컷 5~7mm이다. 분변을 통해 배출되면 부화한 후 발육하고 탈피하여 감염형 유충이 된다. 이 유충은 주로 오염된 채소나 손을 통해 경구감염되어 소장 상부에 기생하며, 드물지만 경피감염되기도 한다.

② 감염증상

대부분 뚜렷한 자각증상이 나타나지 않으나 다수의 충체가 기생하면 장점막에 염증을 일으키거나 빈혈이 발생한다.

③ 예방

유충은 열이나 화학 약품에 비교적 저항성이 크고, 특히 식염에 대한 저항력이 강하므로 절인 채소에 오염되지 않도록 위생을 철저히 한다.

(4) 편충

① 감염경로

편충Whipworm은 세계적으로 널리 분포되어 있으며, 특히 열대와 아열대에서 많이 발견된다. 우리나라는 감염률이 매우 높으나 충체가 10만 마리 이하일 경우 증상이 거의 나타나지 않아 크게 주의를 기울이지 않는 경향이 있는데, 일단 감염되면 구충이 어려우므로 예방에 힘써야 한다.

채찍 모양의 편충은 길이가 암컷 45~50mm, 수컷 30~45mm이며 수컷의 끝부분이 꼬부라져 있는 것이 특징이다. 충란이 밖으로 나오면 흙 속에서 2주 정도를 지내며 충체 내에 유충을 형성하는데, 이를 사람이 섭취하여 경구감염되면 소장 상부에서 부화하고 유충은 점액을 따라 내려가 맹장과 대장 상부에 기생한다. 편충이 사람에게 감염되어 성숙하는 데는 90일 정도 소요된다.

② 감염증상

편충은 감염되어도 증상이 없거나 심하지 않은 경우가 대부분이다. 그러나 다수의 충체에 감염되면 구토, 복통, 두통, 오심 등이 발생하고, 만성화되면 빈혈, 혈변, 체중 감소 등의 원인이 되기도 한다.

③ 예방

매개체가 되는 채소를 철저히 세척하는 것이 중요하므로, 김치를 담그기 전에 배추 등을 3~4회에 걸쳐 충분히 씻는다. 아울러 인분을 위생적으로 처리하고 식사 전에 반드시 손을 씻는 등 환경위생에도 주의를 기울여야 한다.

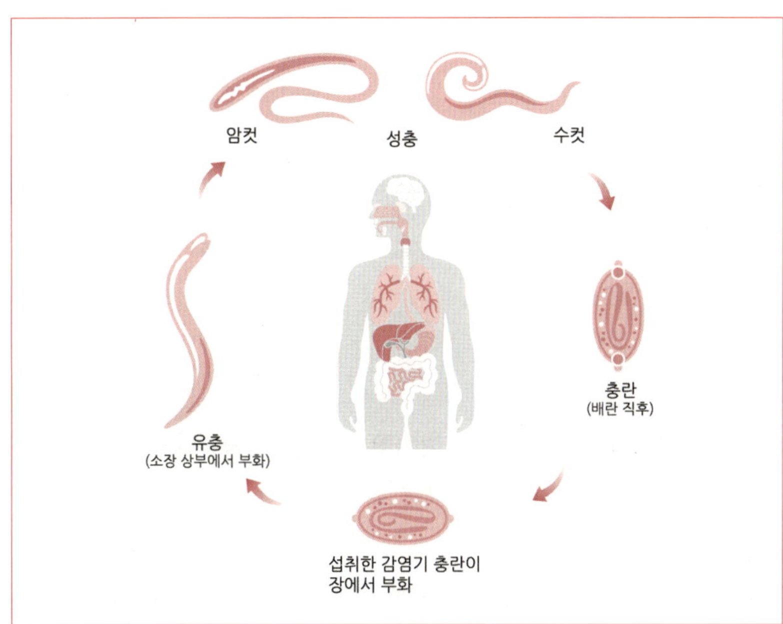

출처 : 질병관리본부

그림 4.10 편충의 생활환

(5) 요충

① 감염경로

요충Pinworm은 세계적으로 분포하며 인구 밀집지역인 도시에서 많이 발생한다. 특히 어린이의 감염률이 높은 편이며 가족 내 감염을 일으킨다. 길이는 수컷 2~5mm,

암컷 8~13mm이며 희고 가는 실 모양을 하고 있어 일명 실거위라고도 한다. 주로 맹장에 기생하나 충수돌기와 결장에도 기생하며, 성충이 되기까지 약 2개월이 걸린다. 밖으로 배출된 충란은 이미 유충을 가지고 있어 감염력이 있다.

암컷은 산란기가 되면 항문 주위로 나와 주로 밤에 산란한다. 산란 후 몇 시간이 지나면 감염성을 지닌 유충이 되며, 산란한 곳은 성충이 기어다녀 매우 가렵다. 감염으로 인해 가려운 항문 부위를 긁으면 손가락에 묻은 충란이 다시 입으로 들어가 자가 감염을 일으키거나 가족 등 타인에게 감염된다. 충란이 오염된 음식이나 식기를 통해 경구 감염되는 경우도 있다.

② 감염증상

맹장에 국부적 염증이 발생하며, 밤이 되면 산란하기 위해 항문 주위로 나와 기어다녀 항문소양증(항문가려움증)이 나타난다. 일반적인 감염증상은 항문소양증을 비롯하여 긁힘, 습진, 피부염, 불면증, 신경증 등이며 다수의 충체가 기생하면 장염, 충양돌기염 등이 발생한다.

③ 예방

집단이나 가족 내 감염을 방지하기 위해 일제히 구충약을 먹고 손가락, 손톱, 항문 근처를 깨끗이 씻으며 양변기를 청결하게 유지한다. 속옷을 깔끔히 하고 의복은 반드시 열처리로 세탁하며 침구류는 일광소독을 하는 등 동시 예방을 철저히 한다. 요충의 수명은 한 달 정도이므로 항문 부위를 청결히 하고 아래 속옷을 자주 갈아입는 것만으로도 완치될 수 있다.

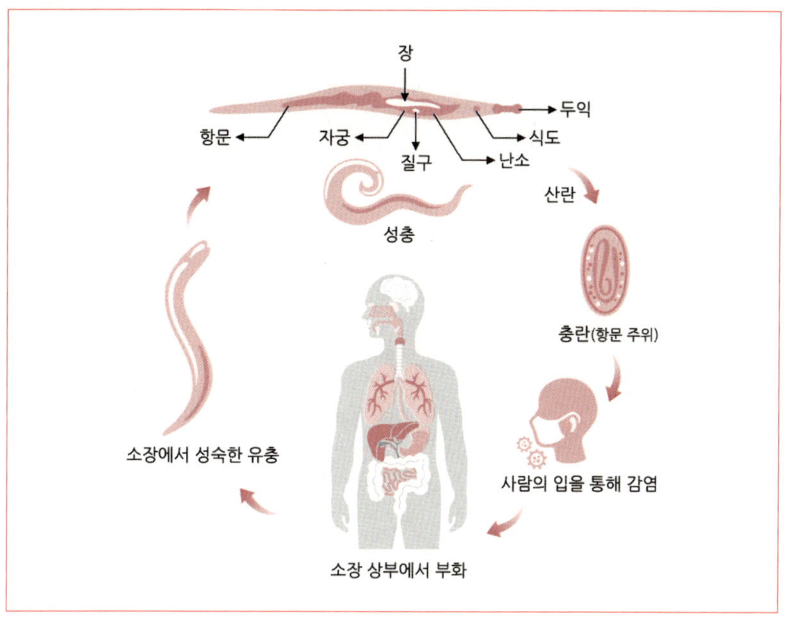

출처 : 질병관리본부

그림 4.11 요충의 생활환

Public Health

CHAPTER 05

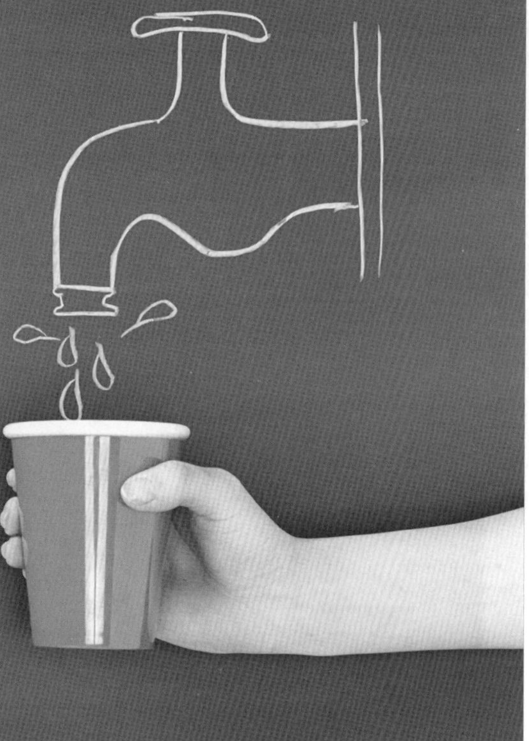

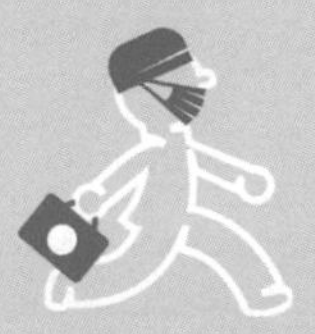

환경위생

1. 공 기

표 5.1 공기의 화학적 조성

성 분	화학기호	체적백분율(%)	중량백분율(%)	성 분	화학기호	체적백분율(%)	중량백분율(%)
산소	O_2	20.93	23.01	헬륨	He	0.0005	0.0007
질소	N_2	78.10	75.51	크립톤	Kr	0.0001	0.0003
아르곤	Ar	0.93	1.286	키세논	Xe	미량	미량
이산화탄소	CO_2	0.03	0.04	오존	O_3	미량	미량
네온	Ne	0.0018	0.0012	수소	H_2	미량	미량

1) 호흡

건강한 성인은 안정 시에 1시간당 500~600L의 공기를 호흡한다. 호흡Respiration은 공기를 구성하는 화학성분의 분압에 의해 폐포에서 일어난다. 흡입한 공기(흡기) 중의 산소는 헤모글로빈과 결합하여 산소헤모글로빈으로 각 조직세포에 운반되고, 조직에서 생성된 이산화탄소와 수증기는 내보낸 공기(호기) 중으로 배출된다.

표 5.2 호기와 흡기의 공기 조성 성분

구 분	산소(O_2, %)	이산화탄소(CO_2, %)	질소(N_2, %)
호흡(expiration air)	16.44	3.84	79.03
흡기(inspiration air)	20.94	0.03	78.10

2) 정상 공기의 조성

공기는 무색투명의 기체로 대기권의 하부층인 대류권에 많이 존재한다. 정상 공기에는 질소가 78%로 가장 많으며 산소 21%, 아르곤 0.9%, 이산화탄소 0.03%, 미량의 네온, 헬륨, 크립톤, 수소, 크세논, 오존 등이 함유되어 있다.

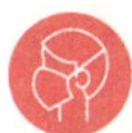

군집독

밀폐된 작은 방에 많은 사람이 장시간 있게 되면 공기의 화학적 조성이나 물리적 조성을 변화시켜 실내에 있는 사람에게 불쾌감, 권태감, 두통, 구토, 현기증을 일으키고 때로는 졸도하게 되는데, 이와 같은 생리적 이상현상을 말한다. 군집독을 일으킬 수 있는 인자는 취기, 온도, 습도, 기류, CO, CO_2 등의 연소 가스, 공기 이온, 분진 등이다. 따라서 군집독의 예방으로 가장 중요시 되는 것은 환기이다.

공기의 자정작용

공기는 여러 기관에서 배출되는 각종 가스와 매연 및 먼지 등 여러 가지 환경적 요인에 의하여 오염되고, 동물들의 호흡에 의하여 산소가 소비되며 이산화탄소가 증가되지만 공기의 자정작용으로 그 조성은 변하지 않고 일정하게 유지될 수 있다.

(1) 산소

대기 중의 산소Oxygen는 21%이며 인간이 감당할 수 있는 산소의 변동 범위는 15~50%이다. 공기 중의 산소농도가 14~15%이면 호흡과 맥박 증가, 10~11%이면 호흡곤란, 7%이면 정신착란 · 질식 · 혼수상태, 4%에서는 1분 이내에 졸도한다.

(2) 질소

질소Nitrogen는 대기 중에 78%가 함유되어 있으나 불활성 기체이므로 정상기압에서는 인체에 직접적인 피해가 없다. 고기압이나 감압상태는 인체에 영향을 주는데, 4기압 이상에서는 마취작용, 10기압 이상에서는 의식상실을 초래한다.

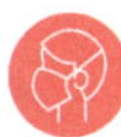

잠함병(감압병)

고압 환경인 잠수나 잠함 작업 시에 중추신경계의 마비증상이 나타나며, 고압에서 정상기압으로 급격히 감압될 경우 체액이나 지방조직 속의 질소가 기포를 만들어 모세혈관에 혈전을 일으키는 현상을 말한다. 잠수부나 항공기조종사 등에게 발생하며 심한 경우 사지관절통, 현기증, 시력장애, 가슴통증, 호흡곤란 등의 증상이 나타난다.

(3) 이산화탄소

이산화탄소Carbon Dioxide는 대기 중에 0.03% 함유되어 있는 무색무취 · 약산성의 비독성 가스이다. 성인은 안정한 상태에서 호기 중에 4%의 이산화탄소를 배출한다. 실내공기 중 이산화탄소의 농도가 6%이면 호흡곤란, 8~10%이면 호흡정지와 사망에 이른다. 실내공기 오염 판정기준으로 이산화탄소의 농도를 사용하며 그 서한량(허용농도)은 0.1%(1,000ppm)이다.

(4) 오존

해상이나 삼림의 공기 중에는 오존Ozone이 70ppm 정도 존재한다. 강한 산화작용으로 자극이 커서 1ppm에서도 기침과 권태를 유발하나 오존을 극미량 함유하고 있는 공기는 청량감을 느끼게 한다.

(5) 일산화탄소

일산화탄소Carbon Monoxide는 무색 · 무취 · 무미의 맹독성 기체이다. 탄소의 불완전연소나 메탄의 산화작용으로 발생하는데, 자동차 배기가스와 연탄의 연소 시에 많이 생긴다. 호흡을 통해 혈액에 흡수되면 헤모글로빈과 결합하여 일산화탄소 중독이 된다. 일산화탄소는 헤모글로빈과의 결합력이 산소의 약 200~300배나 되므로 미량으로도 혈중 산소의 농도를 저하시켜 건강장애를 초래한다. 혈중 일산화탄소 헤모글로빈 농도가 6%이면 판단력 저하와 시력장애, 15%이면 두통과 현기증, 32%이면 두통 및 현기증과 보행장애, 60%이면 두통과 호흡곤란, 의식상실과 혼수상태에서 수 시간 내에 사망에 이른다.

(6) 이산화황(아황산가스)

이산화황Sulfur Dioxide은 냄새가 있는 가스로 아황산가스라고도 하며 점막염증, 흉통, 호흡곤란 등을 유발한다. 석유가 연소될 때 많이 생기고 공업지대의 대기와 기차가 통과하는 터널에 많다. 경유를 사용하는 교통기관에서 다량으로 발생하여 공해의 원인이 된다. 이산화황과 삼산화황의 농도를 산출하여 0.03ppm 이하일 때 스모그 경보를 발령한다.

2. 기 후

기후Climate는 어떤 장소에서 매년 반복되는 정상 상태의 대기현상을 종합한 평균 상태를 말한다. 기후를 구성하는 각 요소를 기후요소Climate Element라고 하며 기온, 기습, 기류, 기압, 강수(눈과 비), 운량(구름의 양), 일광조사 등이 있다. 일반적으로 기온, 기습, 기류를 기후의 3요소라고 한다. 기후요소에 영향을 주어 시간적 · 지역적 변화를 일으키는 요인을 기후인자Climate Factor라고 하며 위도, 고도, 지형, 수륙분포, 해류, 토질 등이 있다.

1) 기후형과 기후대

(1) 기후형

기후요소와 기후인자의 상호작용으로 형성되는 기후의 성질을 기후형이라고 하며 대륙성 기후, 해양성 기후, 사막 기후, 산악 기후, 산림 기후 등이 있다.

(2) 기후대

태양의 복사량이나 위도 등을 기준으로 비슷한 기후상태를 나타내는 지역을 나누어 기후대라고 한다.

① 한대 : 양극지방으로 연평균 기온이 0℃ 이하인 지역이다.
② 온대 : 사계절이 나타나며 연평균 기온이 0~20℃인 지역이다.
③ 열대 : 적도를 중심으로 남북회귀선 이내이며 연평균 기온이 20℃ 이상인 지역이다.

2) 기후와 건강

(1) 기후순화

기존의 거주지역에서 기후조건이 전혀 다른 지역으로 이주했을 때 새로운 환경에 적응하여 기질과 기능에 변화를 일으켜 순응하는 형상을 기후순화Acclimatization라고 한다. 연령, 성별, 체질, 생활양식 등에 따라 개인차가 있는 개인적 순응과 특정 종족에 따라 다른 종속적(민족적) 순응으로 구분한다. 인간이 환경변화에 적응하지 못하고, 적응한도를 벗어나면 건강을 잃어 사망에까지 이르게 된다.

(2) 기후순화의 종류

기후순화의 종류에는 대상적 순화, 자극적 순화, 수동적 순화가 있다.

- 대상적 순화 : 새로운 환경에 세포나 기관이 그 기능을 적응시키는 것이며, 적응의 한도를 넘으면 병적인 상태가 된다.
- 자극적 순화 : 환경의 자극에 의해 저하된 기능이 정상적으로 회복되는 것이다.
- 수동적 순화 : 약한 개체가 자신에게 최적인 기능을 찾는 것이다.

(3) 기후와 질병

일반적으로 전염병의 발생은 온대와 열대지역에 많고 한대지역에는 적다.

- 기상병 : 기후의 상태에 따라 발생하거나 약화되는 질병으로 류머티즘이 전형적이며 심근경색, 협심증, 기관지염, 천식 등이 있다.
- 계절병 : 계절에 따라 발생하는 질병으로 여름에는 뇌염, 장티푸스, 이질, 장염, 말라리아가 발생하며, 겨울에는 천식과 인플루엔자, 봄에는 홍역과 결핵 등이 많다.
- 풍토병 : 특정지역의 기후 또는 기후로 인한 조건으로 인해 그 지역에서 주로 발생하는 질병으로 열대지역의 말라리아, 수면병, 콜레라 등이 있다.

3) 온열조건

기온, 기습, 기류, 복사열을 4대 온열요소 또는 온열인자라고 한다. 온열요소에 의해 이루어진 종합적인 상태를 온열상태 또는 온열조건이라고 하며, 이는 인간의 체온조절에 영향을 준다.

(1) 기온

기온Temperature은 대기(공기)의 온도를 의미하며 일반적으로 건구온도로 나타낸다. 기온은 섭씨(℃)와 화씨(℉)로 나타내며, 다음과 같은 관계가 있다.

▶ 섭씨(℃) = 5/9(℉ − 32), 화씨(℉) = 5/9℃+32

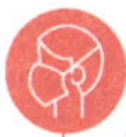

건구온도와 습구온도

- 건구온도 : 인간이 호흡하는 위치인 지상 1.5m에서 복사열의 영향을 받지 않는 상태로 백엽상에서 측정한 온도이다.
- 습구온도 : 온도, 습도, 기류의 종합작용으로 측정되며, 쾌적한 상태에서는 건구온도보다 3℃ 정도가 낮다.

하루 중 최고기온과 최저기온의 차이를 일교차라고 하는데, 최고기온은 오후 2시경이고 최저기온은 일출 30분 전이다. 대기권에서는 지상으로부터 100m씩 높아질수록 평균 0.6℃가 낮아진다.

(2) 기습

기습Air Humidity은 습도라고도 하며 공기 중에 함유된 수증기의 양에 의해 결정된다. 절대습도와 상대습도(비교습도)가 있으며, 이 중 기후요소로 상대습도를 사용한다. 인간은 40~70%의 습도에서 쾌적감을 느낀다. 실내의 쾌감습도는 온도에 따라 다르며 15℃에서 70~80%, 18~20℃에서 60~70%, 24℃ 이상에서는 40~60%이다.

- 절대습도 : 일정온도의 공기 $1m^3$에 함유된 수증기의 양을 말한다.
- 포화습도 : 일정한 공기에 함유된 수분의 한계를 넘어설 때의 수증기의 양을 말한다.
- 상대습도 : 일정 온도에서의 포화습도에 대한 절대습도의 백분율로 나타낸다.

▶ 상대습도 = f/F×100

(f : 일정 온도에서 절대습도, F : 같은 온도에서 포화습도)

(3) 기류

기류Air Current는 바람의 흐름을 의미하며 기류의 강도를 풍속 또는 풍력이라고 한다. 실내에서는 기온의 차이, 실외에서는 기압의 차이에 의해 발생한다. 1초 동안의 속도(m/sec)로 나타낸다.

- 무풍 기류 : 0.1m/sec 이하이다.
- 불감 기류 : 0.5m/sec 이하이며, 인간이 느끼지 못하지만 실내와 의복 내에 항상 존재한다.
- 쾌감 기류 : 실내는 0.2~0.5m/sec, 실외는 1.0m/sec이다.

(4) 복사열

반열체로부터 나오는 열과 온도차로 인해 물체에서 발산되는 열을 복사열Radiant Heat이라고 한다. 복사열 때문에 발열체 근처에서는 실제 기온보다 높은 온감을 느끼게 된다. 복사열의 영향은 거리의 제곱에 비례하여 감소한다.

5) 온열감각

인체가 느끼는 온열감각Thermal Sensation은 온열요소인 기온, 기류, 기습, 복사열이 종합적으로 작용한다. 이 요소들을 측정하여 공기의 물리적 특성을 종합적 수치로 표시한 것이 온열지수Thermal Index이다.

(1) 감각온도

체감온도 또는 실효온도라고도 하며 기온, 기류, 기습을 종합하여 인체에 주는 온감이다. 감각온도Effective Temperature는 기류 0m/sec(무풍), 기습 100%, 건구온도 t℃를 기준으로 한다. 즉 감각온도 18℃는 건구온도 18℃, 습도 100%, 기류 0m/sec일 때와 같은 온감을 의미한다. 이 감각온도는 성별, 연령, 착의상태, 활동상태에 따라 다르다.

(2) 최호적 감각온도 – 쾌감대

인간은 열의 생산과 발산이 균형을 이루어 체온을 일정하게 유지할 때 가장 적당한 온감과 쾌적감을 느끼는데, 이때의 온도를 최호적 감각온도라고 한다. 최호적 감각온도는 여름에 18~26℃, 겨울에는 15.5~21.7℃이다. 쾌감을 느끼는 감각온도로 17~21.7℃ 범위를 쾌감대Comfort Zone라고 한다.

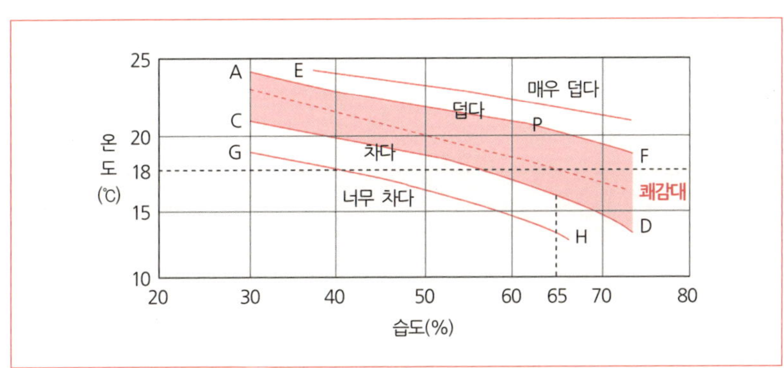

그림 5.1 실내에서의 쾌감대와 온 · 습도의 관계

(3) 불쾌지수

불쾌지수Discomfort Index는 여름철에 실내에서 적용되는 지수로 인간이 느끼는 불쾌감을 숫자로 표시한다. 기류와 복사열이 고려되지 않아 감각온도와 차이가 있을 수 있다. 불쾌지수는 다음과 같이 구하며, 그 수치에 따라 느끼는 사람의 수와 정도가 달라진다.

불쾌지수 구하기

- DI = (건구온도 ℃+습구온도 ℃)×0.72+40.6 → DI ≥ 70 : 일부 사람이 약간 불쾌함
- DI ≥ 75 : 50% 사람이 불쾌함
- DI ≥ 80 : 모든 사람이 불쾌함
- DI ≥ 85 : 일부 사람이 매우 불쾌함

3. 일광(광선)

태양은 에너지를 연속적으로 발산하면서 광선으로 지구 표면에 도달하는데, 이것을 방사선 또는 광선이라고 한다. 방사선에는 지구에 도달하지 않는 우주선, y-선, x-선 등과 지구에 도달하는 자외선, 가시광선, 적외선 등이 있다.

표 5.3 복사선의 종류와 파장

복사선	G파장(nm)
γ-선	0.0001~0.1
x-선	0.01~10
자외선	10~400
가시광선	400~760
적외선	760~1,000,000
전파	1,000,000 이상

1) 자외선

자외선Ultraviolet Light은 인간이 볼 수 없는 파장이 3,900Å 이하인 광선이다. 파장이 3,200~2,800Å인 자외선은 인체에 유익한 작용을 하며 도르노선 또는 건강선이나 생명선이라고도 부른다. 자외선은 다음과 같은 작용을 한다.

- 피부홍반(2,900~3,250Å), 색소침착(3,600Å 부근에서 최고), 부종, 수포형성, 피부박리, 피부암(2,900~3,340Å) 등을 초래한다.
- 결막염이나 설염을 유발한다.
- 비타민D를 생성하여(2,800~3,200Å) 구루병 예방효과가 있다.
- 전신작용으로 성장 및 신진대사, 적혈구 생산, 면역체 생성, 창상 치유, 발모 등을 촉진하고 혈압강하 작용을 한다.
- 2,600Å의 자외선은 살균력이 강하다.

2) 가시광선

가시광선Visible Light은 인간의 눈으로 볼 수 있으며 3,900~7,700Å 파장의 광선이다. 눈의 망막을 자극하여 명암과 색을 구별하게 하는데 5,500Å의 광선에서 가장 잘 느낀다. 광선이 부족하면 시력저하, 안정피로, 능률저하, 근시 등이 초래되며 지나치게 강한 광선은 시력장애, 시야협착증, 두통 등을 유발한다.

3) 적외선

적외선Infrared Ray은 7,800Å 이상의 파장을 가진 광선으로 열작용을 일으키므로 열선이라고도 한다. 태양이나 발열체로부터 공간으로 전달되는 복사열은 적외선에 의한다. 이 적외선은 인체에 다음과 같은 영향을 준다.

- 피부의 혈액순환에 도움이 되고 진통작용이 있어 치료에 사용되기도 한다.
- 혈관 확장으로 피부에 습진, 괴사, 화상, 암으로 진행될 수 있으며 피부홍반을 유발한다.
- 적외선 백내장, 망막이나 맥락막의 열성손상 등 눈에 장애를 초래한다.
- 일사병과 열사병의 원인이 되며 뇌의 온도상승으로 의식상실, 경련 등을 일으킨다.

4. 상 수

물은 인체의 60% 정도를 차지하며 생명유지에 가장 중요한 성분이다. 체내에 물이 약 5% 부족하면 혼수상태에 빠지고, 약 10%를 잃으면 사망한다. 성인 기준으로 하루에 2.5L를 섭취해야 하는 물은 체내에서 음식물 소화, 영양소 흡수, 노폐물 배설, 체온 조절 등의 생리기능을 담당한다. 물은 농업 및 산업분야, 식품제조와 가공분야에서도 필요하다. 수자원으로는 우수, 지표수, 지하수, 복류수, 해수 등이 있으며 주로 담수를 이용한다. 특히 음용수와 식품의 제조 및 가공에 사용되는 용수는 「먹는물관리법」(시행 2012.7.22, 법률 제10893호) 제5조의 규정에 의한 먹는물 수질기준에 적합해야 한다.

1) 수자원

(1) 우수(천수 · 빗물)

'우수'는 비나 눈의 증류수를 의미하며 발생빈도가 부정기적이고 저장이 어려워 수자원으로서의 가치는 적다. 열대지방이나 섬에서는 사용하는 경우가 있으나, 대기오염이 심하면 오염물질이 혼입될 수 있다.

(2) 지표수

'지표수'는 강, 하천, 호수, 저수지 등에 있는 물로서 풍부한 양을 확보할 수 있으나, 공장폐수와 도시하수를 통해 가장 오염되기 쉬운 수자원이다.

(3) 지하수

'지하수'는 우수나 지표수가 지층을 통과하여 지하에 저장된 물이다. 지표 아래에 흐르는 물로서 복류수를 제외한 물을 의미하며, 표층지하수와 심층지하수로 구분한다. 지하수는 지표에 시궁창이나 분뇨통, 폐수 등이 있을 경우 오염될 수 있으며, 구멍을 통해 각종 지표면의 오염물질이 혼입될 수도 있다. 홍수가 났을 때 지표수가 지하수와 섞여 쉽게 오염되기도 한다.

(4) 복류수

'복류수'는 하천이나 호소(호수와 늪) 또는 이에 준하는 수역의 바닥면 아래나 옆면의 사력층 속에서 흐르는 물이다.

(5) 해수

'해수'는 염분과 용해되어 있는 성분이 많아 이용 가치가 적다. 수산물 가공 시 원료의 이송이나 세척에 쓰이는데, 간단한 여과를 거쳐 수산물 가공 공장에서 제한된 용도로만 사용한다.

2) 정수처리

물의 사용량이 많아지면 지표수는 물론 지하수까지 오염되는 경우가 많다. 자연상태의 정화작용을 기대하기 어렵다면 수자원의 특성에 맞는 정수처리가 필요하다. 정수처리는 일반적으로 침전 → 여과 → 소독의 순서로 진행된다. 침전과 여과 과정으로는 '완속사여과법'과 '급속사여과법'이 있다.

(1) 완속사여과법

완속사여과법Low Speed Sand Filtration은 영국식으로 보통침전법이라고도 하며, 원수를 침전지에 12~40시간 정치하는 방법이다. 정치 중에 부유물이 자연 침전되고 모래로 된 여과지로 보낸 물은 여과되면서 이 과정에서 형성된 생물여과막에 의해 정화된다. 생물여과막은 세균(99%), 암모니아성 질소, 망간, 식물성 플랑크톤, 냄새성분 등의 제거능력이 우수하여 양질의 음용수를 얻을 수 있다. 여과속도가 3m/일로 느려서 면적이 큰 시설이 필요한 만큼 시설비용의 부담과 인력확보 등에 어려움이 있어 현재는 거의 사용하지 않는다.

(2) 급속사여과법

급속사여과법High Speed Sand Filtration은 미국식으로 약품침전법이라고도 하며, 원수에 황산알루미늄, 폴리염화알루미늄(명반) 등과 같은 약품을 첨가한다. 약품을 첨가하여 교반하면 쉽게 침전하는 응집물이 형성되는데, 응집물은 원수 속의 불순물을 흡착하여 침전한다. 침전 후 윗물이 모래여과기를 통과하는 과정에서 잔존한 양집물이 여과막을 형성한다. 이 여과막의 여과속도는 120m/일로 완속사여과법보다 40배 빠르다. 운영비가 많이 들지만 큰 면적이 필요 없고, 처리과정이 기계적으로 이루어져 인력이 절약되어 현재 많이 사용하고 있다.

표 5.4 완속사여과법과 급속사여과법의 비교

구 분	완속사여과법	급속사여과법
침전법	보통침전법	약품침전법
청소방법	사면대치	역류세척
여과속도	3m(6~7m)/day	120m/day
1회 사용일수	20~60일(1~2개월)	12시간~2일(1일)
탁도, 색도가 높을 때	–	좋다
이끼류가 발생되기 쉬운 장소	–	좋다
수면이 동결되기 쉬운 장소	–	좋다
면적	넓은 면적이 필요	좁은 면적에도 가능
비용	건설비는 많이 드나, 유지관리비는 적게 든다.	건설비는 적게 드나, 유지관리비는 많이 든다.
세균 제거율	98~99%	95~98%

① 응집, 응결, 침전

물속에 함유된 물질은 육안으로 볼 수 있는 흙이나 조류 등 탁한 성분과 육안으로 볼 수 없는 용해성분으로 나뉘며, 용해성분은 음이온 상태로 물속에 녹아있다. 약품도 물에 녹으면 안 보이지만, 대부분이 양이온으로서 음이온으로 존재하는 이물질과 반응하여 결합하면 육안으로 볼 수 있는 입자가 형성되며 이것을 '응집'이라고 한다. 이와 같은 입자가 많이 모이고 커지면 덩어리가 되는 현상을 '응결'이라 하며, 덩어리가 중력에 의해 가라앉는 현상을 '침전'이라고 하는데, 약품은 이물질과 함께 가라앉아 제거된다. 응집제 중 $Al_2(SO_4)_5$은 물에 녹으면 양이온Al^{3+}와 음이온 SO_4^{2-} 상태가 되며, Al^{3+}는 이물질인 음이온(I^-, NO^{3-}, PO_4^{3-})과 결합해 입자가 형성되어 침전 제거된다.

② 특수정수법

- 경수연화법 : 경수에는 칼슘, 마그네슘, 철, 망간, 구리이온이나 탄산수소칼슘, 탄산수소마그네슘, 황산칼슘, 황산마그네슘 등이 많다. 일시경수에는 탄산수소칼슘과 탄산수소마그네슘이 함유되어 있는데, 물을 끓이면 불용성 침전물인 탄산칼슘과 수산화마그네슘을 형성하여 연수가 된다. 황산칼슘과 황산마그네슘 등을 함유한 물은 영구경수이므로 석회소다 또는 제오라이트를 처리한다.
- 조류제거법 : 0.6~1.2ppm 정도의 황산동이나 염소를 이용하여 조류를 제거한다.
- 불소주입법 : 충치예방을 위해 0.7~1.2ppm 정도의 불소를 주입한다.

3) 소독

물을 정수하는 과정의 최종단계로서 여과 후에도 병원성 세균이 남아 있기 때문에 적절한 방법으로 소독처리를 한다. 소독방법으로는 염소소독법이 주로 이용되며 가열법(75℃에서 15분 가열), 자외선법(2,540~2,800Å), 이온교환법, 화학적 처리법(과망간산칼륨이나 오존 이용) 등도 사용된다. 오존살균이나 자외선 등에 의한 살균방법은 효과적이기는 하나 비용이 많이 들며 소독 후에 다시 오염될 경우 소독효과가 없다는 단점이 있다.

(1) 염소소독

세계적으로 물소독에 가장 많이 사용하는 방법으로, 비교적 경제적이며 잔류성이 있어 상당기간 동안 소독의 효과가 유지되는 장점이 있다. 대부분의 수돗물은 액체 염소로 소독하고 있으며, 식품의 제조 · 가공용 용수도 염소처리를 한다. 염소소독 후에는 살균력을 유지하기 위해 적당량의 유리염소가 존재하는지를 주기적으로 검사한다. 살균력은 치아염소산이 가장 강하고, 그 다음이 차아염소산이온, 결합잔류염소의 순서로 강하다. 염소를 물에 주입하면 물과 반응하여 차아염소산이 생성된다.

(2) 잔류염소

물의 염소 요구량에 의해 소모되고 남아 있는 것을 잔류염소라고 하며, '유리잔류염소'와 '결합잔류염소'가 있다.

① 유리잔류염소

깨끗한 물을 소독처리하면 Cl_2, HOCl과 OCl^- 등이 물속에 남게 되는데, 이것을 유리잔류염소라고 한다.

② 결합잔류염소

물속에 암모니아가 있으면 Cl_2나 HOCl과 반응하여 NH_2Cl, $NHCl_2$, NCl_3 등 클로라민을 생성하는데, 이것을 결합잔류염소라고 한다.

(3) 불연속점 연속처리

물에 암모니아와 같은 유기물이 존재할 경우 결합잔류염소인 클로라민이 형성되어 잔류염소가 0에 가까운 점에 도달하는 것을 불연속점이라고 한다. 염소소독을 할 경우 불연속점 이하로 염소를 주입하면 살균력이 약한 결합잔류염소가 주로 존재한다. 그러나 불연속점 이상으로 많은 염소를 주입하면 결합잔류염소는 질소나 이산화질소 가스로 분해되고 유리잔류염소가 나타나 소독력이 강해진다. 따라서 물을 소독할 때 불연속점 이상의 염소를 주입하는데, 이를 불연속점 염소 처리라고 한다. 음용수에는 유리잔류염소가 항상 0.2ppm 이상, 결합잔류염소는 1.5ppm 이상이 유지될 수 있도록 소독을 실시해야 한다.

소독을 위해 주입하는 염소량은 환경부령에 정해진 급수전에서의 잔류염소 기준에 합당해야 한다. 염소 주입량은 다음의 세 가지 조건을 고려하고 추정한다.

- 급수전에서 요구되는 잔류 염소량
- 물의 염소 요구량(예 : 암모니아성 질소의 산화 시 필요한 염소량)
- 물과 접촉하는 수도시설에 의해 소비되는 염소량

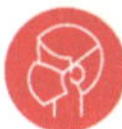

먹는물의 종류 및 정의

「먹는물관리법」 제3조에 의한 용어의 정의는 다음과 같다.

1. 먹는물 : 먹는 데에 통상 사용하는 자연상태의 물, 자연상태의 물을 먹기에 적합하도록 처리한 수돗물, 먹는샘물, 먹는염지하수, 먹는해양심층수 등
2. 샘물 : 암반대수층 안의 지하수 또는 용천수 등 수질의 안전성을 계속 유지할 수 있는 자연상태의 깨끗한 물을 먹는 용도로 사용할 원수
3. 먹는샘물 : 샘물을 먹기에 적합하도록 물리적으로 처리하는 등의 방법으로 제조한 물(유통기한은 제조일로부터 6개월 이내)
4. 염지하수 : 물속에 녹아 있는 염분 등의 함량이 환경부령으로 정하는 기준 이상인 암반대수층 안의 지하수로서 수질의 안전성을 계속 유지할 수 있는 자연상태의 물을 먹는 용도로 사용할 원수
5. 먹는염지하수 : 염지하수를 먹기에 적합하도록 물리적으로 처리하는 등의 방법으로 제조한 물
6. 먹는해양심층수 : 해양심층수를 먹는데 적합하도록 물리적으로 처리하는 등의 방법으로 제조한 물(유통기한은 제조일로부터 12개월)
7. 먹는물공동시설 : 여러 사람에게 먹는물을 공급할 목적으로 개발했거나 저절로 형성된 약수터, 샘터, 우물 등

4) 먹는물의 수질기준

먹는물의 수질기준은 「먹는물 수질기준 및 검사 등에 관한 규칙」(시행 2011.12.30, 환경부령 제439호) 제2조에 다음과 같이 규정되어 있으며 미생물에 관한 기준, 건강상 유해영향 무기물질에 관한 기준, 건강상 유해영향 유기물질에 관한 기준, 소독제 및 소독부산물질에 관한 기준, 심미적 영향물질에 관한 기준, 방사능에 관한 기준을

그 내용으로 하고 있다.

(1) 미생물에 관한 기준

- 일반세균은 1mL 중 100CFU를 넘지 않아야 한다. 다만, 샘물 및 염지하수의 경우에는 저온일반세균은 20CFU/mL, 중온일반세균은 5CFU/mL를 넘지 않아야 하며, 먹는샘물, 먹는염지하수, 먹는해양심층수, 먹는해양심층수의 경우에는 병에 넣은 후 4℃를 유지한 상태에서 12시간 이내에 검사하여 저온일반세균은 100CFU/mL, 중온일반세균은 20CFU/mL를 넘지 않아야 한다.
- 총대장균은 100mL(샘물 · 먹는샘물, 염지하수 · 먹는염지하수 및 먹는해양심층수의 경우에는 250mL)에서 검출되지 않아야 한다. 다만, 이 규칙 제4조제1항제1호나목 및 다목에 따라 매월 또는 매분기 실시하는 총대장균군의 수질검사 시료수가 20개 이상인 정수시설의 경우에는 검출된 시료수가 5%를 초과하지 않아야 한다.
- 대장균과 분원성 대장균군은 100mL에서 검출되지 않아야 한다. 다만, 샘물 · 먹는샘물, 염지하수 · 먹는염지하수 및 먹는해양심층수의 경우에는 적용하지 않는다.
- 분원성 연쇄상구균, 녹농균, 살모넬라 및 쉬겔라는 250mL에서 검출되지 않아야 한다(샘물 · 먹는샘물, 염지하수 · 먹는염지하수 및 먹는해양심층수의 경우에만 적용한다).
- 아황산환원혐기성 포자형성균은 50mL에서 검출되지 않아야 한다(샘물 · 먹는샘물, 염지하수 · 먹는염지하수 및 먹는해양심층수의 경우에만 적용한다).
- 여시니아균은 2L에서 검출되지 않아야 한다(먹는물공동시설의 물의 경우에만 적용한다).

(2) 건강상 유해영향 무기물질에 관한 기준

- 납 0.01mg/L 이하
- 불소 1.5mg/L 이하(샘물 · 먹는샘물 및 염지하수 · 먹는염지하수의 경우에는 2.0mg/L 이하)

- 비소 0.01mg/L 이하(샘물 · 염지하수의 경우에는 0.05mg/L 이하)
- 셀레늄 0.01mg/L 이하(염지하수의 경우에는 0.05mg/L 이하)
- 수은 0.001mg/L 이하
- 시안 0.01mg/L 이하
- 크롬 0.05mg/L 이하
- 암모니아성 질소 0.5mg/L 이하
- 질산성 질소 10mg/L 이하
- 카드뮴 0.005mg/L 이하
- 보론 1.0mg/L 이하(염지하수의 경우에는 적용하지 않는다)
- 보론산염 0.01mg/L 이하(먹는샘물, 염지하수 · 먹는염지하수, 먹는해양심층수 및 오존으로 살균 · 소독 또는 세척 등을 하여 음용수로 이용하는 지하수만 적용한다)
- 스트론튬 4mg/L 이하(먹는염지하수 및 먹는해양심층수의 경우에만 적용한다)

(3) 건강상 유해영향 유기물질에 관한 기준

- 페놀 0.005mg/L 이하
- 다이아지논 0.02mg/L 이하
- 파라티온 0.06mg/L 이하
- 페니트로티온 0.04mg/L 이하
- 카바릴 0.07mg/L 이하
- 1, 1, 1-트리클로로에탄 0.1mg/L 이하
- 테트라클로로에틸렌 0.01mg/L 이하
- 트리클로로에틸렌 0.03mg/L 이하
- 디클로로메탄 0.02mg/L 이하
- 벤젠 0.01mg/L 이하
- 톨루엔 0.7mg/L 이하
- 에틸벤젠 0.3mg/L 이하
- 크실렌 0.5mg/L 이하

- 1, 1-디클로로에틸렌 0.03mg/L 이하
- 사염화탄소 0.002mg/L 이하
- 1, 2-디브로모-3-클로로프로판 0.003mg/L 이하
- 1, 4-다이옥산 0.05mg/L 이하

(4) 소독제 및 소독부산물질에 관한 기준

이 기준은 샘물 · 먹는샘물 · 염지하수 · 염지하수 · 먹는해양심층수 및 먹는물공동시설의 물의 경우에는 적용하지 않는다.

- 잔류염소(유리잔류염소) 4.0mg/L 이하
- 총트리할로메탄 0.1mg/L 이하
- 클로로포름 0.08mg/L 이하
- 브로모디클로로메탄 0.03mg/L 이하
- 디브로모클로로메탄 0.1mg/L 이하
- 클로랄하이드레이트 0.03mg/L 이하
- 디브로모아세토니트릴 0.1mg/L 이하
- 디클로로아세토니트릴 0.09mg/L 이하
- 트리클로로아세토니트릴 0.004mg/L 이하
- 할로아세틱에시드(디클로로아세틱에시드, 트리클로로아세틱에시드 및 디브로모아세틱에시드의 합으로 한다) 0.1mg/L 이하

(5) 심미적 영향물질에 관한 기준

- 경도는 1,000mg/L(수돗물의 경우 300mg/L, 먹는염지하수 및 먹는해양심층수의 경우 1,200mg/L) 이하여야 한다. 다만, 샘물 및 염지하수의 경우에는 적용하지 않는다.
- 과망간산칼륨 소비량은 10mg/L 이하여야 한다.
- 냄새와 맛은 소독으로 인한 냄새와 맛 이외의 냄새와 맛이 있어서는 안 된다.

다만, 맛의 경우에는 샘물, 염지하수, 먹는샘물 및 먹는물공동시설의 물에는 적용하지 않는다.

- 동은 1mg/L 이하여야 한다.
- 색도는 5도 이하여야 한다.
- 세제(음이온 계면활성제)는 0.5mg/L 이하여야 한다. 다만, 샘물 · 먹는샘물, 염지하수 · 먹는염지하수 및 먹는해양심층수의 경우에는 검출되지 않아야 한다.
- 수소이온 농도는 pH 5.8 이상, pH 8.5 이하여야 한다. 다만, 샘물 · 먹는샘물 및 먹는물공동시설의 물의 경우에는 pH 4.5 이상, pH 9.5 이하여야 한다.
- 아연은 3mg/L 이하여야 한다.
- 염소이온은 250mg/L 이하여야 한다(염지하수의 경우에는 적용하지 않는다).
- 증발잔류물은 수돗물의 경우에는 500mg/L, 먹는염지하수 및 먹는해양심층수의 경우에는 미네랄 등 무해성분을 제외한 증발잔류물이 500mg/L 이하여야 한다.
- 철은 0.3mg/L 이하여야 한다. 다만, 샘물 및 염지하수의 경우에는 적용하지 않는다.
- 망간은 0.3mg/L(수돗물의 경우 0.05mg/L) 이하여야 한다. 다만, 샘물 및 염지하수의 경우에는 적용하지 않는다.
- 탁도는 1NTU 이하여야 한다. 다만, 지하수를 원수로 사용하는 마을상수도, 소규모급수시설 및 전용상수도를 제외한 수돗물의 경우에는 0.5NTU 이하여야 한다.
- 황산이온은 200mg/L 이하여야 한다. 다만, 샘물 · 먹는샘물 및 먹는물공동시설의 물은 250mg/L 이하여야 하며, 염지하수의 경우에는 적용하지 않는다.
- 알루미늄은 0.2mg/L 이하여야 한다.

(6) 방사능에 관한 기준

이 기준은 염지하수의 경우에만 적용한다.

- 세슘(Cs-137) 4.0mBq/L 이하
- 스트론튬(Sr-90) 3.0mBq/L 이하
- 삼중수소 6.0Bq/L 이하

5) 먹는물의 수질검사

먹는물은 수질검사기관이 정해진 검사항목과 검사횟수에 따라 수질검사를 실시하고 먹는물 수질검사 성적서를 발급한다. 광역상수도 및 지방상수도, 마을상수도 · 전용상수도 및 소규모급수시설, 먹는물공동시설 등을 관리하는 시장 · 군수 · 구청장은 기준에 따라 수질검사를 실시한다. 광역상수도 및 지방상수도의 경우에는 정수장, 수도꼭지, 수돗물 급수과정별 시설에서 수질검사가 실시되어야 한다.

6) 집합소의 수질관리

(1) 수영장

수영장은 '자연수영장'과 '인공수영장'이 있으며, 많은 사람이 이용하기 때문에 피부질환, 안과질환, 이비인후과질환, 소화기계질병 등을 일으킬 수 있으므로 보건과 안전 측면에서 관리가 필요하다.

① 자연수영장

해수욕장과 하천수영장은 자연수영장으로, 산업폐수와 근처 생활시설의 오수가 유입될 경우 오염되므로 위생관리가 필요하다. 일반적으로 자연수영장의 수질판단기준은 100mL당 대장균수를 기준으로 한다. 최적확수법으로 측정하며 1,000을 초과하지 않아야 한다. D급은 수영장으로 적합하지 않다.

- A급 : 대장균수 0~50/100mL
- B급 : 대장균수 51~500/100mL
- C급 : 대장균수 501~1,000/100mL
- D급 : 대장균수 1,000 이상/100mL

② 인공수영장

인공수영장의 종류는 사용수를 갈아 쓰는 환수식, 계속 물을 유입하고 소독하는 익수식, 사용수를 순화 · 여과 · 소독하는 순환식이 있다. 사용수 자체의 오염, 외부환경에 의한 오염, 입영자에 의한 오염이 있을 수 있다. 수영조의 욕수는 다음과 같은 수질기준을 유지해야 한다.

- 유리잔류염소는 0.4~1.0mg/L(잔류염소일 때 1.0mg/L 이상)여야 한다. 오존소독으로 사전처리를 실시하는 경우 유리잔류염소는 0.4mg/L 이상(잔류염소일 때 0.5mg/L 이상)을 유지한다.
- 수소이온농도는 pH 5.8~8.6이어야 한다.
- 탁도는 2.8NTU 이하여야 한다.
- 과망간산칼륨의 소비량은 12mg/L 이하여야 한다.
- 대장균군은 10mL들이 시험대상 욕수 5개 중 양성이 2개 이하여야 한다.

(2) 공공욕장

목욕탕, 온천 등을 공공욕장이라 하며 성병, 피부병, 질트리코모나스증 등의 전염 가능성이 있는 장소이다.

① 목욕탕 원수의 수질기준

- 색도 : 5도 이하
- 탁도 : 1NTU 이하
- 수소이온농도 : 5.8~8.6 이하
- 과망간산칼륨 소비량 : 10mg/L 이하
- 총대장균군 : 100mL 중에서 불검출

② 욕조수의 수질기준

- 탁도 : 1.6NTU 이하
- 과망간산칼륨 소비량 : 25mg/L 이하
- 대장균군 : 1mL 중에서 1개를 초과하여 불검출

5. 하 수

'하수'는 일상생활에서 발생하는 오수를 의미하며 가정하수, 산업폐수, 지하수, 우수 등으로 이루어진다. 하수는 하수도를 통해 적당한 시설에 모은 뒤 위생적으로 처리해야 한다.

1) 하수도의 종류

(1) 합류식

가정하수, 산업폐수, 지하수, 우수 등 모든 하수를 운반하는 방법이다. 시설비가 적게 들고 비가 오면 하수관이 자동 청소되며 하수관이 커서 수리, 검사, 청소가 용이하다. 우수로 하수가 희석되어 하수처리가 쉬운 것도 장점이다. 반면, 우기에 범람 우려가 있으며 우수를 별도로 사용할 수 없다는 단점이 있다. 건기에 악취가 발생하며 하수량 증가로 처리비용이 많이 드는 것도 단점이다.

(2) 분류식

우수를 별도로 운반하는 방법이다. 우수를 따로 이용할 수 있고 범람 우려가 적으며 환경보건 면에서 유리한 장점이 있다. 그러나 건설비가 많이 들고 검사와 보수가 어려우며 환기 곤란으로 폭발의 위험이 있는 것이 단점이다.

(3) 혼합식

합류식과 분류식의 단점을 보완하기 위해 우수와 가정하수의 일부분을 함께 운반하는 방법이다.

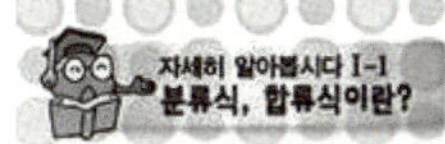

분류식 하수도와 합류식 하수도의 차이점

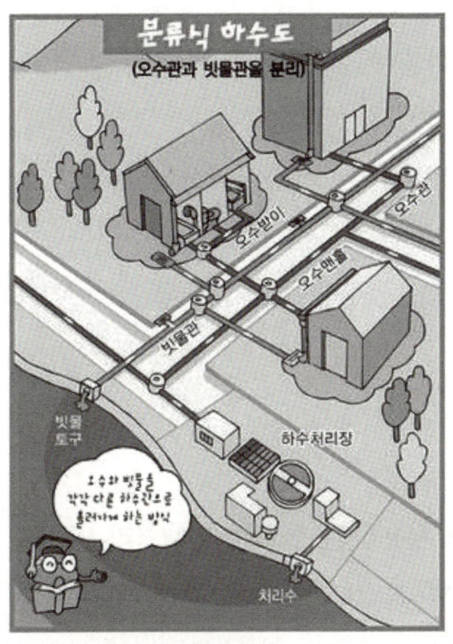

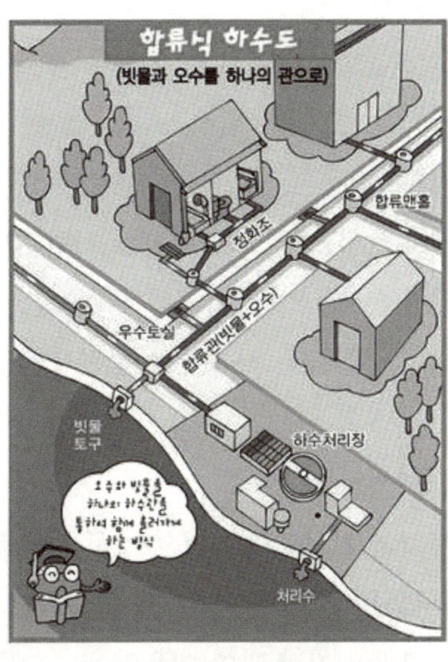

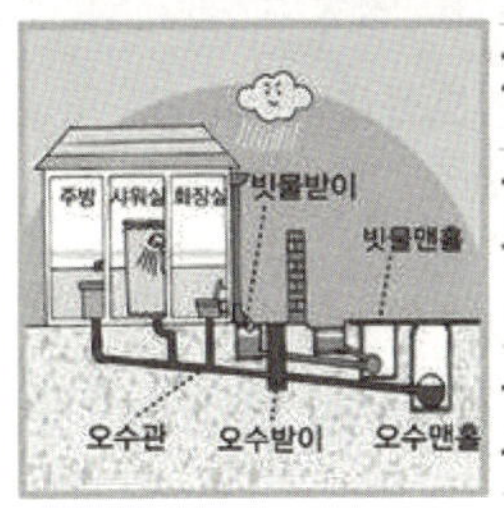

분류식	구분	합류식
• 오수관거의 크기가 작습니다. • 오수를 하천에 직접 방류하지 않습니다.	장점	• 침수 다발지역에 유리합니다. • 분류식 하수도에 비해 공사가 쉽습니다.
• 강우 초기 도로와 공기 중의 오염물질이 하천에 방류됩니다. • 오수관과 빗물관의 잘못된 연결, 맨홀과 관거에서 빗물 침입으로 SSOs가 발생합니다.	단점	• 빗물과 함께 오수 일부가 하천으로 방류되는 CSOs가 발생합니다. • 비가 오면 하수처리장 수질이 불규칙합니다.
• 계획하수량 : 계획시간최대오수량 • 최소유속 : 0.6m/s	시설계획	• 계획하수량 : 계획시간최대오수량+계획우수량 • 최소유속 : 0.8m/s (토사유입 고려)

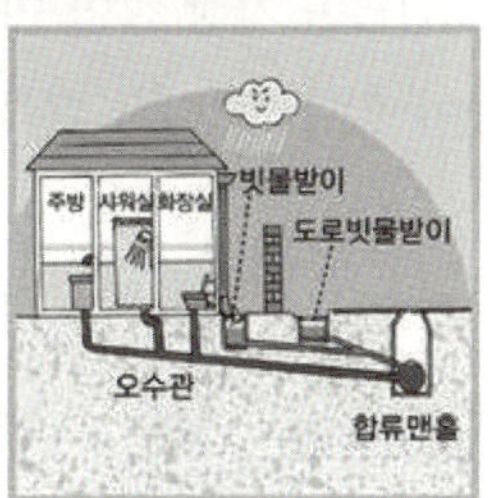

출처 : 네이버 지식백과

그림 5.2 합류식 하수도와 분류식 하수도

2) 하수처리

하수는 하수처리장에서 예비처리, 본처리, 오니처리의 3단계를 거쳐 처리된다.

(1) 예비처리

제진망(스크린), 침사조, 침전조 등의 시설을 이용하는 물리적 처리방법이다.

- 제진망 : 하수 유입구에 설치하여 큰 고형물이나 부유물질을 제거한다.
- 침사조 : 유속을 감소시켜 토사와 같은 비중이 큰 물질을 침전시킨다.
- 침전조 : 기타의 부유물을 자연 침전시키거나 황산알루미늄, 황산알루미늄과 소석회 혼합물을 사용하여 침전시킨다.

(2) 본처리

생물학적 처리 과정이며 호기성 미생물을 이용하는 호기적 분해처리 방법과 혐기성 미생물을 이용하는 혐기적 분해처리 방법이 있다. 호기적 분해처리 방법으로는 활성오니법이 가장 많이 이용되며, 그 외에 살수여상법, 접촉여상법, 관개법, 산화지법 등이 있다. 혐기적 분해처리 방법으로는 부패조와 임호프조가 있다.

① 호기성 분해처리법

- 활성오니법 : 활성슬러지법이라고도 하며 호기성균이 풍부한 활성오니를 20~30% 넣고 산소를 충분히 공급하여 호기성균이 하수 중의 유기물을 분해하게 만드는 방법이다.
- 살수여상법 : 미생물 막으로 덮은 자갈이나 쇄석 위에 하수를 살포하여 하수가 흐르는 동안 돌에 붙어 증식하는 미생물의 분해작용으로 유기물을 처리하는 방법이다. 하수의 수질이나 수량의 변화에 민감하지 않고 유지비와 건설비가 적게 드는 장점이 있다. 그러나 미생물 막이 탈락하고 악취와 해충이 발생하며 생물학적 산소요구량과 부유고형물의 제거율은 활성오니법보다 낮은 것이 단점이다.

- 산화지법 : 안정지법이라고도 하며 자연현상을 이용한 처리방법이다. 호기성 미생물의 작용으로 유기물이 분해되고 조류가 광합성을 하여 산소를 방출하면 호기성 미생물이 산소를 공급받아 계속 분해작용을 하는 방법이다.

② 혐기성 분해처리법

- 부패조 방식 : 주택 등의 정화조이며 소규모 분뇨와 하수처리에 사용된다. 침전과 소화가 동시에 일어나지만, 침전실과 소화실이 분리되어 있지 않아 냄새가 심하다.
- 임호프조 방식 : 부패조를 개량한 것으로 탱크 안이 두 개의 층으로 되어 있다. 상층에서는 부유물의 침전, 하층에서는 슬러지의 소화가 일어나므로, 고체와 액체의 분리 및 부패작용이 하나의 탱크 안에서 가능하다.

(3) 오니처리

- 농축조 : 최초 침전지에서 침전된 활성오니와 최종 침전지에서 잉여 오니를 14시간 동안 농축하여 소화조로 보내며 상등수는 유입펌프장으로 반송한다.
- 소화기(2기) : 오니 중의 유기물질을 혐기성 상태의 30℃에서 30일 동안 가온 소화하여 50% 이상을 분해한다.
- 탈수설비 : 소화된 오니를 탈수기로 짜서 함수율 80% 상태의 케이크Cake로 만든다.

3) 하수의 수질 측정기준

(1) 생물화학적 산소요구량Biochemical Oxygen Demand; BOD

호기성 상태에서 분해 가능한 유기물질을 20℃에서 5일간 안정화하는데 소비한 산소량을 의미한다. 유기성오염이 심한 하천일수록 BOD의 값이 크다.

(2) 화학적 산소요구량Chemical Oxygen Demand; COD

물속의 유기물질을 산화제로 산화시킬 때 소모된 산화제의 양에 해당하는 산소량을 의미한다. 공장폐수의 오염도를 측정하는 지표로 활용하는데, 산화제로 우리나라와 일본은 과망간산칼륨, 유럽은 중크롬산칼륨을 사용한다.

(3) 용존산소Dissolved Oxygen; DO

물에 녹아 있는 유리산소량을 의미하며, 하수의 유기물을 수중미생물이 용존산소를 소비하여 산화 분해한다. 용존산소가 부족하면 물속에 서식하는 어패류의 생존이 위협받는다.

(4) 부유물질Suspended Solids; SS

물속에 부유하는 비용해성 물질이며 탁도의 원인이 된다. 물속의 용존산소를 소모시켜 어패류를 폐사시키는 등 수중식물의 광합성 장애를 일으킨다.

6. 분 뇨

수거식 화장실에서 수거되는 액체성이나 고체성 오염물질을 분뇨라고 하며, 개인하수처리시설의 청소과정에서 발생하는 찌꺼기를 포함한다.

1) 분뇨처리의 목적

분뇨를 위생적으로 처리하여 소화기계 전염병과 기생충질환을 예방하는 것이 분뇨처리의 목적이다. 분뇨와 관련이 있는 세균성질환으로는 장티푸스, 세균성이질, 콜레라 등이 있으며, 기생충질환으로는 회충, 구충, 편충, 요충, 촌충 등이 있다.

2) 분뇨처리법

(1) 소화처리법

수집된 분뇨를 일정한 지역에 운반하여 혐기성 세균에 의해 분해시켜 소화 처리한다. 오니부분과 액체부분으로 구분하여 방류하거나 비료 등으로 이용한다. 악취가 발생하고 처리속도가 산화처리법보다 느리다.

(2) 산화처리법

유기성물질을 다량 함유한 분뇨를 강제 포기시키고 호기성 미생물로 단시간에 처리하여 안정화하는 방법이다. 소화처리법보다 악취가 적고 처리속도가 빠르다.

(3) 화학적 처리법

황산철이나 석회 등 응집제를 분뇨에 첨가하여 고형물을 응집·침전시킨 후 농축하여 상층액과 오니를 분리한다. 상층액은 방류하여 하수처리하고 오니를 처리하는 방법이다.

(4) 습식산화법

분뇨에 함유된 수분을 여과 또는 증발 농축시킨 후 고압 하에서 고온을 가하고 산소를 충분히 공급하여 연소시키는 방법이다.

7. 폐기물

폐기물이란 쓰레기, 연소재, 오니, 폐유, 폐산, 폐알칼리 및 동물들의 사체 등으로 사람의 생활이나 사업활동에 필요하지 않게 된 물질이다.

(1) 폐기물의 분류

폐기물에는 생활폐기물, 사업장폐기물, 지정폐기물, 의료폐기물 등이 있다.

(2) 폐기물처리법

폐기물의 처리는 폐기물의 수집, 운반, 보관, 재활용, 처분 등을 말한다. 특별자치시장, 특별자치도지사, 시장, 군수, 구청장 등 지방자치단체장은 관할구역에서 배출되는 생활폐기물을 책임지고 처리해야 하며, 산업폐기물은 배출자가 스스로 책임을 지도록 규정하고 있다.

① 매립법

저지대에 쓰레기를 매립 후 매일 복토하는 방법으로 불연성폐기물에 적당한 방법이다. 처리비용이 적게 들고 처리방법이 용이하며 매립 후 토지를 이용할 수 있다는 장점이 있으나, 유기물의 분해에 의한 악취, 쥐 · 파리 등의 위생 해충에 의한 생활환경의 악화와 지하수의 오염, 메탄가스 발생과 같은 환경오염이 문제가 되고 있다.

② 소각법

가연성 폐기물을 고온의 연료로 소각하는 방법으로 가장 위생적인 방법이나 건설비와 시설 운영비 등 경제적 소모가 크고 소각장소 선정에 어려움이 있다. 또한 소각 시 발생하는 대기오염과 소음 등의 문제를 일으킬 수 있다.

③ 퇴비화법

폐기물의 유기물질을 호기성 미생물로 발효시켜 퇴비로 사용하는 방법이다.

④ 재활용법

자원의 절약과 환경오염을 방지하며 폐기물의 양을 감소시켜 폐기물의 처리비용을 절감시킬 수 있다.

8. 소 독

소독은 병원미생물을 죽이거나 병원성을 약화시켜 감염의 위험성을 없애는 것으로, 비병원균과 미생물의 포자는 생존이 가능하다. 살균은 세균, 효모, 곰팡이 등 미생물의 영양세포를 사멸시키는 것으로, 균체를 파괴하거나 단백질을 변성시키면 가능하다. 멸균은 미생물의 영양세포뿐만 아니라 포자까지도 사멸시켜 무균상태로 만드는 것을 의미한다. 소독과 살균은 물리적 · 화학적 방법으로 가능하며, 일반적으로 두 가지 방법을 함께 사용한다.

1) 물리적 소독방법

(1) 열처리법

① 화염멸균법 : 백금이, 금속류, 유리봉, 도자기류 등을 알코올램프나 가스버너 등의 화염 속에 20초 이상 가열하는 방법이다.

② 소각법 : 가연성으로 재생 가치가 없는 물질을 태워서 오염된 미생물을 사멸하는 방법이다.

③ 건열멸균법 : 유리기구, 주사바늘, 유지, 글리세린, 분말, 금속류, 자기류 등을 건열멸균기에 넣고 160~170℃에서 1~2시간 가열하는 방법이다.

④ 자비소독법 : 식기류, 도자기류, 조리기구, 의류, 금속류, 주사기 등을 약 100℃의 끓는물에서 15~20분 동안 처리하는 방법이다.

⑤ 고압증기멸균법 : 고압증기멸균기를 이용하여 보통 15Lbs(121.5℃)에서 15~20분간 가열처리하는 방법으로 의류, 초자기구, 고무제품, 자기류 및 거즈 등의 멸균에 이용된다.

⑥ 간헐멸균법 : 100℃에서 30분 동안 가열하고 하룻밤 20℃에서 보관한 다음, 다시 100℃에서 30분 동안 가열하는 조작을 3회 반복하는 멸균법이다.

⑦ 저온살균법 : 60∼65℃에서 30분 동안 가열처리하는 방법으로, 포자를 형성하지 않는 결핵균, 살모넬라균 등의 멸균에 사용된다.

⑧ 고온단시간살균법 : 72℃에서 15초 내외로 습열처리하는 방법이다.

⑨ 초고온순간멸균법 : 130∼150℃에서 약 2초 동안 습열처리하는 방법으로, 우유의 멸균처리에 이용된다.

(2) 비가열처리법

① 자외선멸균법 : 자외선 중 260nm 전 · 후의 파장을 가진 것이 살균력이 가장 강하므로 이러한 자외선을 조사하여 멸균하는 것이다. 무균실, 수술실, 제약실 등의 공기와 물, 식품, 기구, 식기류 등의 소독에 이용된다.

② 초음파멸균법 : 초음파는 강력한 교반작용으로 미생물균체를 파괴한다.

③ 세균여과법 : 화학약품이나 열을 가할 수 없는 액체를 미생물이 통과되지 않는 미세한 필터를 이용하여 미생물을 제거하는 방법이다.

④ 방사선살균법 : Co^{60}이나 Cs^{137}과 같은 방사선동위원소의 방사선을 조사하여 살균하는 방법으로 발열작용이 작은 상태에서 살균되므로 냉온살균 또는 무열살균이라고 한다. 식품에서 조사하면 살균 외에 살충, 식품의 보존성 연장, 과일 및 채소의 숙도지연, 발아억제 등의 효과가 있다.

2) 화학적 소독방법

물리적 소독방법이 이용되기 어려울 경우에 사용된다.

① 석탄산Phenol은 3∼5%의 수용액을 사용하며 의류, 실험대, 용기, 오물, 토사물, 배설물 등의 소독에 이용된다. 살균력이 안정하고 유기물에도 소독력이 약화되지 않는 장점이 있으나, 취기와 독성이 강하고 피부점막에 자극성이 있으며 금속을 부식시키는 단점이 있다. 소독제의 살균력을 비교하기 위해 석탄산 계수가 이용된다.

▸ 석탄산 계수 = $\frac{\text{소독약의 희석배수}}{\text{석탄산의 희석배수}}$

② 크레졸Cresol은 물에 잘 녹지 않으므로 3% 수요액을 사용하며, 손 · 오물 · 객담 등의 소독에 사용한다. 세균 소독에는 효과가 좋으나 냄새가 강한 단점이 있다.

③ 포르알데이드와 포르말린 35%의 포름알데히드용액으로 기체 또는 용액 상태에서 살균력이 있고, 창고 · 병실 · 도서실 · 무균실 등에 사용된다.

④ 생석회CaO는 비용이 저렴하고 탈취력이 있어 변소 소독에 좋다. 분변 · 하수 · 오수 · 오물 · 토사물의 소독에 적당하다.

⑤ 승홍Mecury dichloride은 맹독성이며 금속을 부식시키므로 음식기구나 장남감 등의 소독에 사용해서는 안 된다.

⑥ 알코올Alcohol은 70%의 알코올 용액으로 사용하며 피부 및 기구 소독에 사용한다. 무포자균에 유효하며 유기물이 존재하면 소독력이 저하된다.

⑦ 역성비누Invert Soap는 양성비누라고도 하며 0.01~0.1% 용액으로 사용하며 가용성이고 냄새가 없고 자극성과 부식성이 없다. 종업원의 손 · 조리기구 · 식기류 등의 소속에 이용된다.

Public Health

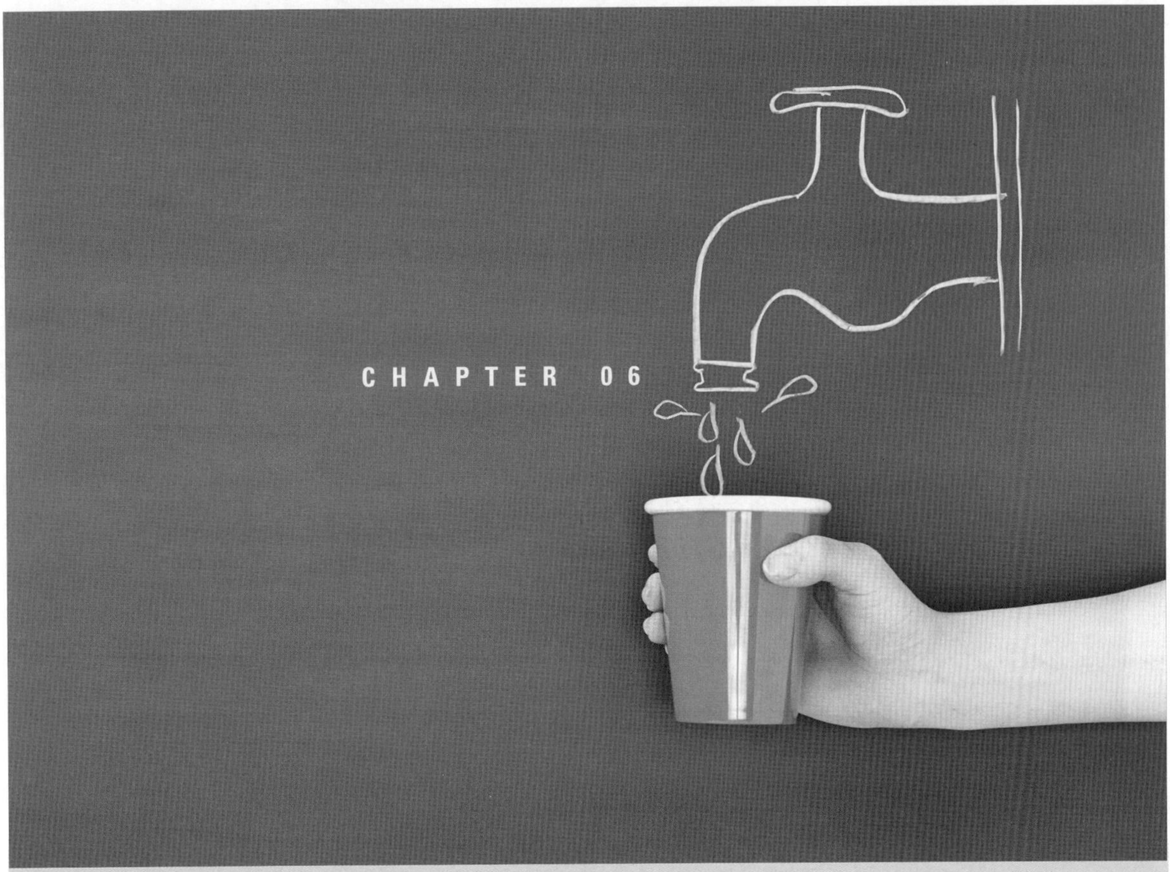

CHAPTER 06

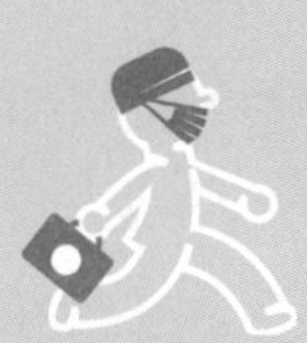

환경보전

최근 사회문제로 제기되는 환경문제는 어떤 지역의 한정된 문제가 아니라 범세계적인 과제이며, 보다 살기 좋은 환경을 요구하는 소리로 인간의 기본적 권리로 이해되고 있다.

2013년 「환경정책기본법」 제1조(목적)에는 "이 법은 환경보전에 관한 국민의 권리 · 의무와 국가의 책무를 명확히 하고 환경정책의 기본사항을 정하여 환경오염과 환경훼손을 예방하고 환경을 적정하고 지속가능하게 관리 · 보전함으로써 모든 국민이 건강하고 쾌적한 삶을 누릴 수 있도록 함을 목적으로 한다."라고 적시하여 환경보전의 중요성을 밝히고 있다.

1. 환경보전의 정의

「환경정책기본법」(제3조〈개정 2016.1.27.〉)에서는 환경에 관계되는 용어를 다음과 같이 정의하였다.

① '환경'이란 자연환경과 생활환경을 말한다.
② '자연환경'이란 지하, 지표(해양을 포함한다) 및 지상의 모든 생물과 이들을 둘러싸고 있는 비생물적인 것을 포함한 자연의 상태(생태계 및 자연경관을 포함한다)를 말한다.
③ '생활환경'이란 대기 · 물 · 토양, 폐기물, 소음, 진동, 악취, 일조(日照), 인공조명 등 사람의 일상생활과 관계되는 환경을 말한다.
④ '환경오염'이란 사업 활동 및 그 밖의 사람의 활동에 의하여 발생하는 대기오염, 수질오염, 토양오염, 해양오염, 방사능오염, 소음 · 진동, 악취, 일조방해, 인공조명에 의한 빛 공해 등으로서 사람의 건강이나 환경에 피해를 주는 상태를 말한다.
⑤ '환경훼손'이란 야생동물의 남획(濫獲) 및 그 서식지의 파괴, 생태계 질서의 교란, 자연경관의 훼손, 표토(表土)의 유실 등으로 자연환경의 본래적 기능에 중

대한 손상을 주는 상태를 말한다.

⑥ '환경보전'이란 환경오염 및 환경훼손으로부터 환경을 보호하고 오염되거나 훼손된 환경을 개선함과 동시에 쾌적한 환경상태를 유지 · 조성하기 위한 행위를 말한다.

⑦ '환경용량'이란 일정한 지역에서 환경오염 또는 환경훼손에 대하여 환경이 스스로 수용, 정화 및 복원하여 환경의 질을 유지할 수 있는 한계를 말한다.

⑧ 환경기준'이란 국민의 건강을 보호하고 쾌적한 환경을 조성하기 위하여 국가가 달성하고 유지하는 것이 바람직한 환경상의 조건 또는 질적인 수준을 말한다.

2. 대기오염

1) 대기오염의 정의

무분별한 산업 활동 등 인간의 다양한 행위는 자원의 대량소비나 석유 등 화석연료의 지나친 사용을 유도하여 이에 따른 지구의 자정능력 상실과 생태계 변화로 발생한 유해물질 또는 오염물질이 대기를 오염시켜 인간과 동 · 식물에게 건강, 경제, 생활상에 막대한 피해를 초래한다.

세계보건기구가 정의한 대기오염은 외기의 대기 중에 분진, 가스와 가스상 물질 등 유해물질이 혼입되어 그 양, 질, 농도, 지속시간이 상호작용을 일으켜 다수의 지역주민에게 불쾌감을 주거나 보건상 위해를 끼치며 인류의 생활이나 생물의 성장을 방해하고 경제적 손실을 입히는 상태이다.

우리나라도 1970년대 이후 경제발전의 일환으로 중화학공업 육성책을 실시하면서 석탄과 석유의 대량소비로 자정능력을 초과하여 세 번째로 높은 심각한 대기오염 상태를 보이고 있다. 그러므로 대기오염으로 인한 국민의 대기환경에 관한 위해(危害)를 예방하고 대기환경을 적정하고 지속 가능하게 관리 · 보전하여 모든 국민이 건강하고 쾌적한 환경에서 생활하는 것을 목적으로 「대기환경보전법」을 1990년에 제정하였으며, 개인과 국가적 차원에서 지속적인 대기오염 저감화의 노력을 이어오고 있다.

2) 대기오염물질

자동차 배기가스, 산업현장, 가정용 난방기구, 쓰레기나 폐기물 소각을 통해 배출되는 대기오염물질은, 「대기환경보전법」의 정의에 따르면 환경부령으로 정해진 대기오염의 원인이 되는 가스와 입자상 물질을 말한다.

대기오염물질은 오염원에 따라 '자연대기오염물질'과 '인공대기오염물질'로 나눈다. 전자는 모래, 화산폭발, 산불, 미생물 분해로 발생하는 물질로서 양은 많지만 상대적으로 피해가 적고 관리가 어렵기 때문에 대기오염물질로 분류하지 않는다. 이에 비해 인간에게 큰 피해를 유발하는 인공대기오염물질은 생성기전에 따라 1차 대기오염물질과 2차 대기오염물질로 분류한다. 1차 대기오염물질은 다시 입자상 물질과 가스상 물질로 나누며 2차 대기오염물질은 광화학적 산화물을 뜻한다. 우리나라에서도 암모니아 등의 가스상 물질을 총 16개로 분류한다.

(1) 1차 대기오염물질

오염원으로부터 직접 배출된 대기오염물질을 말한다.

① 입자상 물질

「대기환경보전법」 정의에 의하면, 입자상 물질은 물질이 파쇄, 선별, 퇴적, 이적될 때 또는 기계적 처리나 연소, 합성, 분해 시 발생하는 고체상 또는 액체상의 미세한 물질을 말한다. 보통 입자의 크기가 0.1～1.0㎛ 이하이며 물리 · 화학적 성상에 따라 먼지, 매연, 검댕, 액적으로 구분한다.

- 먼지(분진) : 대기 중에서 강하하거나 부유하는 입자 상물질로 10㎛ 이상의 먼지(강하분진)는 비강을 통한 체내 침투가 힘들지만 5㎛ 이하이면 폐포로 들어갈 수

있다. 특히 0.5~1㎛ 이하이면 폐포에 침착되면서 배출이 어려워져 인체에 심각한 피해를 주기도 한다. 10㎛ 이하의 먼지는 가벼운 만큼 장시간 공기 중에 부유하므로 부유분진이라 한다.

- 매연 : 「대기환경보전법」에 따르면 배출시설에서 나오는 검댕, 황산화물, 기타 연료의 연소 시에 발생하는 고체물질로 탄소(약 0.01~1㎛), 재, 미세먼지(20㎛ 이하)가 혼탁되어 가시적 구분이 가능한 대기오염물질이다.
- 검댕 : 매연처럼 연료의 불완전연소로 생성되는 고체물질로 1㎛ 이상의 탄소물질과 타르가 응결된 것이다.
- 연무 : 가스나 증기의 응축에 의해 생성되는 보통 2~200㎛ 크기의 수용액 입자로서 공기 중에 부유상태로 존재한다.
- 훈연(연기) : 광물질의 용융이나 산화에 의해 증발된 가스가 응축되어 생기는 고체물질로 입자 크기는 0.1㎛ 이하이다. 납, 산화아연, 산화우라늄 등에서 발생한다.

② 가스상 물질

물질의 연소, 합성, 분해 또는 물리적 반응(기화와 승화)으로 발생하는 기체상물질을 말하는데, 대기오염물질의 90% 이상이 가스 상태이다. 황산화물, 질소산화물, 일산화탄소, 탄화수소 등이 포함된다.

- 황산화물 : 자동차, 화력발전소, 정유공장에서나 난방용으로 많이 사용하는 화석연료인 석탄이나 석유에는 약 5% 미만의 황이 포함되어 있다. 연료의 연소에 의해 생성되는 가장 중요한 대기오염물질은 아황산가스로 대기오염의 지표가 된다. 저농도에서도 호흡곤란을 유발하는 무색의 휘발성가스로 산성비의 주범이다.
- 질소산화물 : 발전소나 자동차에서 사용하는 가솔린 또는 디젤엔진 등이 고온에서 연소될 때 대기 중의 산소와 결합하여 발생하는 물질로 일산화질소, 이산화질소, 아산화질소, 삼산화질소, 오산화질소 등 다양하다. 이 중 일산화질소가 가장 많이 생성되고 다시 대기 중의 산소와 결합하여 맹독성의 유색기체인 아산화질소로 전환된다. 질소산화물이 중요한 이유는 광화학반응에 의해 새로운 독성물

인 2차 대기오염물질로 전환되기 때문이다.

- 일산화탄소 : 무색, 무미, 무취의 일산화탄소는 연료의 불완전연소로 발생하며, 우리나라 대기오염물질의 36%를 차지한다. 흡입 시 체내조직으로의 산소공급이 차단되어 심하면 사망하기도 한다.
- 탄화수소 : 탄소와 수소로만 이루어진 화합물로 자동차나 공장에서 사용하는 연료의 연소에 의해 또는 자연적으로 발생하며, 다량 함유되어 있는 자동차 배기가스로부터 약 9종의 발암물질이 배출되는데, 폐암유발물질로 잘 알려진 벤조피렌은 대표적인 방향족 탄화수소이다.

(2) 2차 대기오염물질

2차 대기오염물질은 광화학적 산화물로 오존, 스모그, 질소과산화아세틸, 자극성의 유독한 알데히드, 아크롤레인 등이 있다. 이러한 물질들은 일반적으로 눈, 목 등에 강한 자극을 주고 두통, 경련 등의 증상을 일으키며 심하면 호흡곤란을 유발한다.

광화학반응

광화학반응은 오염원에서 배출된 1차 대기오염물질과 자외선이나 반응성 높은 가시광선의 반응을 말하며, 여기서 생성된 산화물을 2차 대기오염물질이라고 한다. 이 반응은 바람이 적거나 무풍이고 태양광선이 가장 강한 정오의 전·후에 많이 발생하며 기온이 25℃ 이상의 고온일 때 빈번하다.

① 오존

강력한 산화제인 무색의 자극성 기체로 저농도에서는 목과 눈을 자극하고 고농도에서는 폐렴이나 폐부종을 유발한다. 공기 내 오존의 정상농도는 0.02ppm이지만 0.18ppm에서는 기침, 0.37ppm에서는 호흡곤란이 시작된다. 우리나라에서는 1995년부터 오존경보제도를 실시하여 시간당 0.12ppm 이상이면 주의보, 0.3ppm이면 경보, 0.5ppm 이상이면 중대한 경보를 발령하고 있다. 자동차 주유 중 오존의 농도가 높아질 수 있으므로 자외선지수가 높을 때는 주유를 피하는 것이 좋으며, 유성페인트나

헤어스프레이 사용도 자제해야 한다.

② 스모그

스모그는 연기와 안개의 합성어이지만, 지금은 공기 중에 생성되는 안개형 대기오염 상태를 모두 스모그라 칭한다. 스모그는 자동차 연료나 석탄의 고온연소 시 생성되는 산화물과 탄화수소가 기상이나 지형조건으로 대기 중에 충분히 확산되지 못하고 정체되어 있는 현상으로 크기는 1㎛ 미만이다. 스모그는 크게 농무형, 연무형, 혼합형으로 나눈다. 대표적인 농무형과 연무형으로는 각각 런던형과 로스앤젤레스형이 있으며, 혼합형은 주로 공업단지에서 각종 화학물질에 기인하여 발생한다.

스모그사건

잘 알려진 스모그사건으로 1952년 런던 스모그(열적 반응)와 1954년 LA 스모그(광화학반응)가 있으나 두 현상은 발생기전, 발생시간, 기상조건 등이 모두 다르다.

항 목		런던형(농무형)	로스앤젤레스형(연무형)
주 오염물질과 성분		석탄의 연소에 의한 1차성 오염물질 (SOx, CO, 매연의 입자상 물질의 연무질	석유계 연료의 연소 시 발생하는 질소산화물의 광화학반응(오존, NO_2, CO, 알데히드)
화학반응		환원형	산화형
반응유형		열적(연소과정)	광화학적, 열적
발생 시 조건	습도	85% 이상	75% 이하
	풍속	무풍	5m/s 이하
	기온역전	복사영(방사형)	침강형
최다 발생	시간	이른 아침	낮
	계절(월)	겨울(12월과 1월)	여름(8월과 9월)
스모그 발생 시 시계(視界)		100m 이하	1.6~0.8km 이하
인체에 대한 영향		기침, 가래, 호흡기질환, 만성기관지염, 폐암	눈의 자극

③ 질소과산화아세틸

유기성 오염물질과 대기의 오존이 광화학반응을 일으켜 생성하는 무색의 자극성 액체로 눈의 통증과 폐상피조직의 병리적 변화를 유발하고 식물체에도 피해를 준다. PAN보다 약 100배의 자극성이 심한 PBN도 존재한다.

(3) 악취물질

황화수소, 메르캅탄, 아민류 등의 기체상물질로서 후각을 자극하고 불쾌감을 준다.

3) 대기오염의 유형

대기오염의 유형은 오염물질의 유형, 오염발생의 시간적 요인, 오염원의 지형적 요인 등에 따라 분류한다.

4) 기상조건에 의한 대기오염

대기오염은 오염물질 외에도 기상이나 지형조건 등이 많은 영향을 준다. 즉 저온, 건조, 약한 풍력, 분지에서 오염도가 높게 나타나며 풍향 또한 오염지역의 형성에 중요한 영향을 준다. 대기오염에 영향을 주는 기상조건으로는 기온역전과 열섬이 있는데, 모두 대기를 정체시켜 오염물질의 농도를 증가시킨다. 이에 반해, 바람(난류)과 강수는 오염물질을 확산 또는 희석시켜 대기를 정화한다.

(1) 기온역전Temperature Inversion

인간의 생활에 가장 영향을 미치는 대류권은 기류의 이동이 매우 빠르다. 일반적으로 고도가 100m 상승할 시 기온은 약 0.7~1℃씩 낮아지는데, 이를 '건조단열감률'이라고 한다. 이와는 반대로, 고도의 상승에 따라 온도가 상승하는 경우를 '기온역전'이라고 한다. 이 경우 위에는 따뜻하고 가벼운 공기가, 아래에는 차고 무거운 공기가 위치하여 안정된 공기층이 형성되면서 공기의 수직 확산(순환)이 불가능해져서 오염물질이 축적되고 대기오염이 심화된다. 이 공기층을 '역전층'이라고 한다. 기온역전에는 발생 위치와 생성 원인에 따라 복사성, 침강성, 전선성, 해풍성, 지형성, 지역성 등이 있다.

① 복사성 역전(방사성 · 지표성 · 접지성 역전)

바람이 적고 구름이 없는 맑은 겨울철에 계곡에서 자주 발생한다. 밤에서 새벽 사이 200m 이하의 지표 가까이에서는 복사열이 낮고 공기가 먼저 냉각되어 역전현상이 발생한다. 이때 지표의 기온이 이슬점 이하가 되면 안개가 발생했다가 해가 뜨면 빠르게 사라지는데, 1952년의 런던 스모그가 대표적인 복사성 오염 현상이다.

② 침강성 역전

공기층은 하강할 때 압력이 높아지면 단열 압축을 받게 되는데, 공기층 상부가 하부보다 더 많이 침강하고 압축열은 더 높아 상부가 하부보다 따뜻한 공기층이 형성되어 하부 공기층에 대해 뚜껑 역할을 한다. 이로써 하부의 찬 공기층에 함유된 대기오염물질이 상부로 이동하지 못하고 대기오염이 발생한다. 침강성 역전은 1,000m 정도의 고도에서 발생하며 역전층의 두께도 약 600m로, 1954년 LA에서 발생한 대기오염의 원인 현상이다.

③ 전선성 역전과 해풍성 역전

전선성 역전은 한랭전선이나 온난전선이 통과할 때 발생하는 역전이며, 해풍성 역전은 한류와 난류가 만나 발생하는 역전이다.

④ 지형성 역전과 지역성 역전

지형성 역전은 해안지대에서 낮 동안에 찬 공기가 불어 육지의 더운 공기가 상승하면서 발생하는 역전이다. 그리고 지역성 역전은 계곡이나 분지에서 밤에 차가워진 지표면의 공기가 경사면을 따라 내려오면서 발생하는 역전이다.

(2) 열섬현상

도시는 고층빌딩, 아스팔트, 녹지 축소, 냉 · 난방에 의한 인공 열, 자동차 배기가스, 공장의 매연 등이 자연풍의 흐름을 지연시켜 평균기온이 인접한 교외보다 높아 국지성 기상 변화가 발생한다. 이로 인해 주변의 찬 공기가 지표로 유입되고 도심 내 따뜻한 공기가 위로 올라가면서 대기오염 물질이 상승하여 먼지 지붕을 형성함으로써 태양열에 의한 지표의 가열과 공기의 수직적 이동을 방해하여 오염이 심화되는 열섬현상이 발생한다. 이 현상으로 도시 전체가 비닐하우스에 둘러싸인 것 같은 온실효과와 안개 및 광학적 스모그현상이 자주 나타나 인체에 해롭다. 일반적으로 하늘이 맑고 바람이 약할 때, 낮보다는 밤에, 여름보다는 겨울에, 최고기온보다는 최저기온일 때 더 심해진다.

(3) 난류

대기 중에서 바람은 분자 운동과 소용돌이 운동으로 오염물질을 운반하거나 깨끗한 공기와 섞어 희석시키는 확산작용을 한다. 대기는 보통 규칙적인 흐름(층류)이 아닌 소용돌이 상태로 흐르는데, 이것을 대기의 난류라 하며 정도에 따라 오염물질의 확산상태가 달라진다.

(4) 강우

강우는 대기 중에 떠 있는 부유분진보다는 수용성을 가진 강하분진과 결합하여 대기를 정화하는 작용을 한다. 빗방울의 입자가 클수록 분진과의 결합력이 커진다.

5) 대기오염에 의한 기상변화

대기오염은 지구 환경에 온실효과로 인한 온난화, 산성비, 오존층 파괴, 라니냐, 엘니뇨, 스모그 등 다양한 기후변화를 불러와 인간을 포함한 생태계에 많은 피해를 입혀 삶의 질을 떨어뜨린다.

(1) 지구 온난화

지구의 대기권에서 태양으로부터 전달된 빛에너지의 20%는 대기의 기체와 물방울에 의해 흡수되고 30%는 구름, 얼음, 눈 등 지구상의 각종 반사체에 의해 대기권 밖으로 방출되며 나머지 50%는 지표면에 흡수된다. 이 중 일부가 따뜻해진 지표면에서 적외선으로 바뀌어 우주공간으로 다시 방출되는데, 이때 지구를 둘러싼 탄산가스 등 온실가스에 의해 흡수되어 우주로 방출되지 못하고 지표로 재방사되어 지구의 온도가 점차 상승하는 온실효과가 나타나고 지구 온난화가 발생한다. 지구 온난화는 기온 상승, 해수면 상승, 라니냐, 엘니뇨 등을 야기하여 많은 피해를 낳고 있다.

① 온실효과의 이점과 피해

온실효과도 지구의 온도를 일정하게 유지하는 역할을 한다는 점에서 매우 중요하다. 온실효과가 없으면 지구는 태양에 전적으로 의존하게 되어, 낮에는 태양광선으로 기온이 한없이 높아지고 밤에는 태양의 열에너지가 없어 영하 수십~수백도 이하로 낮아진다.

그러나 대기에 함유된 온실가스에 따라 기온이 좌우되므로 온실가스의 양을 조절하는 것이 무엇보다 중요하다. 온실가스는 단파장인 태양광선은 그대로 통과시키고 장파장의 적외선 등을 지표로 재흡수하여 적외선에너지에 의해 온실효과를 나타낸다. 온실가스 중에는 이산화탄소의 영향이 66%로 가장 크고, 메탄은 18%, 염화불화탄소는 11% 정도이다.

이산화탄소는 석탄과 석유연료의 연소 시 발생하므로 이를 사용하는 산업체에서 주로 배출되고, 메탄은 석유생산이나 도시가스의 노출로, 염화불화탄소는 냉장고와 에어컨의 냉매, 반도체 세정제를 통해 발생한다. 지구온도는 지난 100년간 0.74℃, 한반도는 그 두 배인 1.5℃가 상승하였으며, 2100년에는 평균 0.8~3.5℃가 상승할 것으로 전망되고 있다.

1997년 채택된 교토의정서에 따르면, 지구 온난화의 원인물질로 이산화탄소, 메탄, 아산화질소, 수소불화탄소, 과불화탄소, 육불화황 등 여섯 가지가 있다.

② 해수면 상승

지구온도가 상승하면 극지방의 빙하가 녹으면서 해수면이 상승하고 대기 중 기체의 활동이 활발해져 수증기량의 유입 또한 증가하여 강수량 증가, 홍수, 가뭄 등의 기상이변이 일어난다. 현재 지구 온난화로 북극 그린란드의 빙하가 녹아내려, 지난 100년간 해수면이 23cm 상승하였으며 2100년이 되면 50~95cm로 높아져 방글라데시 17.5%, 네덜란드 6%, 이집트 1% 등 저지대 지역의 침수가 예상되고 있다.

③ 엘니뇨

3~4년에 한 번씩 적도의 무역풍은 기압변화와 약해진 시소현상이 나타나는데, 특히 페루 부근 적도 서쪽 태평양 해수면의 온도가 정상(23~27℃)보다 2~10℃ 정도 이례적으로 높아지고 있다. 이러한 이상열적 현상을 '엘니뇨'라 하는데, 보통 매 2~6년마다 9월에서 다음 해 3월 사이에 불규칙적으로 나타난다. 이 엘니뇨는 대기 흐름의 변화를 가져와 홍수, 폭설, 해일, 고온건조, 산불 등 심각한 기상이변을 일으키고 주변지역의 농업과 어업에 막대한 피해를 주고 있다.

④ 라니냐

라니냐는 반 엘니뇨현상으로 수면온도가 주변보다 낮은 것을 '라니냐'라고 한다. 엘니뇨가 기온상승으로 폭우, 가뭄 등을 유발한다면, 라니냐는 해당 지역에 기온하강을 일으킨다. 예를 들어, 극심한 가뭄을 겪었던 지역에는 폭우를 가져오고, 홍수를 겪은 지역에는 가뭄을 일으킨다. 라니냐는 엘니뇨현상의 시작 전 또는 끝난 뒤에 찾아오는 경향이 있다.

(2) 오존층 파괴

오존층은 지상 약 10~50km 고도에 위치하는 성층권에서 지구상의 약 90%의 오존이 존재하여 띠를 이루는 대기층이다. 오존은 태양이 방출한 강력한 자외선에 의해 산소분자로부터 발생한 산소원자와 새로운 산소분자가 결합하여 생성된다. 오존층은 존재하는 오존의 복사 특성에 따라 온도 분포가 결정되며, 생물체에 해로운 우주선과 자외선의 약 99%를 흡수하여 생태계를 보호하는 역할을 한다. 화학적으로 안정하여 냉장고, 에어컨, 전자제품 등에 의해 '꿈의 물질'로 광범위하게 사용되어왔던 프레온가스가 염화불화탄소로서 분해되지 않은 채 오존층에 도달하여 자외선에 의해 반응성이 매우 큰 염소를 방출하고 오존을 파괴한다.

한 개의 염소 원자는 무려 10만 개의 오존 분자를 파괴한다. 프레온가스가 성층권에 도달하면 약 100년간 잔존하는데, 이 현상은 남극에서 나타나는 오존 홀로 그 심각성을 알게 되었고, 대기 중의 자외선과 방사선의 농도를 증가시켜 피부질환이나 농작물에 대해 막대한 피해를 주었다.

그 후 국제적인 노력(조약 및 의정서)을 통해 프레온가스의 제조와 수입이 금지되고, 대체물질인 수소불화탄소와 수소염화불화탄소가 개발되었으나 이 물질들이 지구온난화를 야기하는 온실가스로 밝혀져 사용이 금지되었다. 그러나 일부의 국가는 경제적인 이유로 여전히 프레온가스를 사용하고 있어 문제가 지속되고 있다.

(3) 산성비

화력발전소, 제련공장, 자동차에서 배출되는 아황산가스와 산화질소기체 등은 구름 속에 있는 수증기와 결합하면 pH 5.6 이하의 황산과 질산으로 변해 산성비의 원인이 된다. 산성비는 산성강수 외에 눈, 진눈깨비, 우박, 안개에도 적용된다. 오염상태는 큰 도시, 산업지대 내와 그 주변에서 가장 심각하지만, 산성강수의 상당량은 먼 거리까지 이동할 수 있어 그 피해 또한 확산되고 있다.

산성강수는 미국과 서유럽이 매우 심각하며 그 중 미국의 LA와 샌프란시스코 지역의 안개는 다른 지방보다 10배 이상의 산성도를 나타내고 있다. 강산성인 강수와 안개는 호수와 하천을 오염시키고 수생생물의 생명을 위협한다. 즉 산성비가 내린 토양에서 녹아내린 알루미늄이 부식되고 수생동물과 인체로 이동하여 눈이나 피부에 강한 독성을 나타낸다. 모든 형태의 산성강수는 질소 고정을 억제하여 농작물이나 산림을 황폐화하고 석조건물을 부식시킨다. 어느 한 지역에서 배출된 아황산가스나 질소산화물이 대기로 이동하여 타 지역에 산성비로 내리면서 각종 분쟁의 원인이 되기도 한다.

최근 우리나라도 자동차의 보급 확대, 성장 위주의 경제정책 시행으로 대도시와 공업단지를 중심으로 심각한 산성비를 경험하고 있으며 많은 피해가 우려되고 있다.

6) 대기오염에 의한 인체와 생태계 영향

대기오염은 동·식물과 인체의 삶에 관련된 자연환경과 건강에 악영향을 미치고 건물, 다리 등 구조물을 손상시켜 경제면에서도 막대한 손실을 주고 있다.

(1) 인체에 대한 영향

대기오염물질의 인체에 대한 영향은 오염물질의 성상(농도와 이화학적 특성), 피오염자의 성상(감수성 및 질병상태와 노출시간 등), 환경조건(온도·습도·기압·역전층 등)에 따라 차이가 있다. 한편 밀폐된 공간에 여러 사람이 있게 되면 실내공기가 오염되어 두통, 구토, 현기증이 나타나고 심지어 술에 취한 느낌도 드는데 이것을 '군집독'이라고 한다. 이산화탄소 기체가 이러한 실내오염의 지표로 중요하게 작용한다.

(2) 동·식물에 대한 영향

대기오염에 의해 동물이 입는 피해는 인체와 거의 비슷하다. 불소화합물이 함유된 목초를 먹은 일부 초식동물은 이가 손상되거나 누에의 사육에 지장을 초래한다. 식물은 이산화탄소를 제외한 모든 오염물질에 대해 동물보다 더 민감하여 농작물이나 유실수의 잎 부분에 하얀 반점이 생기거나, 입자상 오염물질이 기공을 막아 잎의 가장자리가 작아지고 불규칙한 갈변 현상을 보이며 영양물질의 흡수를 억제하여 결국 수확량을 감소시킨다. 주로 관계되는 대기오염물질은 아황산가스, 오존, 질소과산화아세틸, 아산화질소 등이다.

7) 대기환경 기준

대기오염의 기준치는 건강 기준치, 환경 기준치, 배출허용 기준치 세 가지로 나눈다. 건강 기준치는 인체에 대한 것으로 법적 구속력은 없으며 나라마다 다르다. 환경 기준치는 각 나라의 정치 · 경제 · 사회의 수준을 고려하여 과학적 근거에 따라 제정된 목표치로 행정상 환경대책 수립에 중요하다. 배출허용 기준치는 환경 기준치를 달성하고자 법적 구속력이 있으며 그에 따른 규정으로 배출량 규제, 굴뚝이나 배출시간 등 배출조건 규제, 배출지역 규제, 착지농도로 환경수준을 달성하기 위한 지상농도의 규제 등이 있다.

(1) 환경 기준치

우리나라의 대기환경 기준은 「환경정책기본법」 시행령에서 정하여 관리하고 있으며 아황산가스, 일산화탄소, 이산화질소, 미세먼지, 오존, 납, 벤젠의 7개 항목이 속한다. 기준에 따르면 연간 평균치는 장기기준으로 정하였고, 단기기준(1시간 · 8시간 · 24시간)은 연간 평균치보다 높으나 연간 3회를 초과해서는 안 된다. 벤젠은 2010년 1월에 새로 추가되었다.

(2) 배출허용 기준치

배출허용 기준치는 「대기환경보전법」에 따라 가스상 물질과 입자상 물질로 구분하여 규정하고, 대기오염물질에 대해 총량으로 규제하도록 하되 2019년 1월 환경부에서는 「대기환경보전법」 시행령 및 시행규칙을 개정하여 보완하고 있다.

① 가스상 물질의 배출허용 기준치

가스상 물질의 배출허용 기준 항목은 총 18종으로 암모니아, 일산화탄소, 염화수소, 염소, 황산화물(SO_2로서), 질소산화물(NO_2로서), 이황화탄소, 포름알데히드, 황화수소, 불소화합물(F로서), 시안화수소, 브롬화합물, 벤젠, 페놀화합물, 수은화합물(Hg로서), 비소화합물(As로서), 염화비닐, 탄화수소(THC로서)이다.

② 입자상 물질의 배출허용 기준치

입자상 물질의 배출허용 기준 항목은 총 9종으로 먼지, 카드뮴화합물(Cd로서), 납

화합물(Pb로서), 크롬화합물(Cr로서), 구리화합물(Cu로서), 니켈과 그 화합물, 아연화합물(Zn으로서), 비산먼지, 매연이다. 매연은 발생원에 있어서 임의의 1시간에 대해 총계 6분 이상 흑연을 방출해서는 안 되며 기준인 링겔만 비탁표 상 2도 이하(매연농도 40%)로 규정하였다. 매연은 배출구로부터 200m 이내 지점에서 링겔만 비탁표를 측정자의 16m 앞에 놓고 굴뚝 배출구로부터 30~45m에서 매연의 색을 비탁표와 비교하여 측정한다. 링겔만 비탁표는 매연농도 0%에서 100%까지를 0도에서 5도의 6단계로 구분하여 표시하고 있다.

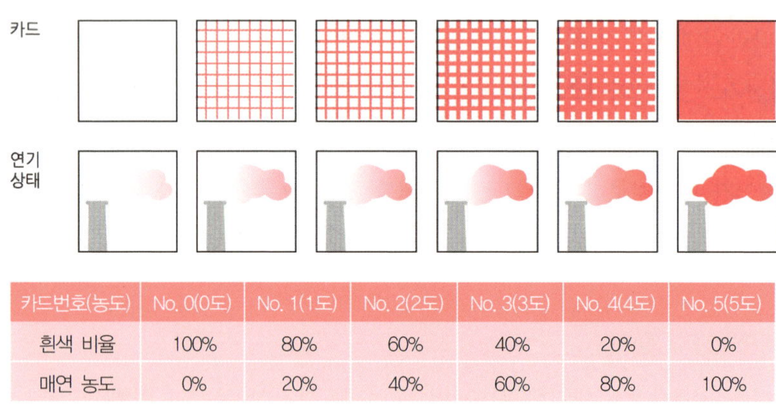

카드번호(농도)	No. 0(0도)	No. 1(1도)	No. 2(2도)	No. 3(3도)	No. 4(4도)	No. 5(5도)
흰색 비율	100%	80%	60%	40%	20%	0%
매연 농도	0%	20%	40%	60%	80%	100%

출처 : 환경공학 용어사전

그림 6.1 링겔만 비탁표

8) 대기오염 사건

대기오염은 화산폭발 등 자연적으로 발생하기도 하지만, 연료의 연소에 의한 화력에너지를 얻는 과정에서 인위적으로 시작되었다. 그 후 공장의 대량생산이 가능해진 산업혁명을 계기로 대기오염은 본격화되었다. 1909년 스코틀랜드의 글레스고에서 스모그로 사망자가 발생했다고 보고된 후 여러 차례의 세계적인 대기오염사건으로 막대한 피해사실이 알려졌다.

표 6.1 세계적인 대기오염사건

사 건	환 경	오염물질	피 해
벨기에 뮤즈계곡 사건 (1930.12)	분지, 무풍지대, 기온역전, 연무발생, 공장(제철 · 금속 · 유리 · 아연)	아황산가스 황산불소화합물 일산화탄소 미세먼지	평상시 사망 수 10배(60명), 노인피해 심각, 급성호흡기질환, 호흡곤란
미국 도노라 사건 (1948.10)	분지, 무풍지대, 기온역전, 연무발생, 공장(제철 · 아연 · 황산)	아황산가스 황산연무	18명 사망, 만성폐질환, 기침, 호흡곤란
멕시코 포자리카 사건 (1950.11)	분지, 기온역전, 부주의로 황화수소가스 유출(달걀 썩는 냄새)	다량의 황화수소가스	320명 급성중독, 22명 사망, 호흡곤란, 점막자극
영국 런던 스모그 (1952.12)	하천평지, 무풍지대, 복사성 기온역전, 연무발생, 높은 습도, 인구조밀	석탄연소로 인한 아황산가스 미립에어로졸	1만 명 이상 사망, 심폐성질환 다발, 만성기관지염, 천식, 폐섬유환자에게 치명적
미국 LA 스모그 (1954.7)	해안분지, 침강성 기온역전(고기압), 인구증가, 자동차 수 증가, 석유계 연료소비 증가	자동차 배기가스 일산화탄소 황산화물 이산화질소 오존 알데히드 황화학 스모그	눈, 코, 기도, 폐점막의 지속적 · 반복적 자극, 불쾌감, 동 · 식물 · 과실 · 건축물 · 고무제품 피해
일본 욧카이치 천식 사건 (1962~1963)	복사성 기온역전, 공장지대(정유공장 · 석유화학공장)	이산화황 이산화질소 포름알데히드	1,231명 피해, 80명 사망, 악취, 호흡기질환(기침, 천식, 만성기관지염)
인도 보팔 사건 (1984.12)	다국적 기업(유니언카바이드사) 살충제공장 부주의로 유독가스 1시간 이상 누출	메틸이소시아네이트	20만 명 이상 흡입, 2,800명 사망, 가축의 집단폐사
구소련 체르노빌 사건 (1986.4)	원자력발전소 직원의 조작 미숙, 핵연료 용융으로 방사능과 낙진이 유럽 7.8만km^2 지역까지 오염	방사능	20만 명 이상 피폭, 25,000명 이상 사망, 피해자 계속 증가, 기형, 돌연변이 증상

출처 : 조경진 외, 2010(자료 수정)

9) 대기오염 대책

대기오염은 오염원, 오염물질의 종류, 농도, 노출시간, 기상, 지형에 따라 다르나 건강장애, 자연환경의 악화와 경제적 손실을 방지하고 환경을 보전할 목적으로 대기오염원의 관리와 공공기관의 정책 차원에서 적절한 대책이 필요하다.

(1) 대기오염원의 대책

① 입지 대책

발생방지 대책으로 지형, 풍향, 인구밀집 여부, 대기확산 능력, 안개 발생빈도, 오염물 배출량, 배출오염물의 종류, 굴뚝의 위치와 높이 등을 고려한다.

② 연료 대책

연료연소 시 배출되는 오염물질이 최저인 것을 선택한다. 매연에 의한 대기오염은 탄소의 불완전연소가 원인이므로 에너지 효율이 높은 연료를 선택하는 것이 중요하다.

③ 연료배출 대책

연료소각 후 굴뚝으로 배출되는 연기가 공기와 잘 희석되도록 높이를 조절하고, 쓰레기 소각은 다실형 소각로를 선택한다.

④ 자동차 배기가스 대책

재연소장치와 촉매변환기를 사용하여 자동차 배기의 유해가스(탄화수소 · 일산화탄소 · 황산화물)를 저감화한다.

⑤ 대기오염 배출시설의 오염물질 제거 대책

입자상 물질 중 분진은 침강실 · 사이클론 · 스크러버 · 여과기 · 정전집전기를, 매연은 집진장치를, 배기가스는 흡수법 · 연소법 · 흡착법을, 이산화황은 습식 및 건식 처리방식을 이용해 제거한다.

(2) 공공기관의 대책

① 도시계획의 합리화

기후, 인구밀도와 분포, 대기오염 실태, 도로정비 등을 고려한 도시계획 시 녹지를 이용하여 공장지역에 의한 주택지의 대기오염 피해를 방지한다.

② 대기오탁의 정확한 실태 파악

- 대기오염 예보 · 경보시스템을 통한 미세먼지와 오존의 지수를 제공하여 오염 정도에 따른 주민의 행동요령과 오염 배출시설의 적절한 대처방안을 제공한다.
- 자동차, 공장지대, 소각장 등 대기오염 배출시설의 오염물질 배출 현황을 파악하기 위한 모니터링시스템을 구축하고 긴급사태에 대처할 수 있는 정보체제를 확립한다.

③ 대기오탁 측정기술과 방지기술의 개발

정확한 측정기술을 개발하고 실용화하며 공해방지를 위한 기술과 장치를 개발한다.

④ 법적 규제와 계몽

- 대기오염과 관련한 「환경정책기본법」이나 「대기환경보전법」에 제정된 배출허용기준에 기초하여 규제를 강화한다.
- 경제적인 동기유발책을 마련하여 오염자에게 비용부담의 원칙을 전담하고 오염을 줄이고자 노력한 가정과 사업장에는 계몽활동과 함께 경제적 이익을 제공한다. 구체적인 예로 환경부와 지자체 주관의 탄소은행제 도입으로 온실가스 감축 효과를 기대할 수 있으며, 국가정책의 시행에 기여할 수 있다.

(3) 국제적 협력체계 구축

환경문제가 심각하게 대두되면서 스톡홀름의 인간환경선언(1972), 나이로비의 세계자연환경채택(1982), 리우선언과 의제21(1992), 바젤협약(1989)을 통해 지구환경 보전에 대한 각국의 노력이 시작되었다. 이에 따라 유엔환경계획, 유엔지속개발위원회, 국제자연 및 자연자원보존연맹, 세계보건기구, 세계기상기구 등 여러 국제기구가 발족되어 활동하고 있다. 경제협력개발기구도 현재 30여개 회원국들의 오염자 부담원칙을 강조하면서 모든 당사국이 오염을 줄이고 환경을 보호하기 위해 무역규제도 필요하다고 주장하고 있다.

3. 수질오염

1) 수질오염의 정의

수질오염은 하천, 호소(호수와 늪), 바다, 해역 등 자연의 수자원에 유입된 유해물질에 의한 오염으로, 공공수역으로서의 이용가치가 떨어지고 생태계를 파괴하는 등 피해를 주는 현상을 말한다. 오염이 심해지면 물의 자정 능력이 상실되어 수질이 나빠지면서 용수로 이용하기가 어려워지고, 수중생물체에 유해작용을 가해 환경보전과 국민보건에 악영향을 미친다. 특히 대도시나 공장지대 주변처럼 생산 · 소비와 산업활동이 활발한 지역에 수질오염이 발생하면 그 인근까지 오염이 확산되고 다양한 오염물질이 누적되어 복구는 점점 어려워진다.

문제가 많은 용수부족과 수질오염은 전 세계 각국이 자체적으로 수질오염 방지를 위한 법적 제도를 마련하고 있다. 우리나라도 수질오염으로 인한 국민건강과 환경상의 위해를 예방하고 하천 · 호수 등 공공수역의 수질을 적절하게 관리 · 보전하여 모든 국민이 건강하고 쾌적한 환경에서 생활할 수 있도록 1990년에 「수질환경보전법」을 제정하였고, 최근 2018년 1월부터는 「물환경보전법」으로 개정하여 시행하였다.

2) 수질오염원의 분류와 특징

(1) 점오염원

점오염원(고정오염원)은 일정한 장소(공장 · 사업장 · 발전소 · 광산 등)에서 오염물질이 배출되는 것으로 생활하수, 산업폐수, 축산폐수, 농업하수 등이 해당된다. 이러한 오염물질을 희석시키기 위한 수량에 비해 오염 정도가 심하고, 특히 가뭄처럼 하천수가 거의 없을 때에는 사태가 심각해지지만 배출경로나 배출량을 알 수 있으므로 이를 집단화하여 오염처리시설의 설비가 가능하다.

우리나라의 수질오염을 발생량 기준으로 보면, 생활하수(55%) → 산업폐수(44%) →

축산폐수(1%)의 순이며, 오염부 기준으로는 산업폐수(44%) → 생활하수(39%) → 축산폐수(17%)의 순이다.

① 생활하수

가정하수와 도시하수가 포함되며 무기성 오염물질, 유기성 오염물질, 미생물을 함유한다. 식염, 인산염, 철 등의 무기성 오염물질은 조류의 과다번식으로 인한 부영양화 현상과 적조현상을 유발하고 중성세제, 연성세제, 유류 등의 유기성 오염물질은 하천에 포막을 형성해 수중 내 용존산소량을 감소시켜 자정능력을 저하시킨다. 분뇨 등이 유입되면 부패, 악취, 부영양화 및 DO의 감소로 이어지고, 각종 병원균과 기생충으로 수인성 전염병의 발병 가능성도 높아진다.

② 산업폐수

산업체의 다양화와 대규모화에 따라 처리가 어려운 오염물질이 점점 많아지면서 공장폐수가 수질오염의 가장 큰 원인이 되고 있다. 유해한 각종 중금속, 고농도 유기성 물질과 난분해성 물질의 배출은 자연의 자정능력 상실, 하천의 BOD 증가, DO 감소, 하천수온 상승으로 이어진다. 특히 중금속은 카드뮴 중독에 의한 이타이이타이병과 일본 미나마타만의 수은 중독 등 생물 농축에 의해 인체에 엄청난 피해를 끼친 사례가 여러 차례 보고되었다.

③ 축산폐수

가축의 사육으로 발생하는 각종 액상과 고체상의 오염물질이 하천에 유입되면 생활하수의 분뇨처럼 유기성 오염물질의 비율이 높아져 오염부하량이 많고 점오염원의 특성상 하천오염을 심화시킨다. 축산폐수는 발생량은 1%이나 BOD 기준으로 17%이므로 대규모 축산시설이 들어서면 발생량과 BOD면에서 계속 증가할 것으로 예상된다.

④ 농업하수

농작물 재배에 사용한 농약과 비료가 농업하수에 포함되어 유출되면서 수질오염을 일으키는데, 주성분인 인과 질소가 부영양화의 주범이 되고 일부 수중생물에 악영향을 미쳐 결국 인체에도 폐해를 유발한다.

(2) 비점오염원

「수질 및 수생태계 보전에 관한 법률」에 따르면, 비점오염원(확산오염과 이동오염원)은 도시, 도로, 농지, 산지, 공사장 등으로서 불특정 장소에서 불특정하게 수질오염물질을 배출하는 배출원이라고 정의되어 있다. 이는 잔류성 문제를 유발하는 농약류, 주로 질소와 인이 문제가 되는 화학비료, 거품이 과다한 합성세제 등에 의한 오염으로 통제가 어렵다. 이러한 오염물질이 배출되는 자연지역은 홍수와 같이 다량의 수자원이 공급되면 오염물이 한꺼번에 희석되기도 한다.

3) 수질오염물질의 종류와 특징

수질오염물질은 폐기물의 상태에 따라 가정폐수나 공장폐수의 액상오염물질과 분뇨나 오물과 같은 고형오염물질로 분류되기도 하고, 오염발생원에 따라 동·식물체나 인간이 오랜 기간 살아오면서 배출한 유기오염물질(배설물 포함)과 산업 활동의 결과로 생성된 인위적인 오염물질(산업폐기물의 일종)로 분류하기도 한다.

인구 증가나 산업의 발전에 따라 인위적인 오염물질은 필연적으로 증가하므로 수질오염의 주범이 될 수밖에 없으며, 따라서 별도의 오염물질 처리시설이 필요하다. 이에 비해 자연적인 원인인 유기오염물질은 자연의 자정능력 덕분에 시간이 경과하면 정화되고 인위적인 오염물질에 비해 분해 정도가 크다. 그러나 동물과 사람의 배설물에는 수인성·병원성 미생물이 포함되기도 하므로 이 또한 관리에 각별한 주의가 필요하다.

(1) 병원균

생활하수, 동물의 배설물, 병원폐수를 통해 유입되는 병원체 오염물질로 장티푸스, 이질, 콜레라 등 수인성 전염병을 유발한다.

(2) 분해성 유기물질

탄소가 함유된 물질로 미생물에 의해 분해되고, 이때 산소의 소모로 수중 DO가 감소하고 BOD와 COD(화학적 산소요구량)는 증가하며 메탄, 황화수소 등이 발생한다. 가정하수, 산업폐수, 동물의 배설물(분뇨)이 해당된다.

(3) 화학적 유해물질

독성이 강한 중금속(수은 · 납 · 카드뮴 · 구리 · 크롬 · 아연 · 비소 등), 시안, 산알칼리, 농약 등으로 산업폐수, 쓰레기 매립장 등에서 하천으로 유입되어 물의 부식작용을 심화하고 하천의 자정작용을 방해한다. 이미 알려진 여러 중금속에 의한 인간의 피해 사례가 그 예이다.

(4) 부영양화 물질(영양염류)

암모니아, 질산염, 아질산염, 인산염 등은 식물의 생장에 필요한 염류이나 생활하수, 공장폐수(양조장 · 펄프공장), 농업폐수가 하천이나 호수로 유입되면 이러한 물질에 함유된 탄소, 질소, 인이 조류나 미생물의 영양원이 되어 조류(식물성 플랑크톤)를 과도하게 번식시켜 녹조(저수지)나 적조(해수) 현상이 유발되고, 이로 인해 DO 감소, COD 증가, 수중생물이나 어패류의 사멸로 이어진다.

(5) 난분해성 물질

중성세제는 수중분해가 어렵지만 기포생성으로 수중 DO와 자정작용을 감소시키고, 인이 함유된 경우는 부영양화 현상을 일으킨다. 대표적으로 폴리염화비페닐, 알킬벤젠설폰산염을 주성분으로 하는 경성세제, DDT 등이 있다.

(6) 유류(폐유)

물보다 비중이 낮은 석유 등은 물 위에 피막을 형성해 수중 DO를 감소시켜 수중생물의 호흡을 억제한다.

(7) 부유물질(현탁고형물)

탁도를 유발하는 원인물질로 수중생물의 호흡을 억제하고 일광의 수중 투과율을 감소시키며 조류의 동화작용을 방해한다. 비중이 큰 고형물이 유속이 느린 곳에서 저류현상을 보인다.

4) 수질오염의 지표

수질오염을 판단하기 위해서는 물리적, 화학적, 생물학적 특성을 설명하는 여러 지표를 사용한다.

(1) 수중 용존산소DO

물속에 녹아 있는 산소의 양으로 값이 커지면 청정수라 할 수 있으며 수온상승에 의해 감소한다. 수중생물이 생존하는데 필요한 용존산소량은 4ppm 이상이며, 2ppm 이상이면 냄새가 나지 않는다.

(2) 생물학적 산소요구량BOD

수질오염의 지표 중 가장 중요한 BOD는 수중 유기물질이 호기성 미생물에 의해 분해되고 자정작용이 일어나는 과정에서 소비되는 수중의 산소요구량을 mg/L(또는 ppm)로 표시한 것으로, 20℃에서 5일간 소비되는 산소량을 표준으로 한다. 수중 내 산소함유량이 BOD보다 높아야 수중생물이 생존한다. 우리나라의 BOD 환경기준은 3급 상수원수(침전여과와 소독으로 음료 가능)의 경우 6ppm으로 되어 있다.

(3) 화학적 산소요구량COD

산화제(과망간산칼륨 등)를 이용하여 수중 유기물질이 산화될 때 소모되는 산소량(mg/L 또는 ppm)으로, 수중 유기물질의 함유량을 간접적으로 나타내는 지표로 사용한다. COD값이 작을수록 수질상태가 좋은데, 수질환경기준은 1급 상수원수의 경우 1ppm 이하, 2급 상수원수는 3ppm 이하를 유지하도록 규정하고 있다.

(4) 부유물질SS

0.1㎛~2mm 크기의 고형물로 수중산소를 소모시켜 DO의 감소로 수중생물의 폐사를 유도하는 현탁물질이다.

(5) 총질소TN

가정하수, 분뇨, 산업폐수에 많이 포함되어있는 질소는 무기성 질소(암모니아성 질소, 아질산성 질소, 질산성 질소로 많은 비율을 차지)와 유기성 질소(아미노산 · 단백질 등)로 나뉘며 이 두 가지를 합해 mg/L로 표시하는데, 수역의 부영양화의 원인이 된다.

암모니아성 질소의 검출은 유기물질의 분해가 초기임을 설명하고 분변오염의 가능성을 나타내는 지표로 음용수에서의 기준치는 0.5mg/L이다. 질산성 질소는 영아에게 청색아 증세를 유발하는 성분으로 음용수에서 10mg/L 이하여야 한다.

(6) 총인TP

분뇨와 합성세제, 공장폐수, 비료 등의 혼입으로 인해 수중생물의 생식에 지장을 주고 바다, 하천, 호수 등에 부영양화를 일으키는 원인이 된다.

(7) 수소이온농도pH

수중어류가 생존하기 위해서는 pH가 6~8로 유지되어야 하며, 지표수는 이산화탄소로 인해 약산성을 띤다.

(8) 대장균군

그람음성, 무아포성의 단 간균으로 유당을 분해하여 산과 가스를 형성하는 호기성 또는 통성혐기성균이며, 안축상주균으로써 식품의 분변오염지표균이다. 음용수에서는 검출되면 안 된다. 대장균지수는 물에서 대장균군을 검출할 수 있는 최소 검수량의 역수로 표시한다. 예를 들어, 10mL 양성은 대장균지수 1/10, 즉 0.1로 표시한다.

(9) 특수항목

페놀, n-헥산 추출물질, 망간, 철, 구리, 아연, 카드뮴, 시안, 납, 비소, 크롬, 유기인, 폴리염화비페닐 등이 있다.

5) 대표적인 수질오염 현상

여러 원인에 의한 수질오염은 악취 발생 수중 DO 감소, BOD와 COD 증가를 유도하여 부영양화를 촉진하고 자정작용을 저해함으로써 생태계를 파괴하는 등 공중보건과 복지에 막대한 영향을 미치고 생활환경을 악화한다. 장기적으로도 수산업이나 농업에 피해를 가져오게 되는데, 카드뮴과 같은 중금속이 함유된 산업폐수가 처리되지 않은 채로 바다에 방류되면 생물 농축에 의한 어패류를 통해 인체의 건강에 악영향을 미치고 하천이나 바다 주변에 서식하는 농작물에도 중금속이 함유되어 식용이 불가능해져 각종 식재료의 물가상승을 유발한다.

또한 수질오염으로 용수가 부족해지면 사람뿐 아니라 농작물의 생장이 불가능하고 고사하게 되거나 산업체 내 공장의 운영에도 막대한 손실을 가져와 엄청난 경제손실을 초래한다.

(1) 부영양화

식물의 생장에 필요한 영양염류나 각종 폐수가 강이나 호수로 유입되어 물속에 질소성분이 많아지면서 식물성 플랑크톤과 조류가 증식하여 수질에 이상이 생기고 물색이 검붉어지며 썩는 냄새가 나는 현상을 부영양화라고 한다. 물속에는 원래 질소와 인 성분이 가장 부족한데, 이 성분들이 조금만 많아져도 생물이 갑자기 증식하게 되면서 이 같은 현상이 발생한다.

이때 질소 성분은 주로 분뇨를 통해, 인은 주로 합성세제나 비료에 의해 흘러든다. 부영양화가 발생하면 수중 내 DO의 필요성이 엄청나게 늘어나 수중생물은 산소 부족으로 폐사하고 조류 증식에 의해 물이 혼탁해지면서 광선 투과를 차단하여 광합성 작용도 억제하므로 수중 식물체의 생존이 위협을 받게 된다. 하천이나 호수의 부영양화를 방지하기 위해서는 비료나 합성세제의 원료 중 인을 대체할 수 있는 성분이나 폐수처리 기술을 개발하여 농업폐수나 생활폐수가 공공수역으로 유입되어도 물의 자정작용이 원활히 이루어지고 물이 썩는 일이 없도록 해야 한다. 조류나 플랑크톤의 증식으로 빛이 차단되면 활성탄이나 약제($CuSO_4$ · Cl_2 · $CuCl_2$ 등)를 살포하여 이를 제거하는 대책도 가능하지만, 수중어류의 생존에도 위협이 되거나 비용면에서 부담이 될 수 있음을 고려해야 한다.

(2) 녹조현상과 적조현상

① 녹조현상

부영양화 된 호수나 유속이 느린 하천으로 유입된 영양염류가 부유성 조류의 폭발적인 증식을 유도하여 수면에 집단서식하게 되고 수중 DO가 부족해져 나타나는 현상으로, 녹조에 의해 물색이 녹색으로 선명해지거나 부영양화가 심해지면 남조류 특유의 청록색을 띠게 된다. 조류는 수중 내 질소나 인 등 영양염류가 고갈되면 일정 한계 이상 번식하지 않으나 남조류는 계속해서 증식한다. 따라서 하천이나 바다로 유입되는 생활하수를 충분히 정화하여 영양염류를 제거하지 않으면 녹조현상이 반복적으로 발생한다. 이를 위해 강가나 하천가쪽에 뿌리식물이나 초목을 심어 그 뿌리를 통해 영양염류를 흡수하게 하고, 바다의 경우에는 갯벌이 바다로 유입되는 물을 정화하는 역할을 하므로 갯벌을 보존하는 것이 중요하다.

② 적조현상

토양이나 하천 또는 해역의 부영양화로 해수 플랑크톤(쌍편모조류와 규조류)의 수가 주기적으로 급격하게 증가하여 플랑크톤 내의 색소로 물색이 적색을 띠는 현상이다. 적조는 대개 붉은색을 띠지만 증식하는 플랑크톤의 종류에 따라 적갈색, 황갈색 등 다양하다. 문제는 플랑크톤이 방출하는 독소로 인해 다른 해양생물이나 인체의 신경계에 치명적인 영향을 미치고 부영양화로 인해 영양물질을 분해하는 수중 미생물이 급격히 증가하여 수중 DO가 심각한 정도로 감소하거나 거의 없어진다는 것이다.

이로써 적조가 발생한 강, 하천, 바다 밑바닥에는 무산소 상태에서만 자라는 미생물이 자라고 그 결과 이산화탄소, 메탄, 황산염, 황화수소가스가 발생한다. 산소부족 외에도 영양염류로 인한 아가미 차단으로 수중어류가 질식되면서 물고기의 떼죽음으로 인한 수산업의 피해도 막대하다. 적조현상은 자연적으로 햇빛이 강하거나 폭우 또는 장마 등 담수 유입이 많아 염분농도가 낮아지거나 무풍으로 인해 해수 혼입이 적을 때 일시적으로 발생할 수도 있으나, 식물성 플랑크톤의 생존에 필요한 질소와 인 성분이 함유된 세제류, 생활하수나 산업폐수의 유입으로 발생하는 인위적인 경우는 그 폐해가 심각하다. 적조현상은 종종 우리나라의 남해안에서도 목격되는데, 미국 플로리다 서해안, 멕시코만 연안, 일본 남해안 등 난류가 있는 곳은 어디서나 발생한다.

6) 수질오염기준 항목과 배출기준

우리나라의 수질환경기준은 「환경정책기본법」에 근거하여 규정되어 있다. 수질에 관한 환경기준을 수역별로 보면 하천, 지하수, 해역으로 구분하는데, 지하수는 「먹는물관리법」제5조 및 「수도법」 제18조에 의한 수질기준을 따르며, 하천수는 생활환경의 기준과 사람의 건강보호를 위한 기준으로 구분한다. 생활환경의 규제 항목은 pH, BOD, SS, DO, 대장균수의 5개 항목을 기준으로 정하고 이에 따라 5등급으로 나눈다. 호소는 이 다섯 가지 항목 중 BOD를 COD로 대체하고 여기에 총인과 총질소의 양을 추가한 7개 항목을 5등급으로 구분한다. 해역은 호수와 같으나 SS 대신에 용매추출유분으로 대체한 7개 항목으로 정하되 수질기준을 3등급으로 나누어 규정한다.

「수질 및 수생태계 보전에 관한 법률」은 구리와 그 화합물 등의 각종 금속, 대장균군, 부유물질, 산과 알칼리류, 색소, 세제류, 유류(동 · 식물성 포함) 등 약 29종의 수질오염물질과 특히 사람의 건강, 재산이나 동 · 식물의 생육에 직 · 간접적으로 위해를 줄 수 있는 특정 수해물질 12가지로서 총 41종을 규정하고, 특별대책지역에 대해서는 엄격한 배출허용기준을 별도로 관리하여 총량 규제를 실시하고 있다. 또 폐수의 수질오염물질에 따라 4개 지역 (등급 I의 청정지역, 등급 II의 법상 '가' 지역, 등급 III~V 지역의 법상 '나' 지역, 폐수종말처리 지역)을 정하여 배출허용 한도를 정하고 있다.

7) 수질오염사건

세계적으로 알려진 수질오염사건으로는 일본의 미나마타병, 이타이이타이병, 가네미 유증사건, 체코의 블루베이비병이 있으며, 한국은 페놀오염사건(1991.3), 황산오염사건(1991.9), 벤젠과 톨루엔에 의한 악취사건(1994.1), 폐유오염사건(1994.6) 등 낙동강에서 여러 차례의 오염사건이 발생하였다.

표 6.2 세계적인 수질오염사건

사 건	오염 내용	증 상	피 해
일본 이타이이타이병 (1945)	도야온천 아연광산, 지하수와 지표수 및 논밭의 카드뮴 오염	동요성 보행, 다발성 골절, 골연화증, 단백뇨	농작물과 어류 섭취 후 350명 환자 발생, 120명 사망
일본 미나마타명 (1952~1960)	미나마타만의 질소비료공장, 메틸수은에 의한 어류오염(생물 농축)	신경마비, 사지마비, 청력장애, 시야협착, 언어장애, 기형아 출산	오염어류 섭취 후 111명 환자 발생, 41명 사망
일본 가내미 유증사건 (1968)	가네미 식용유회사의 PCB 오염 식용유 이용음식 섭취	간장애, 안지분비과다, 성장지연, 내분비장애, 말초신경장애	1,800여 명 환자 발생, 112명 사망, 닭 70만 마리 폐사
체코 블루베이비병 (메타헤모글로비아) (1953~1960)	질산 함유수를 마신 아이 (Blue Baby)	산소운반 방해로 인한 푸른색 신체(청색증)	5,800명 충산아 중 115명 발생, 9명 사망

출처 : 김성미 외, 2006

8) 수질오염대책

수질오염으로 인한 국민건강과 환경의 피해를 방지하고 쾌적한 생활환경을 제공하기 위해서는 공공수역의 수질을 관리하고 수질의 자정작용을 상승시켜 수자원 환경을 보전하는 것이 무엇보다 중요하다. 이를 위해 우선 수질오염지역이나 의심지역의 오염상태를 정확히 조사해야 한다. 이를 바탕으로 유입되는 폐수의 함유물질 농도와 양을 확인하고 수중 잔존물질에 의한 수역 내 영향(침전과 오탁성 변화 등)과 유독성 물질이 수중생물에 미치는 영향 등을 철저히 조사해야 한다.

이와 함께 가정, 병원 등 폐수 배출시설 내에 수질오염 방지시설을 설치하여 생활하수, 산업폐수, 축산폐수 등의 배출량을 엄격히 통제하고 하수처리장을 확충함으로써(물리적 · 화학적 · 생물학적 처리) 폐수에 함유된 수질오염물질을 최대한 기준 이하로 감소시키도록 한다. 아울러 정기적인 환경오염 평가와 모니터링을 실시하고 법적 규제 장치를 강화하여 수질오염에 의한 피해 복구를 위해 힘써야 한다. 무엇보다도 계몽이나 교육을 통해 폐수를 배출하는 시설이나 국민 스스로가 수질오염이 생태계에 미친 피해나 영향을 인식하고 수자원을 보호 및 보전하는 노력이 필요하다.

4. 토양오염

일반적으로 토양에는 각종 미생물이 있어 토양으로 침투한 유기물을 분해하거나 토양입자 속으로 수용성 물질이나 기체 등을 흡착시켜 오염 정도를 낮추는 자정작용을 한다. 그러나 산업화와 도시화로 다양한 물질의 소비가 증가하면서 생활하수, 산업폐수, 농약이나 비료의 과다 사용으로 인한 질소성분 등이 유출되고 각종 중금속류 등에 의해 유해오염 물질이 늘어나 토양의 정화 능력이 상실되면 오염상태가 심각해져 생태계의 파괴를 가속화한다. 이로서 식물계처럼 생육에 토양이 필수불가결한 생명체의 생육기능을 약화시키고 결국 먹이사슬의 일부인 사람에게까지 악영향을 미친다. 예를 들어, 어느 지역의 토양에 농작물의 생산량 증가와 해충 구제를 위해 장기간 농약을 사용하면 생산 작물에 이 농약이 축적될 가능성이 높아지고 이를 섭취한 동물이나 사람에게 건강상 장해를 유발하며, 농약에 함유된 중금속으로 토양까지 오염된다.

토양오염은 일단 진행되면 원상복구가 어렵고 이에 따른 시간과 비용이 엄청나므로 오염을 최소화하는 것이 가장 중요한다. 토양오염에는 토양 외에도 지하로 유입되는 지하수나 지하의 공기에 의한 오염도 포함된다. 지하수는 유기물을 분해하는 미생물이 필요로 하는 산소의 공급이 원활하지 않고 차단되어 수질의 자정작용이 매우 저조하므로 오염을 예방하는 것이 최선책이다. 또한 토양오염은 대기오염이나 수질오염과는 달리 분해되지 않고 잔류하거나 축적되어 현재 토양의 오염상태를 살펴보기 위해서는 과거 시점으로 소급하여 적용·확인해야 하는 어려움이 있다.

5. 소음과 진동

1) 소음

소음이란, 물리적인 면에서는 불규칙하고, 비주기적으로 고주파 음역의 특성을 나타내는 음이다. 또한 개인의 입장에서는 원치 않는 소리라고 할 수 있다. 즉 주관적 요소가 강하고 사람에게 정신적인 면과 심리적인 면에 나쁜 영향을 끼치므로 잠행성 오염물Insidious Pollutant이라고도 하며, 환경오염 피해에 대한 민원 건수가 가장 많다.

소음의 발생원은 인공소음과 자연소음으로 크게 분류할 수 있는데, 인공소음은 자동차·기차 등에 의한 교통소음, 이동행상 등의 가두소음, 공사장에서 나는 건축소음, 항공기소음 및 기계소음 등이며, 자연소음은 폭풍, 천둥, 호우 등에 의한 것으로 순간적이기 때문에 문제가 되는 것은 인공소음이라고 할 수 있다. 음의 강도는 음의 진동에 의해서 결정되는데, 진동수가 많을수록 고음이며 진동수가 적으면 저음이다. 주파수는 매 초당 음의 진동횟수를 말하며 HzHertz 또는 c/sCycle로 나타낸다. 소음의 측정 단위로는 dBDecibel, Phon, Sone 등이 사용된다.

2) 진동

진동이란, 기계·기구의 사용으로 인한 강한 흔들림을 의미하며, 주로 지방을 통하여 건축물에 전파되어 건물 내에 2차소음을 발생시키는 것이 보통이다.

진동은 '자연적인 발생'과 '인위적인 발생'으로 구분할 수 있는데, 공해에서 언급되는 진동은 인위적인 발생의 진동을 말한다. 또한 생체에 작용하는 방식에 따라 '전신진동'과 '국소진동'으로 구분한다. 전신진동은 지지 구조물을 통해서 전신에 전파되는 진동이며 교통차량, 선박, 항공기를 타거나 기중기, 분쇄기 등을 운전할 때 다리 등을 통해서 전신에 퍼진다. 이로 인해 위장하수, 내장하수, 여자의 생리이상, 두통, 구기 등의 증상을 일으킨다. 국소진동은 국소적으로 손과 발의 특정 부위에 전파되는 진동이고 착암기, 연마기, 자동식 톱 등의 진동공구를 사용할 때에 일어난다. 레노이드병과 골 및 관절장애 등을 일으킨다.

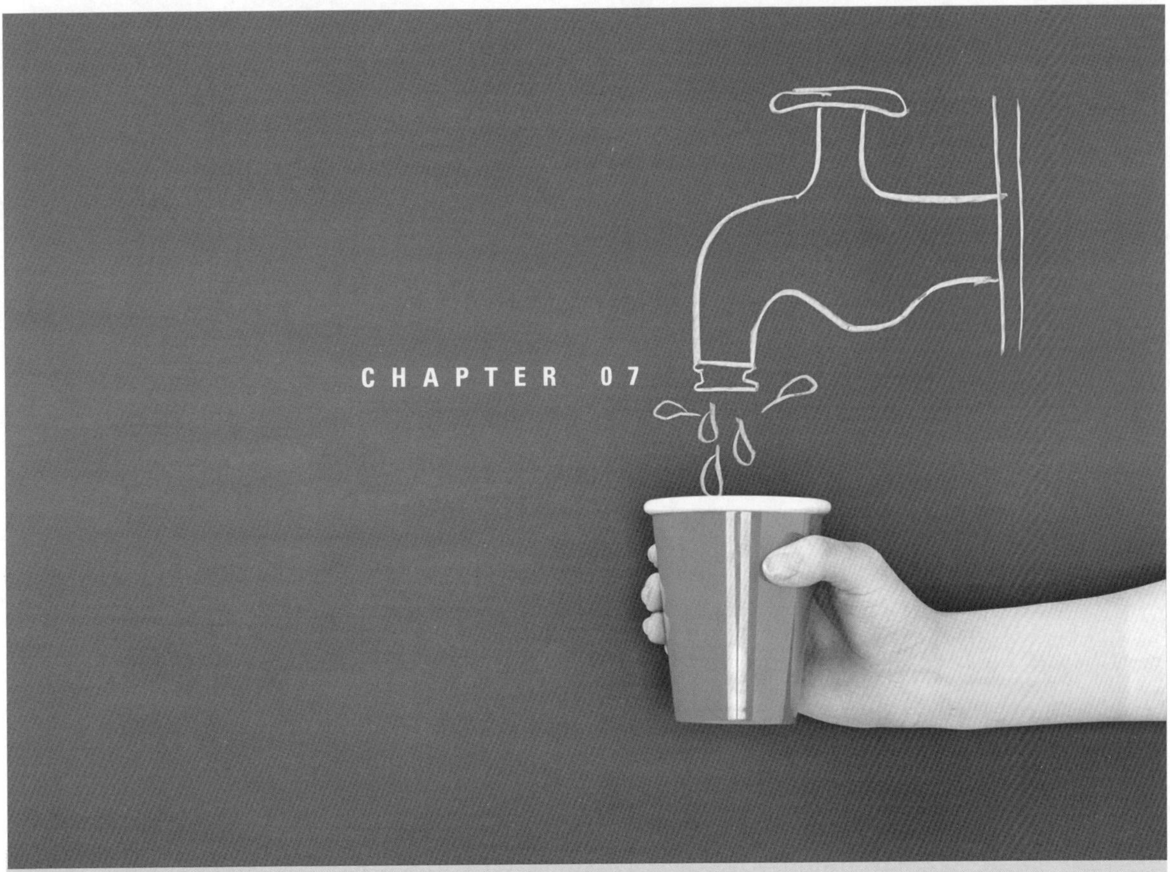

CHAPTER 07

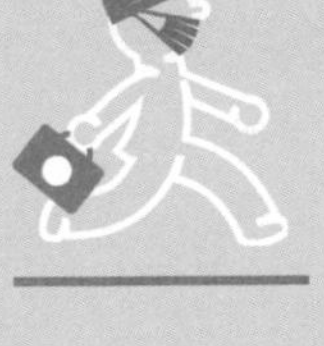

식품위생

1. 식품위생의 개념

우리나라는 식품위생으로 인한 위생상의 위해(危害)를 방지하고 식품영양의 질적 향상을 도모하며 식품에 관한 올바른 정보를 제공하여 국민보건을 증진하고자 1962년 「식품위생법」을 제정하였다.

「식품위생법」 제2조에 의하면 "식품위생이란 식품, 식품첨가물, 기구 또는 용기 · 포장을 대상으로 하는 음식에 관한 위생"으로 정의되어 있으며, 세계보건기구의 환경위생전문위원회는 식품위생을 '식품의 재배 · 생산 · 제조에서 인간이 섭취할 때까지 전 단계에 거쳐 식품의 안전성, 건전성 및 완전무결성을 확보하기 위한 모든 수단'이라고 하였다.

식품과 관련된 위해(危害)는 여러 요인에 의해 야기되며 이들은 식중독, 경구감염병, 인수공통 감염병, 기생충병 등과 같은 건강장해를 일으킨다. 식품위해요인으로는 병원성 미생물, 환경요인, 자연독, 잔류농약, 식품첨가물 및 제조 · 유통 중의 유인성 요인 등이 있다.

대표적 환경 요인인 환경호르몬이나 잔류농약에 의한 위해는 수질오염과도 관련되어 생물체, 특히 어패류에 많은 영향을 주며 이는 먹이사슬을 통해 결국 인체에도 영향을 미쳐 건강상 장애를 유발한다.

2. 식중독

식중독은 병원성 세균, 화학물질, 동 · 식물의 자연독 등에 오염된 식품의 섭취로 발생하는 건강장애로, 식품에 의한 식인성 질환이다. 우리나라의 「식품위생법」에서는 "식중독은 식품 섭취로 인하여 인체에 유해한 미생물 또는 유독물질에 의하여 발생하였거나 발생한 것으로 판단되는 감염성 질환 또는 독소형 질환"이라고 정의하고 있으며, 세계보건기구는 "식품 또는 물의 섭취에 의해 발생했거나 발생한 것으로 생각되는 감염성 또는 독소형 질환"을 식중독이라고 하였다.

식중독은 원인물질에 따라 세균성 식중독, 자연독 식중독, 화학물질에 의한 화학적 식중독으로 나누며 기생충에 의한 감염, 병원미생물에 의한 경구감염병, 영양장애, 외상과 이물에 의한 건강장애는 식중독에 포함시키지 않는다.

1) 세균성 식중독

식중독은 약 80%가 세균에 의할 정도로 그 원인에 있어 세균이 가장 많은 비율을 차지한다. 세균성 식중독은 증식된 다량의 세균을 한꺼번에 섭취하거나 생성된 독소에 의해 발생하며 감염형, 독소형, 중간형(감염독소형)으로 나뉜다. 감염형은 다량의 식중독균을 경구 섭취했을 때 발생하고, 독소형은 세균이 생산한 독소가 원인이 된다. 중간형은 장관 내에서 증식한 세균이 생산한 독소에 의한다.

(1) 감염형 식중독

① 병원성 대장균 식중독

- 특징 : 병원성 대장균에 의한 식중독은 여름에 약간 많은 편이나 계절에 관계없이 발생한다. 식중독의 원인이 되는 병원성 대장균은 그 발병기전에 따라 장관병원성 대장균, 장관조직침입성 대장균, 장독소성 대장균, 장관출혈성 대장균 등의 네 가지로 구분한다. 출혈성 대장염을 유발하고 베로톡신이라는 강력한 독소를 생성하는 O-157균은 EHEC에 속한다. EIEC는 이질균과 같이 사람을 고유숙주로 하며, 식육이나 동물에서는 볼 수 없고 드물지만 식품을 매개로 일어날 수도 있다. EPEC와 ETEC는 식품을 통해 감염되며 신생아나 유아를 제외하고는 사람 대 사람의 감염은 볼 수 없다. 병원성 대장균은 가축, 애완동물, 건강한 일반인 그리고 자연환경에 광범위하게 분포되어 있으므로 이 균에 오염 · 증식된 식품이면 식중독을 일으킬 수 있다. 주요 원인식품은 햄버거, 치즈, 소시지, 채소 샐러

드, 샌드위치, 도시락, 로스트비프 등이며, 유아의 경우는 오염된 우유가 원인이다. 식중독환자 또는 보균자의 분변이나 이들의 손을 통해 조리된 식품이 오염되기도 한다.

- 증상 : 병원성 대장균은 섭취한 후 12~24시간 또는 72시간 후 증상이 나타난다. EPEC와 ETEC는 설사와 복통을, EIEC는 이질과 같은 증상을, EHEC는 혈액성 설사를 일으키며, 이들의 공통 증상은 복통과 설사이다.
- 예방법 : 병원성 대장균은 열에 약하여 75℃에서 3분간 가열하면 사멸하므로 식품이나 음료수를 반드시 가열 섭취하고, 다진고기는 속까지 충분히 익혀 먹는 것이 좋다. 사람이 주된 보균자이므로 식품 관련 종사자들은 손을 자주 씻고 개인위생과 환경위생을 철저히 관리해야 한다.

② 살모넬라 식중독

- 특징 : 살모넬라 식중독의 원인균으로는 장염균, 쥐티푸스균, 돼지콜레라균 등이 있다. 이 식중독은 특히 6~9월에 많이 발생하며, 원인식품은 가금류, 육류, 알류, 크림과 그 가공품이다. 이 균은 사람과 온혈동물의 장관에서 발견되며 분변을 통해 식품을 오염시킨다.
- 증상 : 12~48시간(평균 24시간)의 잠복기를 거쳐 발열, 복통, 설사, 구토증상을 보인다. 치사율은 1% 이하이며 다른 식중독에 비해 급격한 발열증상을 나타낸다. 설사는 1일 수회, 수양성이며 심하면 (점)혈변을 보인다.
- 예방법 : 살모넬라균은 62~65℃에서 20분간 가열하면 사멸하므로 가열이 가장 효과적인 예방법이다. 10℃ 이하에서는 거의 증식되지 않으므로 식품을 저온 보관하고, 일반적인 세균성 식중독의 예방 원칙을 따른다.

③ 장염비브리오 식중독

- 특징 : 장염비브리오 식중독은 5~11월, 특히 기온이 30℃ 이상일 때 많이 발생한다. 이 식중독의 원인균은 3~5%의 소금물에서 잘 자라는 장염비브리오균이다. 이 균은 식염농도 10℃ 이하에서는 잘 생육되지 않고 10℃ 이상에서는 생육이

정지되며, 최저생육온도는 37℃이다. 열에 비교적 약하여 60℃에서 5분 이내에 사멸한다. 원인식품은 어패류와 그 가공품이며, 특히 생선회나 생선초밥 등 어패류를 날것으로 섭취했을 때 발생한다.

- 증상 : 잠복기는 8~24시간(평균 20시간)으로 전형적인 급성 위장염을 일으키는데, 복통과 설사가 주요 증상이다. 대부분 상복부의 심한 통증으로 시작하여 구역질, 구토, 설사를 동반하며 37~39℃의 고열이 나기도 한다. 심하면 쌀뜨물 같은 설사를 하거나 혈변을 보여 세균성이질로 의심되기도 한다.
- 예방법 : 어패류의 생식을 피하는 것이 가장 좋은 예방법이며 70℃에서 15분 이상, 80℃에서 7~8분 이상 가열 섭취하는 것이 안전하다. 생식품은 조리된 식품과 분리 취급하여 교차오염을 피하고, 조리 여부에 관계없이 모든 수산물을 5℃ 이하에서 냉장 보관한다. 오염된 어패류로부터 조리기구, 행주, 손 등을 통한 2차오염이 일어나지 않도록 주의해야 한다.

④ 캄필로박터 식중독

- 특징 : 캄필로박터 식중독의 주 원인균은 캄필로박터 제주니이며, 캄필로박터 콜리도 가끔 식중독을 일으킨다. 이들은 43℃에서는 활발하게 증식하는 미호기성균으로 3~6%의 산소가 존재할 때만 생육할 수 있다. 원인식품은 육류, 살균하지 않은 우유나 물 등이며, 식품뿐 아니라 가축, 애완동물, 새, 파리 등을 통해서도 감염이 일어날 수 있다.
- 증상 : 2~5일의 잠복기를 거쳐 2~7일간 증상이 지속된다. 주요 증상은 두통, 설사, 복통, 발열이며 사망한 예는 거의 없다. 캄필로박터 제주니는 복통과 심한 혈액성 설사를 유발한다.
- 예방법 : 육류, 우유, 음료수 등의 오염을 방지하고 열에 약하므로 적절하게 가열 살균한다. 생고기는 익혀서 먹고 생식품을 취급한 후 도마나 손을 깨끗이 씻는 것이 중요하다. 원인균은 25℃ 이하에서는 증식하지 않으므로 냉장 보관할 필요는 없다.

(2) 독소형 식중독

① 보툴리누스 식중독(보툴리즘)

- 특징 : 보툴리누스 식중독은 클로스트리디움 보툴리늄균이 식품을 오염시켜 혐기상태에서 증식할 때 생산하는 독소에 의해 발생한다. 유아 급사의 원인으로 알려진 이 균은 독소의 항원성에 따라 A~G형으로 분류하며, 이 중 사람에게 식중독을 일으키는 것은 A, B, E, F형이다. 보툴리누스 독소는 가장 치사율이 높은 강력한 신경독소이다. 주원인 식품은 햄, 소시지, 채소나 과일의 통조림이다.
- 증상 : 보통 12~36시간의 잠복기를 거쳐 신경증상이 나타나는데, 2~4시간 이내에 발병하기도 한다. 잠복기가 짧을수록 중증이며, E형은 A형과 B형보다 잠복기가 짧다. 보툴리즘은 메스꺼움, 구토, 복통, 설사와 같은 소화기증상과 시력장애, 두통, 근력감퇴, 변비, 신경장애증상을 보이며 호흡마비로 사망에 이른다.
- 예방법 : 클로스트리디움 보툴리늄의 주 오염원은 토양과 동물의 분변이고, E형은 어류와 해조류에 널리 분포되어 있으므로 채소 등은 깨끗이 세척하고, 어류는 장내용물이 어육에 오염되지 않도록 한다. 독소는 열에 불안정하여 80℃에서 30분, 100℃에서 2~3분 정도 가열로 완전히 파괴되므로 충분히 가열한다. 그러나 이 균의 아포는 열 저항성이 커서 A형 아포는 120℃에서 30분 이상 가열해야 파괴되므로, 일반 가정에서 그와 같은 방법을 사용하기는 곤란하다. 이 균은 식품의 pH를 4.6 이하로 감소, 수분활성도를 0.94 이하로 조절, 4℃보다 낮은 온도에서 보존, 아질산나트륨과 같은 향균제 첨가 등의 방법으로 증식을 억제할 수 있다.

② 포도상구균 식중독

- 특징 : 포도상구균 식중독은 살모넬라 및 장염비브리오와 함께 우리나라에서 발생빈도가 높은 식중독이다. 이 식중독은 황색포도상구균이 식품에 증식하여 생산한 장내 독소를 경구 섭취함으로써 발생한다. 장내 독소는 면역학적 특징에 따라 A~F형으로 나누며 이 식중독의 90% 이상이 A형 독소에 의한 것이다. 독소는 내열성이 있어 100℃에서 60분간 가열해도 파괴되지 않는다. 원인식품은 다양하여 우리나라에서는 김밥, 도시락, 떡, 빵 등 전분을 주원료로 하는 곡류와

그 가공품에 분포되어 있으며, 유럽과 미국에서는 우유와 유가공품, 육제품, 알제품 등이 원인이 된다. 이 균은 작업자의 손, 기침, 재채기를 통해 또는 요리도구로 맛을 볼 때 입에서 식품으로 전파된다. 이 세균의 주 오염원은 사람과 동물이며 거의 모든 기관과 조직에 침투하여 감염, 괴사, 화농성 염증을 일으키고 건강한 사람의 피부에서도 쉽게 분리된다.

- 증상 : 잠복기는 2~6시간이며 1~2일 지속된다. 증상이 가벼워 24~48시간 내에 대부분 회복되며 치사율은 매우 낮다. 구토, 설사, 심한 복통을 유발하는 급성 위장염이 주요 증상이다.
- 예방법 : 식품 취급자의 개인위생에 주의하고 화농성 환자와 인두염 환자는 조리에 참여하지 말아야 한다. 상처가 있을 경우 잘 봉합하고 비닐장갑 등을 착용하여 음식을 취급한다. 조리사가 맛볼 때 사용한 수저 등을 재사용하지 말고, 식품 접촉 표면, 용기, 도구 등을 위생적인 상태로 유지한다. 조리된 음식은 60℃ 이상 또는 4℃ 이하로 보관하여 독소가 생성되지 않도록 하고, 남은 음식은 재가열 후 24~36시간 내에 사용해야 한다.

(3) 중간형 식중독

① 클로스트리디움 퍼프린전스 식중독

- 특징 : 클로스트리디움 퍼프린전스 식중독은 클로스트리디움 퍼프린전스가 증식된 식품을 섭취하여 발생하는 것으로, 이 세균이 장관 내에 아포를 형성할 때 생산한 독소가 직접적인 원인이 된다. 웰치균이라 부르는 이 세균은 가스괴저균이라고도 한다. 독소는 면역학적 특성에 따라 A~F형으로 분류되며, 이 식중독은 거의 A형 독소가 원인이다. A형 아포는 내열성이 커서 100℃에서 1~4시간 가열해도 파괴되지 않는다. 원인식품은 육가공품, 어육, 튀긴 음식, 면류 등이며, 가열조리 후 하루 이상 방치된 식품에 의해 발병하는 경우가 많다. 발생률은 낮으나 그 규모가 크고, 또 반면에 증상은 가벼운 것이 특징이다.
- 증상 : 잠복기는 6~22시간(평균 12시간)에 보통 가벼운 증세를 보이며 1~2일 내에 회복되는데, 출혈성인 경우 치사율이 40% 정도 된다. 주요 증상은 복통과

설사이며 구토, 발열 등은 드문 편이다.

- 예방법 : 조리한 음식은 가급적 빨리 섭취하고, 바로 먹을 수 없을 경우에는 작은 용기에 나누어 담아 혐기적 상태가 되지 않게 하며 신속히 냉각 · 냉장하여 아포의 발아와 증식을 억제한다. 섭취 직전에 63℃ 이상으로 재가열하여 균을 사멸시켜야 한다.

② 세레우스 식중독

- 특징 : 바실러스 세레우스에 의한 세레우스 식중독은 설사형과 구토형이 있다. 설사형 식중독은 대량으로 섭취된 원인균이 장내에서 증식할 때 생산되는 고분자 장내독소에 의해 설사를 유발하는 중간형 식중독이다. 구토형 식중독은 식품에서 다량의 세균이 증식할 때 생산되는 독소에 의해 구토를 유발하는 독소형 식중독이다. 바실러스 세레우스는 토양, 먼지 등 자연계에 널리 분포하는데, 설사형 식중독균은 육류, 우유, 채소, 서류 등에, 구토형 식중독균은 곡류와 두류에 분포한다.
- 증상 : 설사형은 잠복기가 8~16시간이며 증상은 12~14시간까지 지속된다. 설사형 식중독의 증상은 클로스트리디움 퍼프린전스 식중독과 유사하며 복통과 설사가 주요 증상이다. 구토형은 30분~6시간의 잠복기를 거쳐 24시간 정도 지속되며 메스꺼움과 구토가 주요 증상이다.
- 예방법 : 바실러스 세레우스의 아포는 가열 조리로는 파괴되지 않아, 밥 등이 일정온도의 범위에 이르면 증식하여 독소를 분비하므로 소량씩 조리하여 실온 방치시간을 최대한 줄여야 한다. 조리한 음식은 신속히 섭취하고 남은 음식은 5℃ 이하로 재빨리 식혀 냉장 보관한다. 일단 보관한 식품은 반드시 재가열하여 섭취한다.

(4) 알레르기성 식중독

① 알레르기성 식중독

알레르기성 식중독은 프로테우스 모르가니가 생산하는 부패 산물인 히스타민에 의해 발생한다. 이 균은 히스티딘의 함량이 높은 생선인 고등어, 꽁치, 정어리, 참치 등 붉은살 생선의 살에 많이 부착되어 번식하면서 다량의 히스타민을 생산한다. 잠복기는 5분~1시간(보통 30분)이며, 주요 증상은 안면홍조, 상반신이나 전신의 붉은 홍조, 눈이나 입 주위 그리고 귓바퀴의 열감, 두드러기, 두통, 발열, 구토, 설사 등이다.

2) 바이러스성 식중독

(1) 바이러스성 식중독

바이러스성 식중독은 세균성 식중독과 달리 주로 겨울철에 유행하고 감염경로가 오염된 식품, 음료수, 환자의 분변, 공기 등 매우 다양하다. 바이러스는 세균보다 훨씬 작으며 그들이 자라고 번식할 수 있는 숙주(인간과 동물)를 필요로 한다. 바이러스는 보통 식품에서 식품으로, 작업자나 오염된 음료수에서 식품으로 전파된다. 식품위생에서는 로타바이러스, A형간염 바이러스, 노로바이러스가 특히 중요하다. 2006년 6월에 발생한 노로바이러스에 의한 대규모 학교급식 사고를 계기로 노로바이러스를 포함한 4개 바이러스성 장관 감염증을 2006년 6월부터 전염병예방법(현 「감염병의 예방 및 관리에 관한 법률」)상 병원체 감시대상 감염병으로 지정하여 관리하고 있다.

① 로타바이러스

- 특징 : 로타바이러스는 항원성에 의해 A~G의 혈청형군으로 분류되며, 사람의 설사에서 검출되는 것은 대부분 A형이다. A형 로타바이러스는 로타바이러스 위장염을 유발하고 유아와 어린이에게서 심한 설사를 일으키는 주요 원인이다. 로타바이러스는 분변이나 구강경로를 통해 그리고 오염된 손에 의해 전파된다. 감염된 조리사가 만든 음식, 샐러드, 과일 등이 원인식품이다.
- 증상 : 잠복기는 1~3일이며 구토로 시작하여 4~8일 정도 계속 설사가 지속되는데, 특히 젖먹이 어린이와 유아에게 심한 설사를 일으킨다. 로타바이러스 위장염의 일반적인 증상은 구토, 묽은 설사, 미열이며 환자는 다수의 바이러스를 배설한다.

- 예방법 : 로타바이러스는 세균을 예방하는 환경이면 전염을 막을 수 있다. 식품을 잘 익혀 먹고 개인위생을 철저히 하면 예방이 가능하다.

② A형간염 바이러스

- 특징 : A형간염 바이러스는 감염성 간염이라 불리는 간질환을 일으키며 감염량은 10~100 입자이다. 간염바이러스는 감염되어도 6개월간 증상이 나타나지 않을 수도 있으며, 증상이 나타나기 전 1주일간, 그리고 증상이 사라진 후 2주일간 전염성이 있다. A형간염 바이러스는 오염된 물에서 수확한 굴과 대합, 오염된 물로 세척한 생채소에서 발견되며, 감염된 조리사가 취급한 대부분의 식품은 이 바이러스에 오염될 수 있다. 대표적 원인식품은 샐러드, 고기, 샌드위치, 빵, 찬 음료수 등이다.
- 증상 : 잠복기는 15~50일이며, 간염증세가 약하면 지속기간이 몇 주인 반면, 심할 경우 몇 달간 계속될 수도 있다. 주요 증상은 갑작스런 발열, 메스꺼움, 구역질, 현기증, 복부불쾌감, 피로이며 수일 후에 황달이 나타난다.
- 예방 : 수산물을 날것으로 섭취하지 않으며 조리사는 개인위생을 철저히 해야 한다. 또한 식품을 다루기 전과 화장실을 다녀온 후에는 손과 손톱을 깨끗이 한다.

③ 노로바이러스

- 특징 : 노로바이러스는 사람에게 급성장염을 일으키는 바이러스 그룹으로 노워크 유사 바이러스Norwalk-like Virus라고도 한다. 이 바이러스는 매우 적은 양으로도 감염되고 감염력 또한 강하며, 크기가 작아 식품이나 음료수를 쉽게 오염시킨다. 사람의 몸 밖에서는 증식할 수 없지만, 식품이나 물을 통해 전염될 수 있다. 감염자의 구토물이나 분변에서 발견되며, 감염자의 손이나 기구 등을 통해 식품을 오염시킨다. 조개와 굴이 대표적인 원인식품이다.
- 증상 : 노로바이러스에 감염되면 구역질, 구토, 설사, 복통 등이 나타나며 대부분 1~3일이 지나면 완전히 회복된다. 바이러스에 감염된 지 24~48시간 후에 증상이 나타나기 시작하며 회복 후 최소 3일간 전염성을 보이는데, 길게는 2주간 전

염력을 갖기도 한다.

- 예방법 : 노로바이러스에 대한 항바이러스제가 없으므로 감염되지 않도록 예방을 철저히 해야 한다.

노로바이러스 예방수칙

- 조리 전·후에 손 씻기를 생활화한다.
- 음식물은 85℃에서 1분 이상 가열하여 섭취한다.
- 식품 용수는 가급적 수돗물을 사용한다.
- 노로바이러스 감염증상이 있는 사람은 완치 후 3일 이상 조리업무 종사를 금지한다.
- 노로바이러스 감염증상이 있는 자는 즉시 치료하여 전염 확산을 막는다.
- 환자가 발생한 시설은 반드시 살균·소독한다. 소독제는 치아염소산나트륨을 사용한다.

3) 자연독 식중독

식품에는 자연적으로 생성 또는 축적된 유독성분인 자연독이 존재하기도 하는데, 이를 잘못하여 섭취함으로써 발생하는 식중독을 자연독 식중독이라고 한다. 자연독에는 식물 및 동물 유래의 자연독과, 곰팡이가 생성하는 곰팡이독이 있다.

(1) 식물성 자연독

① 독버섯

식물성 자연독에 의한 식중독은 대부분 독버섯에 의한 것이다. 50여종의 독버섯 중 20여종이 맹독성인 것으로 알려져 있다. 식중독을 일으키는 대표적인 독버섯으로는 알광대버섯, 광대버섯, 화경버섯, (굽은)외대버섯, 미치광이버섯, 독깔대기버섯, 냄새무당버섯, 땀버섯 등이 있다. 버섯의 유독성분으로는 아마니타톡신, 무스카린, 무스카리딘, 팔로톡신, 사일로시빈, 사일로신, 이보텐산, 무시몰, 부포테닌 등이 있다. 특히 무스카린은 대표적인 버섯독으로 땀버섯, 광대버섯, 마귀광대버섯 등에 들어 있다.

아마니타톡신은 알광대버섯, 독우산광대버섯, 흰알광대버섯 등에 함유된 독성분으로 가장 맹독성이고 내열성이어서 섭취하면 혼수상태 후 2~4일 이내에 사망한다.

독버섯에 의한 중독증상은 종류에 따라 다르며, 구토와 복통 등을 일으키는 위장장애형, 경련과 혼수, 황달과 같은 증상을 보이는 콜레라형, 근육경련과 같은 증상이 나타나는 뇌증상형으로 나눈다.

② 감자

감자가 빛을 받아 녹변하거나 발아 또는 상처가 나면 콜린에스터라제 저해작용을 하는 솔라닌 함량이 10배 이상 증가되어 독성을 나타낸다. 중추신경에 독성이 나타나는 솔라닌은 소화기장애, 신경전달방해 등을 일으켜 복통, 설사, 구토, 발열, 두통, 언어장애, 현기증, 마비증과 같은 중독증상을 보인다.

솔라닌은 물에 녹지 않고 열에 대해 안정하여 보통의 가열 조리로는 쉽게 파괴되지 않으므로 발아부위나 녹색부위를 제거한 후 조리해야 한다.

③ 시안배당체 함유식물

시안배당체는 청매(익지 않은 매실), 복숭아, 살구, 수수, 쓴 아몬드, 카사바 등에 함유되어 있으며, 식물에는 20여종의 시안배당체가 존재한다. 시안배당체는 식물조직이 파괴될 때 효소에 의해 가수분해되어 유독한 하이드로시안산을 생성한다. HCN은 중추신경을 자극하는 동시에 현기증을 일으키며 혈액 중의 산화 · 환원작용을 억제하여 사망에 이르게 한다. 식품을 가열하여 가수분해효소를 불활성화시키거나 물에 담가 시안배당체를 용출시키면 HCN의 생성을 억제할 수 있다.

④ 목화씨

목화씨에는 폴리페놀화합물인 고시폴이라는 유독물질이 함유되어 있다. 고시폴은 리신과 결합하여 리신의 이용도를 감소시키고, 철과 불용성염을 형성하여 흡수를 방해하며, 피로 · 위장장애 · 식욕감퇴 · 현기증 등의 중독증상을 일으킨다. 정제되지 않은 면실유과 면실유박에 고시폴이 잔존하므로 면실유박은 식품의 원료나 사료로의 이용이 제한되어 왔다.

⑤ 콩류

대두, 강낭콩, 완두콩 등에는 단백질 가수분해효소 저해제가 함유되어 있는데, 이러한 저해제에는 일부 곡류와 감자류에도 존재한다. 대표적인 단백질 가수분해효소 저해제는 대두에 존재하는 트립신 저해제로서 보통 100℃에서 30분 정도 가열하면 거의 파괴된다.

⑥ 독미나리

미나리와 유사한 모양인 독미나리의 지하경(땅속줄기)에는 시큐톡신이라는 유독성분이 함유되어 있다. 시큐톡신은 호흡곤란이나 경련 등을 일으킨다.

⑦ 고사리

고사리에 존재하는 유독물질인 프타퀴로시드는 발암성의 매우 불안정한 물질이다. 고사리의 발암성은 지상부보다 뿌리쪽이 강한 것으로 알려져 있다. 고사리의 떫고 쓴맛을 물로 충분히 우려내면 이 독성분이 분해되어 쉽게 제거된다.

(2) 동물성 자연독

① 복어중독

복어의 유독성분인 테트로도톡신은 복어의 알, 난소, 간 등에 많으며 껍질과 근육 조직에도 미량이 존재한다. 여러 종류의 복어 중 검복, 매리복, 황복 등의 독성이 가장 강하고, 계절별로는 난소의 무게가 가장 커지는 산란기 직전인 4~6월에 강한 독성을 보인다. 테트로도톡신은 난소와 간장에 많이 존재하며 산에 안정하고 물에 녹지 않는다. 열에 안정하여 가열에 의해 파괴되지 않는다.

복어중독의 증상은 섭취 후 20분~3시간 이내에 나타난다. 먼저 입술, 혀끝, 손끝이 마비된 후 구토, 두통, 복통을 보이며 계속해서 안면과 사지의 지각마비, 언어장애, 혈압강하, 호흡곤란, 청색증을 일으키면서 결국 의식을 잃고 호흡이 정지되어 사망한다. 복어중독은 50% 이상의 치사율을 보이지만, 독성분이 체외로 빨리 배설되는 특징이 있어 중독 초기에 신속한 응급조치가 중요하다.

복어중독을 예방하기 위해서는 복어요리 전문가가 조리해야 하며, 복어조리에 사용한 기구는 철저히 세척해야 한다.

② 조개류중독

- 마비성 조개중독 : 마비성 조개중독은 유독화된 섭조개, 홍합, 모시조개와 같은 이미패 등을 섭취함으로써 발생한다. 이 조개류는 유독플랑크톤을 섭취하여 독소가 중장선에 축적되면서 유독화된다. 마비성 조개독의 생성은 적조현상과 관계가 있어 조개류는 적조가 지속되는 동안 독성이 증가하지만, 적조가 끝나면 3주 내에 독을 배설하거나 분해한다. 마비성 조개중독의 원인물질인 삭시톡신은 열에 안정하여 일반 가열조리에 의해 쉽게 파괴되지 않으며 수용성이므로 끓이는 과정에서 다른 조직으로 이동하거나 다른 식품 또는 음식물을 오염시킬 수 있어 주의가 필요하다. 이 조개독은 섭취한지 30분 정도 지나면 입술을 시작으로 얼굴, 목, 혀, 손발 등에 마비가 시작되고 언어장애, 두통, 구토, 메스꺼움 등이 나타나며 심한 경우 호흡마비로 사망한다. 증세가 약한 경우에는 1~2일 이내에 회복되지만, 심하면 12시간 이내에 사망하며 치사율은 10% 정도이다. 이 조개독의 독성은 5~9월, 특히 한여름철에 매우 강하다.
- 설사성 조개중독 : 설사성 조개중독은 유독화된 가리비, 모시조개, 바지락 등의 조개류 섭취에 의해 발병한다. 이 조개류는 유독플랑크톤을 섭취하여 이들이 생산한 독소를 체내(주로 중장선)에 축적함으로써 유독화된다. 설사성 조개독에 의한 조개류의 독성화는 초여름에 많이 발생하며 우리나라 남해안에서는 3~8월에 이 조개독이 검출된다. 설사성 조개중독의 원인물질인 오카다산 등은 지용성 화합물이며 내열성이어서 가열조리에 의해 파괴되지 않는다. 설사성 조개독을 섭취하면 수시간 내에 중독증상이 나타나고 설사, 구토, 복통과 같은 급성 위장염 증세를 보이나 보통 3일 이내에 회복된다.
- 베네루핀중독 : 베네루핀중독은 바지락, 굴, 모시조개와 같은 이매패의 중장선에

함유된 베네루핀이라는 내열성 독소에 의해 발생하며 치사율은 50%에 이른다. 베네루핀중독은 1~2일 정도의 잠복기를 거쳐 변비, 구토, 두통, 권태 그리고 팔다리 등의 피하에 암적색의 좁쌀 크기 정도의 출혈반점이 나타난다. 이 독은 간장독의 일종으로 간장비대, 황달 등과 같은 간기능 저하 증상을 보이며 심하면 의식의 혼탁, 토혈, 혈변이 나타나고 호흡곤란으로 사망한다.

(3) 곰팡이독

곰팡이독은 곡류, 과일, 채소 등의 저장 또는 유통과정에서 곰팡이가 생성하는 유독물질로 사람이나 동물에게 급성 또는 만성적인 장애를 일으킨다. 곰팡이독을 생산하는 곰팡이로는 아스페르길루스속, 페니실륨속, 푸사륨속 등이 있으며, 곡류, 두류와 그 가공식품 등 탄수화물이 풍부한 것이 원인식품이다.

곰팡이독은 독성을 나타내는 신체기관에 따라 간장독, 신장독, 신경독으로 나눌 수 있다. 우리나라는 고온다습한 여름 기후가 곰팡이 번식에 적합하고 곡류가 주식이므로 곰팡이독의 위험성이 높다.

① 아플라톡신

아플라톡신은 아스페르길루스 플라부스, 아스페르길루스 파라시티쿠스와 같은 아스페르길루스 속 곰팡이가 생산하는 대사산물이다. 아플라톡신의 최적 생성조건은 수분 16% 이상, 온도 25~30℃, 상대습도 80~85% 이상이다. 쌀, 보리, 옥수수 등의 곡류와 땅콩이 대표적인 원인식품이다.

아플라톡신은 열에 매우 안정하여 일반 가열처리나 조리에 의해 파괴되지 않으며 발암성이 강하기 때문에 엄격히 규제하고 있다. 아플라톡신 유도체 중 B_1의 독성이 가장 강하고 B_2, G_1, G_2 등도 강한 독성을 나타낸다. 아플로톡신 B_1은 강력한 발암물질로 지용성이며 강산이나 강알칼리에서는 독성이 낮은 유도체로 분해된다.

② 황변미독

쌀은 고온다습한 곳에 장기간 보관하면 페니실륨 속 곰팡이가 생육하여 황변미로

변한다. 황변미에는 황변미독이 함유되어 있는데, 황변미독을 생성하는 곰팡이는 수분함량 14~15% 정도에서 생육이 활발해진다. 황변미로는 톡시카리움 황변미, 아이슬란디다 황변미, 태국 황변미 등 세 종류가 있다.

톡시카리움 황변미의 유독성분은 시트리오비리딘이라는 신경독으로 호흡장애, 신경장애, 경련, 혈액순환장애 등을 일으키고 심하면 호흡마비로 사망하게 되며, 만성중독 시 빈혈을 일으킨다. 이 곰팡이독은 자외선이나 2일 정도의 햇빛조사에 의해 파괴된다. 아이슬란디다 황변미에는 지용성의 지효성 독소인 루테오스키린과 수용성의 속효성 독소인 아이슬란디톡신이 존재한다. 이 곰팡이독은 간장독이면서 발암성 독이다. 태국 황변미에는 강한 신장독인 시트리닌이 존재하며 사구체장애, 신장비대, 급성 또는 만성의 신장증을 일으킨다.

③ 맥각독

맥각중독은 맥각균이 보리, 호밀 등의 꽃에 기생하여 생성하는 흑자색의 균핵인 맥각이 혼입된 곡류를 섭취할 때 발생한다. 맥각중독은 중세 유럽의 라이보리 생산지에서 많이 발생했으며, 맥각균에 오염된 보리는 흑청색을 띠고 조직이 쉽게 부서진다. 맥각에는 에르고타민, 에르고톡신, 에르고메트린, 에르고신, 에르고크리스틴 등 5종의 유독알칼로이드가 존재하며 각기 다른 증상을 유발한다. 곡류 중에 맥각이 0.5% 이상 혼입되면 만성중독을 일으키고, 7% 이상이면 치명적이다.

맥각에 의한 급성중독 시 구토, 설사, 복통, 지각이상, 운동장애, 유산, 조산 등의 증상이 나타난다. 만성중독에는 경련발작을 일으키는 경련형과, 말초혈관의 순환장애에 의해 사지의 괴저를 일으키는 괴저형이 있다. 맥각은 열에 상당히 안정한 알칼로이드이므로 일반조리가 가공에 의해 파괴되지 않는다.

④ 오크라톡신

오크라톡신의 주 생산균은 아스페르길루스 오크라세우스이며, 이 균은 곡류와 그 가공품, 과일, 향신료 등과 같은 여러 식품에서 발견된다. 오크라톡신 A, B, C 중 A가 가장 강한 독성을 보인다. 오크라톡신은 동물에서 기형을 일으키고 간과 신장에 치명적인 손상을 주며 발암성이 강한 것으로 알려져 있으나 인체에 대한 독성은 명확하게 밝혀지지 않았다.

⑤ 파튤린

파튤린은 사과, 복숭아 등 갈변을 일으키는 대부분의 과일에서 발견된다. 특히 사과에 상처가 나거나 부패된 사과에는 사과 부패균인 페니실리움 엑스판숨이 번식하여 파튤린을 생성한다. 파튤린은 산에 안정하여 각종 과일주스에서도 문제를 일으키므로 과일주스의 수출 · 입 시에 반드시 검색하는 규제물질이다. 이 파튤린은 내열성이 강하여 통조림이나 병조림 식품을 오염시킬 수 있으나 알코올 발효에 의해 파괴되므로 알코올음료에서는 검출되지 않는다. 파튤린은 신경독으로 출혈성 폐부종, 간장과 비장 및 신장의 모세혈관 손상, 뇌와 중추신경의 출혈반 등을 유발하며 피하종양을 일으킨다.

4) 화학적 식중독

화학적 식중독은 식품의 제조, 가공, 유통과정 중 허용되지 않은 식품첨가물, 유해금속, 농약 등이 첨가되거나 식품성분에서 변형 · 생성된 유독물질을 사람이 섭취함으로써 발생한다.

(1) 유해식품첨가물

식품의 변질억제, 품질개량, 기호도 또는 영양 강화를 위해 허용하지 않는 유독물질을 식품의 제조와 가공과정에서 사용하면 식중독이 발생한다.

표 7.1 유해식품첨가물의 종류와 특징

분 류	종 류	특 징
보존료	붕산 붕사	• 어육연제품, 마가린, 버터 등에 사용했던 물질 • 소화불량, 체중감소, 구토, 설사, 홍반생성 등의 독성으로 사용금지
	프롬알데히드 포르말린(포름알데히드의 수용액)	• 주류, 장류, 유제품 및 육제품에 사용 • 체내 축적 시 두통, 구토, 현기증, 식도나 위에 염증 유발
	말라카이트그린	• 발암물질로 1990년대부터 식용 어류에 사용금지 • 양식 어류의 병해 방지용으로 불법 사용
	살리실산	• 과일주, 청주, 식초 등에 사용하였으나 1972년 이후 사용금지
착색료	로다민B	• 동물에서 발암성으로 인해 전 세계적으로 사용이 금지된 염기성 타르 색소 • 과거에 일본에서 가마보코, 우메보시 같은 적색이나 분홍색 식품에 사용
	파라니크로아닐린	• 지용성인 황색 합성착색료로 혈액이나 신경에 독성 발현
	실크 스카렛	• 등적색의 수용성 타르 색소 • 이 색소로 착색된 대구알젓의 섭취로 중독사고 발생
표백제	롱가리트	• 과거 물엿, 우엉, 연근의 표백제로 사용 • 아황산과 포름알데히드가 잔류하여 독성 발현
	삼염화질소	• 과거에 밀가루 개량제로 사용하였으나, 이 밀가루로 만든 음식을 먹은 개가 히스테리 증상을 보여 사용금지
감미료	둘신	• 청량음료, 과자, 절임류 등에 널리 사용되었으나 동물실험에서 간 종양을 유발하여 1966년부터 사용금지 • 소화효소를 억제하며 분해되면 혈액독인 P–아미노페놀이 생성되어 중추신경 자극
	사이클라메이트	• 발암성(방광암) 유발 논란으로 우리나라는 1970년부터 사용금지 • 미국, 일본, 한국은 사용을 금지하지만 CODEX, EU, 호주, 뉴질랜드, 중국 등 약 55개국에서는 사용을 허가
	파라–니트로–오르토–톨루이딘	• 중독 시 위통, 식용부진, 권태감, 황달, 혼수(간장독), 심하면 사망하는 맹독성인 속효성 유해감미료
	에틸렌글리콜	• 식혜나 팥앙금에 불법으로 사용 • 섭취 시 수산이 유리되어 뇌나 신장기능에 이상을 일으켜 호흡곤란, 구토, 신경장애를 유발하며 심하면 사망
기타	메탄올	• 알코올 발효과정에서 펙틴이 있을 때 생성되므로 과실주, 증류주 등에 함유 • 메탄올은 체내에서 포름알데히드를 거쳐 포름산으로 분해되는데 이 두 물질이 실명을 유발하고 서서히 산화되어 산독증 유발 • 급성중독증상 : 두통, 현기증, 구토, 복통, 설사, 실명, 심하면 환각, 호흡장애, 심장쇠약 등으로 사망 • 만성중독증상 : 두통, 흉통, 신경염

(2) 잔류농약

농약은 사용 목적에 따라 살충제, 살균제, 제초제 등으로 구분하며, 대표적인 농약으로는 유기인제, 유기염소제, 카바메이트제, 유기수은제, 유기비소제, 유기불소제 등이 있다. 잔류농약은 농작물 재배에 사용되었던 농약이 수확 후에도 잔류되는 경우와, 수질이나 토양으로 방출되었던 잔류농약이 다시 동·식물의 체내로 유입되어 농축 또는 오염되는 경우가 있다. 농약은 체내 축적 후 매우 느리게 분해되므로 인체에 심각한 영향을 미친다.

① 유기인제

유기인제는 살충효과가 우수하여 가장 많은 종류가 사용되지만, 맹독성에 급성 중독사고도 많으며 토양 침출수로 유실되거나 대기 중으로 증발되는 등 잔류 문제도 심각하다. 저독성 유기인제인 말라티온, 디아지논, 수미티온 등이 허용되고 있다.

콜린에스터라제 작용을 저해하는 이 농약은 복통, 설사, 구토의 중독증상을 보이며, 심하면 중추신경이상과 호흡곤란으로 사망하게 된다.

② 유기염소제

유기염소제는 유기인제에 비해 사람과 동물에 대한 독성이 약하여 급성중독은 적은 편이다. 반감기가 긴 농약으로서 지용성으로 분해되지 않고 체내 지방조직과 신경조직에 축적되어 만성중독의 위험이 매우 높다. 최근 사용량이 많아 환경오염 문제가 심각해지면서 여러 나라에서 엄격히 제한하고 있으며, 우리나라도 일부 농작물의 안전사용기준(잔류허용량 등)이 설정되어 있다.

살충제로는 DDT, DDD, c-BHC, 메톡시클로르, 클로르덴, 헵타클로르, 드린제(알드린·엔드린·디엘드린) 등이, 살균제로는 프탈라마이드제(캡탄·캡탈폴·폴펫), 제초제로는 PCP, 2, 4-D, 2, 4, 5-T 등이 많이 사용되어 왔으며, 이 중 DDT와 c-BHC는 사용이 금지되었다.

③ 카바메이트제

카바메이트제는 유기염소제의 대체물로 등장하여 살충제, 제초제로 사용되며 중독 증상과 반응기작이 유기인제와 매우 유사하다. 콜린에스터라제 저해작용을 하며, 중독되면 바로 증상이 나타나지만 유기인제에 비해 독성과 증상이 약하고 대사속도가 더 빠르다.

④ 유기수은제

유기수은제는 유기수은화합물로 콩나물 재배나 볍씨소독 등 종자소독, 살포, 살충 등에 널리 사용되었으나 현재는 금지되었다. 유기수은은 알릴계와 알킬계로 나뉘는데, 무기수은(금속수은으로 이온형과 아말감 포함)과 알릴수은화합물은 분뇨와 함께 배설되어 심각한 중독을 야기하지 않으나, 알킬수은화합물은 신경계에 심각한 피해를 입혀 중증 중독증을 유발한다. 미나마타병의 원인 물질인 메틸수은도 알킬계 유기수은이다. 유기수은은 일정량 이상이 뇌, 신장, 간 등 체내에 축적되어 주로 만성 중독을 유발하며, 중추신경계를 공격하여 시력, 언어, 보행, 사지감각의 이상, 정신착란을 동반한다.

⑤ 유기비소제

유기비소제는 벼의 병해충용으로 사용되는 침투성 농약으로 동·식물, 인체 및 생태계에 침투하여 분해되지 않고 축적된다. 유기비소 살균제로는 아소진, 네오아소진, 우르바지드 등이 있다. 비소는 모세혈관을 마비시키며 미량으로 장기간 노출되면 내성이 생겨 중독량이 상당히 증가한다.

⑥ 유기불소제

유기불소제는 급성 살서제로 주로 사용되는데, 우리나라에서는 살서제를 보건약제로 구분한다. 유기불소 살서제로는 프라톨, 푸솔, 니솔, 모노플루오로아세트아미드 등이 있으며 맹독성이다. 유기불소제는 체내에서 구연산을 분해하는 아코티나아제의 강력한 저해제인 모노플루오로시트르산을 생성하여 구연산을 축적시킴으로써 독성을 나타낸다.

(3) 제조, 가공, 조리, 저장, 유통 중 생성

식품의 제조, 가공, 조리, 저장, 유통 중 변이된 성분이나 성분 간 상호작용으로 생성된 독성분을 섭취하면 식중독을 일으키고 나아가 암을 유발할 수 있다.

① 니트로사민

니트로사민은 아질산과 이급아민이 산성조건에서 반응할 때 생성되는 발암성물질이며 가열 조리할 때나 위장 내에서 생성된다. 아질산은 햄, 소시지 등의 발색과 보존을 목적으로 사용하는 첨가물이며 체내에서 질산염이 환원되어 생성되기도 한다. 이급아민은 동물성식품에 널리 존재한다. 니트로사민은 아질산에 의해 아민이 산화되어 형성되므로 산화방지제(아스코르브산 · 폴리페놀류 · 토코페롤 등)를 사용하면 그 생성이 억제된다.

② 포름알데히드

식품의 색을 보존하기 위해 사용하는 침지액이나 첨가물과 식품성분이 반응하여 포름알데히드를 생성하기도 한다. 즉 어패류 흑변 방지용 침지액의 산성아황산나트륨과 트리메틸아민옥사이드가 반응하거나 허용첨가물인 과산화수소가 글리신과 반응할 때 만들어진다. 포름알데히드는 체내에 축적되면 소화작용을 저해하여 두통, 구통, 현기증, 식도염, 위염을 유발한다.

③ 트랜스지방산

천연에 존재하는 불포화지방산은 시스형이지만 가열, 빛 등에 의해 인체에 유해한 트랜스형으로 전환된다. 시중에 유통되는 대부분의 가공식품과 패스트푸드에 사용하는 마가린 및 쇼트닝은 트랜스지방을 함유한 대표적 식품이다. 트랜스지방은 혈액 내 LDL(저밀도지질단백질)의 농도를 높여 혈관벽에 축적시키고 HDL(고밀도지질단백질)을 억제하여 각종 순환계 질병과 성인병(심장병, 동맥경화증, 고혈압, 당뇨병)을 일으킨다. 기억력 감퇴, 면역력 감소, 심근세포의 칼슘 축적으로 인한 부정맥을 유발하며 발암 관련성이 의심되고 있다.

④ 3-MCPD와 1, 3-DCP

식물성 단백질의 가수분해물인 HVP를 원료로 한 수프, 소스, 양념과 구운 빵의 제조과정 중에는 발암의심 물질인 3-MCPD와 1, 3-DCP가 생성된다. 3-MCPD는 1990년대에 산분해 간장에서 검출되어 논란의 대상이 되면서 널리 알려진 물질이다.

⑤ 다환방향족 탄화수소

다환방향족 탄화수소란 주로 석탄, 종이, 목재, 석유가 불완전 연소되어 만들어진 여러 개의 벤젠고리가 있는 화합물군을 총칭한다. 일부 PAH는 소량으로도 염색체에 돌연변이를 일으키거나 암을 유발한다. 암 유발물질로 가장 먼저 구조가 규명된 것은 벤조피렌으로 강력한 발암성과 오랜 잔류성이 있다. 벤조피렌에 의한 급성독성은 용혈현상에 의한 빈혈 및 면역계 저하, 만성독성은 생식 및 발달이상과 암을 유발한다. PAH는 조리과정에서 유도된 독성물질로서 과도하게 직화구이한 생선, 햄버거, 훈제육류 가공품과 같은 가공조리식품에 다량으로 존재한다. 그 밖에 공장지대에서 수확한 채소류, 두류, 곡류나 어패류 등 조리 · 가열 · 가공되지 않은 생식품이나 여기에서 추출한 식물성기름에도 상당량으로 함유되어 있으며 미생물에 의해 생합성되기도 한다.

⑥ 헤테로고리 아민류

헤테로고리 아민류는 수조어육류를 고온에서 조리할 때 생성되는 방향족질소화합물로 돌연변이성이 강하고 동물에서 암을 유발하는 것이 확인되었다. 이 물질은 아미노산과 크레아틴이 반응하거나 아미노산이 단독으로 반응할 때 생성된다. 가열조리 시 식품에서 발생되는 양은 적지만 구이, 튀김 등 고온의 건열조리뿐 아니라 습열조리 중에도 형성되며, 특히 고온으로 조리할 때 주의해야 한다.

⑦ 아크릴아미드

아크릴아미드는 식품 내에서 아미노-카보닐 반응에 의해 생성되는 물질로 페닐알라닌이 주 원인물질이다. 식품의 조리, 가공 중 감자, 곡류, 시리얼 등을 120℃ 이상의 고온으로 가열할 때 생성되는 물질로 프렌치프라이, 포테이토칩, 감자스낵류, 비스킷, 누룽지 등에서 아크릴아미드가 발견되었다. 아크릴아미드는 신경독소로 알려진 물질이며 최근 남성의 생식능력 저하와 발암성이 의심되고 있다.

⑧ 에틸카바메이트

국제암연구소에서 발암 가능물질로 분류된 에틸카바메이트가 일부 발효식품(미소 · 나토 · 치즈 · 요구르트 · 김치 · 간장)과 알코올성음료(와인 · 청주 · 위스키)에서 검출되었다. 일정농도 이상에 단기간이라도 노출되면 구토, 의식불명, 출혈을 유발하고 신장과 간에 손상을 일으킨다. 발효식품의 소비량이 많으면 에틸카바메이트에 노출될 가능성이 상대적으로 높아지며, 특히 알코올을 많이 마시면 그 섭취량도 증가한다.

(4) 기구, 용기, 포장재에 의한 혼입

① 합성수지제

고분자화합물인 합성수지제는 중합반응에 참여하지 못한 단량체와 소량체가 용출되거나 기능개선을 위해 사용한 가소제와 열안정제 등의 첨가제가 잔류 또는 용출되어 독성을 나타내기도 한다. 합성수지제는 열 반응성에 따라 열경화성 수지와 열가소성 수지로 분류되며, 열경화성 수지는 주로 포름알데히드에 의해서, 열가소성 수지는 주로 물성 개성과 변질 방지를 위해 사용하는 각종 첨가제에 의해서 독성을 나타낸다.

② 금속제와 금속관

금속용기에 산도나 염도가 높은 식품이 담겨 있으면 일부 금속이 용출되어 식품에 전이되며, 기구나 용기 제조 시 오염된 금속 불순물(주로 납, 카드뮴, 비소)이 인체로 스며들거나 축적되기도 한다. 중금속(비중 0.4 이상인 금속) 중 카드뮴, 수은, 납 등은 체내에 축적되므로 만성독성의 위험이 있으며, 비소는 발암성이 있다.

Public Health

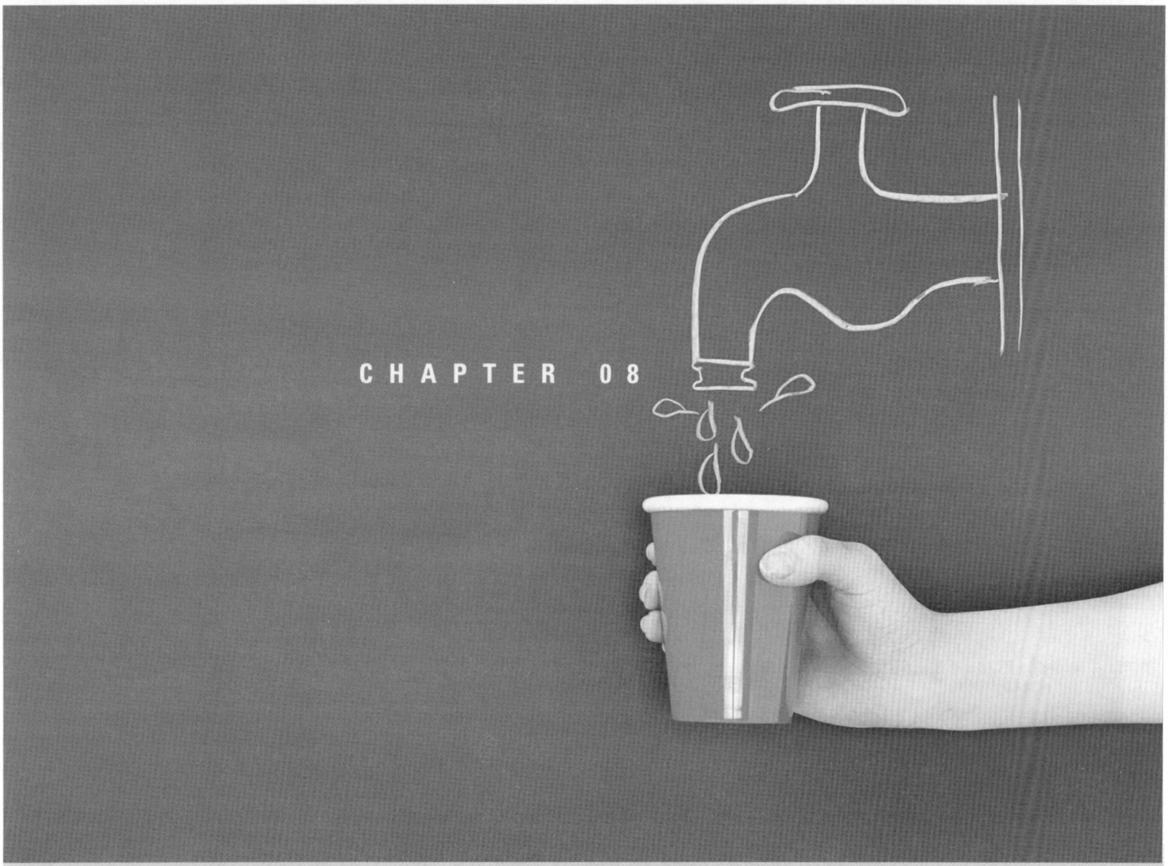

CHAPTER 08

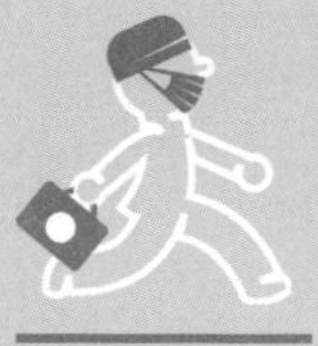

보건영양

1. 영양소의 기능

생물체가 적당한 물질을 외부로부터 들여와 대사과정을 통해 신체를 유지하고 생활을 영유하기 위해 에너지를 만들어 내는 현상을 영양Nutrition이라고 정의한다. 이를 위한 수단인 영양소는 영양의 유지를 위해 외부로부터 섭취하는 식품의 성분 중 몸에서 이용되는 성분들이다. 탄수화물, 단백질, 지방, 무기질, 비타민, 물이 여기에 해당되는데, 물을 제외하면 '5대 영양소'라 하고 탄수화물에서 식이섬유를 따로 분류하면 '7대 영양소'가 된다.

영양소는 기능에 따라 세 가지로 분류한다.

첫째, 탄수화물, 단백질, 지방과 같이 분해되어 신체가 정상적으로 활동하도록 필요한 에너지를 제공하는 열량영양소가 있다. 1g당 탄수화물과 단백질은 4kcal, 지방은 9kcal로 각 조직의 모든 활동에 필요한 에너지를 제공하며 인체가 원활하게 움직이도록 한다. 당질 함유식품으로 설탕, 전분, 밥, 곡물, 과자, 빵, 떡, 죽, 과일, 채소나 각종 당과류 등이 있으며, 식이섬유는 채소, 과일, 전곡, 두류를 이용한 식품에 많이 들어있다.

둘째, 탄수화물, 단백질, 지방, 무기질처럼 체조직을 구성하고 수선하는 구성영양소이다. 예를 들어, 체조직의 근육 성분은 단백질로 구성되고 단단한 조직인 치아와 골격은 대부분 칼슘으로 구성되며, 호흡에 관련되는 산소와 이산화탄소를 운반하는데 필요한 적혈구는 철분에 함유되어 있다.

셋째, 단백질, 무기질, 비타민, 물과 같이 신체의 생리기능을 조절하는 조절영양소이다. 이러한 영양소는 음식물의 운반과 산화작용, 신경계의 조절작용, 분비샘 기능의 조절작용을 담당한다. 예를 들어, 여러 비타민과 무기질은 호르몬이나 효소의 보조성분으로 생체의 산화와 환원작용에 관여하며 기초대사량에 관련된 갑상선의 기능은 원활하게 작용하도록 요오드가 도와준다. 탄수화물에 속하는 식이섬유는 주로 인체 내 생리기능에 참여하므로 조절영양소로 분류하기도 한다.

2. 영양소의 종류

1) 탄수화물

탄수화물은 '탄소의 수화물'이라는 뜻으로, 일반식은 $(CH_2O)n$으로 표현한다. 엽록체를 가진 녹색의 식물체는 햇빛, 물, 이산화탄소가 존재하며 광합성 작용으로 포도당을 만들고 이것을 기초로 이당류, 삼당류, 올리고당과 다당류를 합성한다. 탄수화물은 경제적인 에너지원으로서 쌀 주식문화권 주민들의 영양소로 매우 중요한 위치를 차지한다.

탄수화물은 열량원의 기능 외에도 지방의 불완전연소를 억제하고 단백질을 절약하며 신경조직이나 대뇌의 열량원으로 작용한다. 이 밖에 감미작용과 식욕증진, 우울증 억제효과도 입증되었으며, 혈액 내 포도당 농도를 0.8~1.2g으로 유지하여 당뇨병 여부를 판정하는 중요한 지표가 된다. 일부 올리고당은 대장 내 비피더스균 증식효과와 충치예방의 기능이 있다. 그러나 지나치면 비만, 성인병 등에 걸릴 확률이 높아지므로 노동강도와 신체조건에 따라 하루 필요열량의 60~65% 정도로 제한하는 것이 바람직하다.

탄수화물의 한 성분인 식이섬유는 대체로 난소화성이지만, 장의 연동운동을 촉진하고 부피감을 주어 변비예방 효과가 있고 당뇨병 환자들의 혈당조절에 도움을 주며 독성분의 체외 배출을 촉진하여 대장암 발병을 억제하는 것으로 보고되었다.

2) 단백질

제 1위의 영양소라는 의미의 그리스어에서 유래한 단백질은 생명유지에 필수적이고 기능에 꼭 필요한 'N'을 함유한 물질로 탄소, 수소, 산소, 질소, 황, 인 등의 원소로 구성된다. 체구성에서 근육의 3분의 1, 뼈나 연골의 5분의 1, 피부의 10분의 1은 단백질로 되어 체중의 약 17%를 이룬다. 기본 단위인 아미노산은 지금까지 20~22종이 발견되었으며, 체내에서 합성이 거의 일어나지 않는 필수아미노산 8종과 합성이 가능한 비필수아노산 11~13종이 있다.

유전정보에 따라 결합하는 아미노산의 개수, 종류, 결합 순서가 합성되는 단백질의 구조나 특성을 결정한다. 필수아미노산으로 이루어진 단백질은 완전단백질로서 주로 동물성식품과 두류가 해당한다. 필수아미노산이 부족한 불완전단백질은 섭취해도 체중 유지나 성장에 한계를 나타내는데, 곡류단백질 등 식물성단백질이 여기에 속한다. 따라서 불완전단백질은 반드시 완전단백질 식품과 같이 섭취하여 제한아미노산을 보충해주어야 한다.

단백질은 체내에서 열량영양소, 구성영양소, 조절영양소의 기능을 모두 담당한다. 단백질은 체조직의 합성과 보수에 관여하여 성장을 돕고 체성분을 구성하는데, 특히 인체의 대사에 관여하는 효소, 호르몬, 항체에 필수적인 체성분의 합성에 꼭 필요하다. 또한 체내 삼투압을 유지하여 수분의 평형을 조절하고 혈액과 조직 내 산 염기평형을 통해 체액이 약알칼리성 중성이 되도록 한다. 단백질은 당질과 마찬가지로 열량원이므로 당질 섭취가 부족하면 단백질이 당질로 전환되어 열량을 제공한다. 저개발국가의 유아에게 나타나는 유아소모병으로 마라스무스와 콰시오카가 보고되었다.

필수아미노산의 하나인 트립토판의 부족은 비타민 B군의 하나인 나이아신 부족으로 연계되어 펠라그라라는 결핍증을 야기한다. 단백질을 과량으로 섭취하면 체중이 증가하며 쓰고 남은 단백질은 체내에서 체지방으로 전환되어 저장된다. 일반적으로 단백질은 하루 필요열량의 약 15%를 섭취하되, 그 중 3분의 1은 양질의 단백질로 섭취할 것을 권장한다. 스트레스, 초조감 등 정서적으로 불안하거나 심한 추위에 노출된 경우 체내 에너지원, 특히 단백질의 소모가 크므로 충분한 섭취가 필요하다.

3) 지방

지방은 지용성물질로 효소나 산, 알칼리에 의해 분해되면 글리세롤과 지방산으로 구성되는데, 일부는 기본성분 외에도 당, 단백질, 인 등을 함유하여 생체 내에서 매우 중요한 역할을 한다. 일반적으로 생체 내 거의 모든 세포에 지방이 존재하지만 특히 체지방에 많이 분포되어 있다. 일반적으로 생체 내 거의 모든 세포에 지방이 존재하지만 특히 체지방에 많이 분포되어 있다.

지방에는 버터, 육류, 튀김류처럼 쉽게 알 수 있는 가시지방과 아이스크림, 치즈, 우유처럼 확인하기 어려운 비가시지방이 있다. 지방은 구성요소인 지방산의 포화상태에 따라 고체지방과 액체기름으로 분류하는데, 심장병 등 순환계 질환자에게는 불포화도가 높은 오메가지방산이 많은 등푸른생선의 섭취를 권장하고 있다.

지방의 인체 내 기능은 다양하다. 음식에 풍미를 제공하여 식욕과 포만감을 느끼게 하는 중성지방은 농축에너지원으로 탄수화물이나 단백질에 비해 체내열량을 저장하는데 매우 효과적이다. 성장이나 항피부염 인자로도 매우 중요하지만, 체내합성이 거의 되지 않아 반드시 식사로 섭취해야 하는 필수지방산을 공급한다. 또는 대사과정에서 반드시 필요한 지용성비타민의 운반체 역할을 하며, 지방의 한 종류인 인지질이나 콜레스테롤은 중추신경계나 담즙산의 구성성분이다. 그 외 인지질은 세포막의 기본구조를 이루고 지방간 억제에 필요하며, 콜레스테롤은 호르몬의 성분이 된다.

그러나 지방은 중성지질의 형태로 과다섭취 시 지방간, 산독증, 관상동맥질환, 대장암, 유방암, 비만을 유발하므로 반드시 최소한으로 섭취해야 한다. 비록 열량을 제공하지는 않으나 콜레스테롤도 혈관 내 농도가 높으면 혈관 내벽에 침착되어 혈압상승과 동맥경화증을 유발하며 주로 동물성식품에 다량으로 함유되어 있다. 혈액을 통해 중성지질 콜레스테롤 인지질의 운반체 역할을 하는 킬로미크론이나 VLDL, LDL-콜레스테롤 등 지단백질 입자에 콜레스테롤이 함유되어 있는데, 그 중 LDL-콜레스테롤이 간이나 장 조직에서 혈관 내로 콜레스테롤을 방출시켜 각 조직으로 이동시키므로 LDL-콜레스테롤 함량이 지나치면 콜레스테롤 수치가 상승하여 관상동맥 질환이나 동맥경화를 유발한다.

4) 무기질

우리가 섭취하는 식품은 체내에서 단위물질로 분해되고 각 조직에서 흡수된 후 최종적으로 연소과정을 거치면 구성분에 따라 탄소, 수소, 산소 또는 질소로 남는 탄수화물 지방단백질인 유기질과 기타 금속이나 기체로 된 무기원으로 구성된 무기질이다.

체중 당 0.01% 이상 체내에 존재하면 '다량무기질', 그 이하이면 '미량무기질'이라 하는데, 전자에는 칼슘, 인, 황, 칼륨, 나트륨, 염소, 마그네슘이 있으며, 후자에는 철, 요오드, 플루오르, 아연, 셀렌, 구리, 크롬, 망간, 몰리브덴, 코발트, 규소, 비소, 비켈, 카드뮴이 있다. 무기질은 모든 채소와 과일, 우유나 치즈 등 유제품, 육류, 두류, 전곡류 등을 통해 공급된다.

표 8.1 무기질의 결핍증과 함유식품

구 분		함유식품	결핍증
다량무기질	Ca	우유, 치즈, 푸른잎채소, 콩류	성장 저지, 골격 약화, 치아 기형, 구루병
	P	우유, 치즈, 육류, 가금류, 전곡류	허약, 식욕감퇴, 골격통증
	K	육류, 우유, 채소, 과일, 전곡류	근육의 마비와 약화
	Na	소금, 간장, 절인 육류, 피클, 가공치즈	근육경련(Cramps), 식욕감퇴
	Cl	소금, 간장, 절인 육류, 피클, 가공치즈	근육경련, 식욕감퇴
	Mg	전곡, 푸른잎채소	신경장애
	S	함유황 아미노산(양념용 채소), 난백	
미량무기질	Fe	소간, 소고기, 굴, 달걀, 완두, 시금치	빈혈
	Cu	동물의 내장, 어패류, 굴, 달걀, 전곡류, 두류	저색소성 빈혈, 골격이상, 부종, 백혈구 감소
	Zn	해산물, 붉은 살코기, 우유, 견과류, 콩	성장장애, 기형유발, 미각감퇴
	I	해산물, 요오드강화염	갑상선종, 점액수종
	Mn	견과류, 전곡류, 두류	
	Co	동물성식품, 비타민 B_{12}의 구성성분	악성빈혈
	Se	곡류, 해산물, 율류(비타민 E와 보상효과)	기형유발, 심장손상(케산병; Keshan Disease)
	Cr	정상 식이	
	F	상수도(1ppm), 차, 뼈째 먹는 생선	누르스름한 치아와 누런 반점

5) 비타민

13세기에 처음으로 생명유지에 필요한 물질로 그 존재가 알려지기 시작하였으나, 20세기 초에 이르러서야 역할과 구조적인 특징을 고려하여 드루먼드에 의해 비타민으로 명명되었다.

비타민은 동물체 내에세 정상적인 대사과정에 필수불가결한 여러 형태의 유기물질로 극소량만이 필요하지만, 한 가지라도 부족하면 장애가 나타나므로 우유, 과일, 채소, 육류, 달걀, 간, 효모 등 다양하게 분포되어 있는 식이를 통해 반드시 섭취해야 한다. 다른 영양소와는 달리 비타민은 세포의 성장, 유지, 생식에 절대적으로 필요한 조효소의 역할을 하는 조절영양소의 기능만을 나타내는 것으로 열량영양소나 구성영양소는 아니다.

비타민은 물과의 친화력에 따라 수용성과 지용성으로 분류한다. 물에 녹는 수용성 비타민은 체내에 저장되지 않으므로 결핍증이 나타나지 않도록 반드시 매일 섭취하고, 섭취 전 취급 시 손실되지 않도록 주의해야 한다. 비타민 B군과 C가 여기에 속한다. 기름에 쉽게 녹는 지용성비타민은 수용성비타민과 달리 체내에 저장되므로 매일 섭취할 필요가 없으며, 오히려 과잉증을 주의해야 한다. 비타민 A, D, E, K가 포함된다. 비타민의 종류에 따른 결핍증과 함유식품은 다음과 같다.

표 8.2 비타민의 결핍증(과잉증)과 함유식품

구 분		함유식품	결핍증
지용성비타민	A	간, 난황, 버터, 녹황색 채소, 과일	• 결핍증 : 안구건조증, 야맹증, 상피조직 건조 • 과잉증 : 두통, 창백, 탈모
	D	생선기름, 우유, 달걀, 간유, 버터(자외선 필요)	• 결핍증 : 구루병, 골정장부진, 골연화증 • 과잉증 : 구토, 피로, 성장장애
	E	식물성기름, 견과류	• 용혈작용, 빈혈, 신경에 영향(쥐 : 불안증)
	K	녹색채소, 차류, 치즈, 난황, 간	• 신생아 출혈병, 혈액응고인자 부족
수용성비타민	B_1	돼지고기, 콩류, 전곡류, 소간, 땅콩	• 식욕저하, 메스꺼움, 구토, 부종, 심장확대, 각기병, 피로감
	B_2	유제품, 고기, 달걀, 전곡류, 녹색채소	• 구순구각염, 설염, 눈이 부시는 현상, 피부염
	B_6	동물성식품, 콩류, 견과류	• 지루성피부염, 빈혈, 신경염, 유아(발작)
	B_{12}	동물성식품	• 거대적아구성 빈혈, 악성빈혈, 신경계질환
	나이아신	견과류, 육류, 간, 단백질식품	• 심한 설사, 피부염, 신경장애, 전신쇠약, 착란, 펠라그라(Pellagra, 3D : 피부염(Dermatitis), 정신이상(Demention), 설사(Diarrhea))
	엽산	간, 녹색채소, 콩류, 견과류	• 거대적아구성 빈혈, 위장계이상, 설염
	판토텐산	모든 식품	• 피로, 불면증, 복통, 수족마비
	비오틴	간, 두류, 견과류, 곡류, 채소	• 비늘이 벗겨지는 피부염
	C		• 괴혈병, 쇠약, 상처회복 지연, 면역체 손상

6) 물

물은 구성소로서 연령에 따라 신체의 약 60~65%를 차지하며 필요량을 연령, 식사의 구성과 활동 정도, 기온과 건강상태에 따라 달라진다. 영·유아를 제외하고 수분은 소비 1칼로리 당 약 1.0mL가 필요하여 성인의 경우 하루에 약 2~2.6L가 요구되며, 임신 수유기나 운동 시에는 추가적으로 보충해야 한다. 수분의 체내 기능은 구성소 외에도 체내 영양소나 노폐물의 이동수단, 체온유지, 전해질평형, 소화액성분으로서 소화작용 관여 등 체내 대사과정에 참여하고 윤활제로서 신체를 보호한다. 수분평형은 섭취량과 배설량에 따라 조절된다. 섭취는 뇌의 갈증중추가 조절하고 배설은 체내 나트륨 보유량과 수분의 재흡수를 담당하는 여러 호르몬에 의해 조절된다.

일반적으로 체내 수분의 2%가 상실되면 갈증을 느끼고, 5%에서는 지구력 상실, 10% 이상이면 열중증, 정신착란 등 신체이상이 발생하며, 15% 이상이면 생명이 위험해지면서 25% 손실 시 사망한다. 수분평형의 이상 현상으로는 체내 수분 부족으로 인한 탈수가 있으며, 반대로 전해질을 동반하지 않은 지나친 수분섭취 시에는 수분중독증이 나타난다. 두 경우 모두 과도하면 사망까지 진행된다. 체내 나트륨이나 단백질 결핍으로 체내 수분의 흐름에 이상이 생기면 부종이 발생하기도 한다.

3. 에너지대사

인체에 필요한 에너지는 기초대사량, 휴식대사량, 활동대사량, 특이동적대사량 모두를 포함한다.

1) 기초대사량

기초대사량은 인체가 호흡, 체온유지, 근육긴장, 심장박동 등 생명을 유지하기 위한 기초대사에 필요한 최소의 열량을 말한다. 하루에 필요한 에너지의 60~70%를 차지하며, 기초대사량의 70~80%는 체지방량에 의존한다. 일정기간 중 기초대사량의 변동은 거의 일정한데 이를 기초대사의 항일성이라고 한다. 기초대사량은 식후 12~18시간이 경과하여 잠에서 깨어난 직후 누운 상태에서 측정하며, 실내온도는 18~20℃가 적당하다. 보통 성인남자는 1,400~1,500kcal, 성인여자는 1,100~1,200kcal이다.

기초대사량에 영향을 미치는 인자로는 체격 제지방량과 근육량의 상대적 비율, 연령, 성별, 기후, 호르몬 분비량, 영양상태, 체온, 임신여부, 수면, 정신상태 등이 있다.

2) 휴식대사량

휴식대사량은 정상적인 신체기능과 항상성 유지 및 자율신경계 활동을 위한 최소 필요에너지량으로써 주로 근육량에 비례한다. 신체의 여러 조건, 즉 나이, 성별, 영양상태, 호르몬이나 자율신경계의 상태, 체격에 의해 영향을 받기 때문에 개인차가 심하며, 보통 하루 필요한 에너지량의 약 60~70%를 차지한다.

휴식대사량은 기초대사량과 매우 유사한 값을 제공한다. 전자는 식사 후 어느 정도 시간이 지났을 때 조용한 장소에서 편하게 앉거나 누운 상태로 측정하고, 후자는 식사 후 12~18시간이 경과하여 잠에서 깬 상태에서 바로 측정한다. 일반적으로 휴식대사량이 측정하기 쉬우며 기초대사량이 휴식대사량보다 근소하게 적다.

3) 활동대사량

활동대사량은 신체의 기본적 대사활동이 아닌 일상의 근육활동에 필요한 에너지로 하루 소요에너지량의 약 15~30%에 해당한다. 주로 개인의 활동 강도와 활동시간에 따라 달라지며, 고체중일수록 활동대사량도 증가하므로 개인에 따라 차이가 많다.

4) 특이동적대사량

특이동적대사량은 식품 이용을 위한 에너지소모량이라고도 하는데, 식이섭취 후

구성영양소가 체내에서 소화, 흡수, 대사과정을 거치는 동안에 필요한 에너지이다. 특이동적대사량은 섭취한 식이구성분의 종류와 비율, 에너지함량, 식습관이나 식이 섭취자의 영양상태에 따라 달라진다. 식이의 구성영양소가 당질과 지방질이면 각각 5~9%와 4~5%가 추가로 필요하고, 이에 비해 단백질은 당질이나 지방질과는 다른 성분인 질소로 인한 복잡한 대사과정으로 20~30%가 소모되므로 에너지원으로 단백질 사용은 그만큼 신체에 덜 유익하다.

통상적으로 혼합식인 경우 섭취에너지의 10%로 간주한다. 식품의 섭취 여부도 영향을 미치는데, 단식 시 40%가 감소하고 음식 섭취 시 25~40%가 증가한다.

5) 적응열 발생 또는 적응대사량

체온유지에 중요한 적응열로써 크게 추위나 음식섭취 등 환경에 노출될 때 적응하기 위해 발생되는 열로 1일 필요에너지의 약 7%를 소모한다. 추위에 노출되어 있을 때는 체열의 생산으로 체온을 유지하고 식품 섭취로 인한 체온상승 시에는 체열을 발산함으로써 유지한다. 체열생산은 근육운동, 갑상선호르몬, 부신수질호르몬과 기초대사에 관련되며, 특히 기초대사와 활동대사 상태에서 근육의 역할이 각각 25%와 60% 작용한다.

6) 비교에너지대사율

활동대사량과 기초대사량의 상대적 비율로 설명할 수 있으며 활동에 따라 달라진다. 즉 취침 시 약 0.9%, 가벼운 활동 시 1~1.5%, 보통 활동 시 1.5~2%, 심한 활동 시 2% 이상으로 활동 강도가 심해질수록 증가한다.

7) 에너지소모량 산출

신체가 식이를 통해 얻는 적정한 에너지의 수준을 흔히 1일 총에너지량으로 표현한다. 이는 기초대사량, 활동대사량, 특이동적대사량을 합한 것이며, 경우에 따라 적응대사량을 포함하기도 한다. 기초대사량은 신장과 체중에 의해 체표면적을 이용하여 구하고, 활동대사량은 개인이 활동 강도, 활동 종류, 활동 시간을 고려한 활동량으로 계산하며, 특이동적대사량은 보통 1일 총에너지소모량의 10%로 간주한다.

4. 영양상태의 판정

개인이나 집단이 섭취하는 식품과 영양소의 수준을 영양과 관련된 여러 건강지표로 측정하여 영양상태의 손상여부와 그 부위 및 정도의 특성을 평가하는 것을 영양판정이라고 한다. 이로써 영양교육이나 상담이 요구되는 영양문제를 식별하고, 그 문제를 해결하기 위한 개선 및 계획의 방향 설정 등에 관한 정보를 수집하며 적절한 방법을 선택하여 실행함으로써 결과를 모니터링하거나 측정하여 효과평가를 통해 추후 관리까지 가능하다.

영양상태를 판정하는 방법에는 개인을 대상으로 신체 계측, 생화학적 검사, 임상검사, 식이조사를 포함하는 직접평가와 인구집단 전체를 대상으로 인구분석과 영양문제를 관련된 환경인자를 평가하는 식생태조사의 간접평가가 있다. 간접평가를 위해서는 보건통계자료, 식품공급 상황 및 식생태 조사의 자료가 유용하다.

보건학적인 관점에서 영양상태를 판정할 때는 '주관적 방법'과 '객관적 방법'을 사용한다. 전자는 의사의 육안을 통한 시진이나 촉진을 이용하고, 후자는 신체 계측을 이용한다. 신체 계측에는 카우프지수, 로러지수, 버벡지수, 체질량지수, 비만지수를 사용한다.

비만지수Obesity Index와 체질량지수Body Mass Index를 계산하기 위해서는 우선 표준체중을 구해야 한다. 특히 임상적으로 많이 사용하는 체질량지수에 필요한 표준체중은 BMI의 정상수치인 22~23에 맞추어 공식을 적용하고, 비만지수에 필요한 표준체중은 신장에 따라 약간씩 다르게 변형된 브로카지수Broca Index를 사용한다.

5. 가족의 영양

1) 영 · 유아 영양

태어나서 1년까지를 영아기로 구분하며, 유아기는 1세경부터 초등학교 입학 전까지를 말한다. 이 시기는 일생 중 가장 성장이 왕성하고 운동이 활발하므로 영양공급이 매우 중요한 시기이다.

(1) 영 · 유아 영양의 의의와 중요성

영 · 유아 시기는 발육이 왕성한 시기로, 영양과 가장 밀접한 시기이며 성인에 비해 저항력과 적응력이 매우 낮아 영양의 과부족이나 영양불균형 또는 섭취 방법이 적절하지 않으면 성장과 발달을 저해할 수 있다. 또한 영양은 단지 활동하며 살아가는데 필요한 요소일 뿐만 아니라 바르게 성장하고 바르게 발육하기 위한 것이므로, 영양학적 지식 확립이 필요하다.

(2) 영 · 유아의 영양관리 원칙

① 에너지 권장량

표 8.3 연령별 어린이 1일 에너지 영양섭취기준

구 분	연령(세)	체중(kg)	에너지(kcal/day)
영아	0~5개월 6~11개월	6.2 8.9	550
유아	1~2세 3~5세	12.2 17.2	700

출처 : 한국인 영양섭취기준 2010, 개정판

② 단백질 권장량

표 8.4 영 · 유아 단백질 영양섭취기준

월 령	기간 중 최대체중(kg)	체중 kg 단백질 권장량(g)	1인당 단백질 영양섭취기준	
			계산치(g)	권장섭취량(g)
5개월 이하	6.2	1.52	–	9.5
6~11개월	8.9	1.50	–	13.5
1~2세	12.2	1.20	14.6	15.0
3~5세	17.2	1.10	18.3	20.2

출처 : 한국인 영양섭취기준 2010, 개정판

③ 영아의 수분 권장량

표 8.5 영 · 유아의 연령별 수분 영양섭취기준

연 령	0~5세	1~2세	3~5세	6~8세
mL/일	700	800	1,100	1,800

④ 비타민 권장량

표 8.6 연령별 지용성비타민 영양섭취량

연령(세)	비타민A(R. E)	비타민 D(mg)
0~5개월	350	5
6~11개월	400	5
1~2세	300	5
3~5세	300	5

출처 : 한국인 영양섭취기준 2010, 개정판

(3) 영 · 유아를 위한 식생활지침

생후 6개월까지는 반드시 모유를 먹이는 것이 좋으며, 이유보충식은 만 4개월 이후 6개월 사이에 시작하는 것이 좋다. 과일, 채소, 우유 및 유제품 등의 간식을 매일

2~3회 규칙적으로 먹이며 싱겁고 담백하게 조리하는 것이 좋다.

2) 중년의 영양

중년기의 연령에 대한 견해는 많이 있으나 대체로 40~60세로 대부분의 만성질환인 질병 중 40대가 되면서 당뇨병, 고혈압, 심장병이 급격히 증가하고 있다. 중풍은 60대 이상에서 문제가 되고 간질환의 발생도 증가하며, 특히 폐경기를 지내는 중년여성들에게는 골다공증과 유방암의 발생률이 높아지는 시기이므로 질환예방을 위한 바른 식생활과 생활습관의 정착이 매우 필요한 시기이다.

3) 임산부의 영양

임산부의 영양은 건강한 아이의 탄생과 산모의 건강을 위해서 매우 중요하다. 태아발육에 필요한 영양소는 모체로부터 공급되므로 모체의 영양부족은 모체의 허약, 빈혈, 조산, 유산, 조기파수 등이 나타나고 태아의 발육, 출생 후 성장지연 등이 나타난다. 그러나 과다한 영양섭취는 비만과 함께 임신성당뇨, 고혈압, 자간전증Preeclampsia, 분만장애, 모유부족 등의 위험을 증가시킬 수 있으므로 적절한 영양 섭취가 요구된다.

4) 노인의 영양

노년기는 기초신진대사량과 활동대사량이 급속히 감소하는 시기로 단백질, 지질의 대사량 등이 현격히 감소함으로써 각종 감염성질환과 만성대사성질환의 위험성이 증가하고 있다. 동맥경화증 및 심혈관계 질환의 발생이 증가할 수 있는 지질의 양을 줄이고, 소화되기 쉬운 양질의 단백질과 부드러운 섬유소와 신체 조혈작용을 하는 비타민이 다량 들어있는 신선한 채소와 과일의 섭취를 높일 필요가 있다.

CHAPTER 09

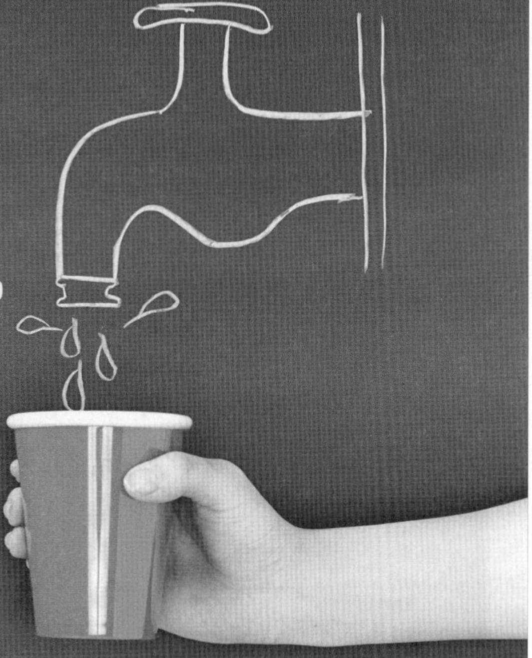

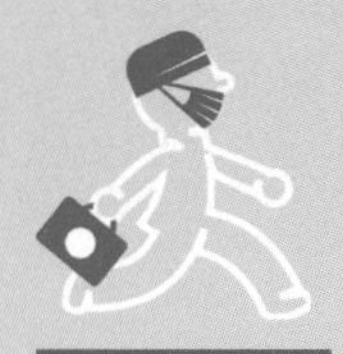

보건행정

1. 보건행정의 개념

1) 보건행정의 의미

보건행정이란 "공정 또는 사적인 기관이 사회복지를 위해 공중보건의 원리와 기법을 응용하는 것"으로 정의된다. 보건행정의 목적은 지역사회 주민의 건강증진으로서 그들의 욕구와 수요를 반영하고 시대와 환경의 변화에 부응해야 한다. 즉 국가나 지방자치단체가 주도적으로 업무를 관장하고 관리적 측면에서 보건의료사업을 기획, 집행, 통제함으로써 국민의 건강증진을 달성하는 것이다. 보건행정의 범위는 기관과 기준에 따라 다소 다르며, 주요 내용은 다음과 같다.

표 9.1 보건행정의 범위

구 분	내 용
세계보건기구	보건관련 제기록의 보존, 보건교육, 보건간호, 모자보건, 환경위생, 전염병관리, 의료서비스 제공
미국보건협회	건강자료의 기록과 보존, 보건교육과 홍보, 환경위생, 개인보건서비스 산업, 보건시설 운영, 여러 사업과 자원 간의 조정과 감독 및 통제
에머슨	보건통계, 보건교육, 모자보건, 환경위생, 전염병관리, 만성 전염병관리, 보건검사 제공
헬 론	음식물관리, 환경오염관리, 구충과 구서, 전염병관리, 연구와 평가, 의료인력관리, 자원과 시설의 효율적 이용

2) 보건행정의 수립

보건행정의 과정 중 최우선적 사항은 그 지역의 현황과 문제점을 파악하는 것으로 보건사업을 수립할 때에는 인력, 시설과 장비, 재정, 조직을 고려해야 한다.

보건행정이 일반행정과 다른점은 일반행정의 4대 요소(조직, 인사, 예산, 법규)와 함께 보건학 및 의학 등 전문지식과 기술을 접목하는 기술적 행정이라는 것이다. 보건사업을 정부의 책임 하에 수행하는 이유는 지역사회의 활동만으로는 달성할 수 없는 부분이 많고 관권과 법적 규제가 필수적인 보건사업도 많기 때문이다. 그 외에도 정부기관이 일반적인 조직과 인원, 안정성과 지속성을 필요로 하는 분야가 많으며 사업의 중첩을 피해야 하는 등의 이유 때문에 정부의 책임이 필요하다. 이로 인해 보건행정이 지역사회의 특성에 맞는 보건사업을 펼치지 못하는 한계가 발생하기도 한다. 보건행정의 사회·경제적 특징은 다음과 같다.

- 불균형하고 예측 불가능한 발생의 결과를 낳는다.
- 소비는 투자적 성격이 있다.
- 비영리적인 동기가 있다
- 외부효과가 있다. 즉 개인의 행동이 타인에게 영향을 미친다.
- 인간에게 필수적이다.
- 요구자(대상자)들이 보건의료에 대한 제반 지식이 부족하다(일방적이다).

2. 보건행정의 역사

1) 세계 보건행정의 역사

인류의 보건행정 역사는 고대(기원전~500년) → 중세(치료의학, 500~1500년) → 여명기(요람기, 사회의학, 1500~1850년) → 확립기(예방의학, 1850~1900년) → 발전기(포괄의료, 1900년~현재)로 진행되었다.

(1) 고대

고대는 보건행정에서 의성이라 불리는 히포크라테스, 시저, 비톨비우스, 갈레누스, 장기설이 등장한 시기이다. 이 장기설은 인간과 환경의 관계를 연구하는 계기가 되었다.

(2) 중세

보건행정의 역사에서 중세의 시기에는 전염병이 유행하여 치료의학의 개념이 생겨났으며, 페스트로 인해 검역제도가 도입되었다.

(3) 여명기

여명기는 보건행정의 요람기로서 프랑스혁명과 산업혁명으로 공중보건학의 사상이 싹트고 기초적인 업적이 실현된 시기이다. 프라카스토리우스는 '미세종'을, 레벤후크는 '현미경'을 발명하여 미생물의 존재를 확인할 수 있는 보건학상의 획기적인 역사를 이루었다. 라마치니는 직업병에 관한 저서를 통해 산업보건의 기초를 세웠다. 독일의 프랭크는 국민의 건강을 확보하는 것은 국가의 책임(위생행정)이라는 말을 통해 보건에서 국가의 중요성을 인식시킨 계기를 마련하였다. 그리고 그랜트에 의해 보건통계가 문을 열었으며, 제너는 '우두종두법'을 개발하였다.

(4) 확립기

보건행정의 확립기는 산업혁명 이후인 근대의 중·후반기로서 비스마르크Bismarck가 세계 최초로 「근로자보호법」을 제정하였다. 영국의 라스본은 보건소제도의 효시가 되었으며, 스노우는 '콜레라에 관한 역학조사보고서'를 통해 미아스마설을 뒤집고 전염병 감염설을 입증하는 동기를 제공하였다. 페텐코퍼는 환경위생학 교실을 개설하여 환경위생학의 시조가 되었으며, 섀턱은 '매사추세츠위생위원회의 보고서'를 통해 미국 공중보건학의 기초를 닦았다.

채드윅은 열병환자 조사를 계기로 대영제국의 노동인구에 관한 위생조건을 바탕으로 세계 최초의 「공중보건법」(1848)을 제정하여 공중보건국과 지방보건국, 보건부(1919)를 발전시키는 기초를 마련하였다.

건열, 고압증기, 저온살균 연구의 선구자인 파스퇴르L. Pasteur는 가금콜레라, 탄저, 광견병의 백신을 개발하였으며, 고흐는 승홍수 소독, 고열유통증기 소독, 파상풍균·결핵균·탄저균 사멸의 연구에 기여하였다. 리스터는 석탄산살균법, 기계기구 의복의 고온멸균법을 개발하였다.

(5) 발전기

보건행정의 발전기는 지역사회 보건학이 확대 보급된 시기로, ① 공중보건학과 치료의학의 조화, ② 사회보장제도와 유전공학의 발전, ③ 보건소제도와 국제보건기구의 발족이 이루어졌다.

보건소제도는 영국에서 최초로 실시되었는데, 영국에서는 의학적 상담의 주축이 되었고, 미국에서는 보건행정의 말단 행정기관에 자리하게 되었다. 보건요원제도는 의료비 절감, 의료혜택의 지역적 편재, 의사부족 등을 해결하기 위해 비의사에게 일정기간 교육을 실시하여 간단한 치료행위와 보건교육을 담당하게 하였다. 시던스트라이커는 '건강과 환경'을 통해 건강에서 환경의 중요성을 역설하였으며, 시에게리스트와 고든은 지렛대이론을 주창하였다.

미국의 보건학 발전을 살펴보면, 1910년 윈슬로우의 '공중보건학' 정의 발전, 1913년 하버드보건대학 설립, 1920년 윈슬로우Winslow의 '공중보건학' 정의 발전, 1965년 「사회보장법」 개정, 1966년 포괄적 건강계획 수립의 과정을 거쳐왔다. 메디케어(우리나라 미시행)란 65세 이상 노인과 신체장애자를 대상으로 한 연방정부 주관 하의 보건의료제도이며, 메디케이드는 저소득 국민을 대상으로 한 의료보장제도(의료보호)로 주정부의 관리 하에 시행되었다.

2) 우리나라 보건행정의 역사

우리나라의 보건행정은 고대(삼국) → 중세(고려) → 조선 → 일제 → 군정 → 정부수립 → 현재로 진행되었다.

① 삼국시대

고구려에는 「신농본초경」에 인삼재배 기록이 있으며, 백제에는 의박사, 채약사, 주금사(약사주)라는 직책이 있었다. 신라에는 승의활동이라는 것이 존재하였다. 우리나라 최초의 의료서적은 고구려 평원왕 때 의총이 오나라에서 전래하였다고 전해진다.

② 고려시대

성종이 의박사를 지방에 파견하여 의육을 시행하였으며, 대의원이라는 의약관청이 운영되었다. 상약국은 궁내의학, 혜민국은 서민의료, 대비원은 빈민의료를 담당하였다.

③ 조선시대

초기에 태종이 의녀제도를 두었으며, 후기인 선조 때는 허준이 「동의보감」을 저술하여 의학 발전에 공헌하였다. 행정기관으로는 전의감이 보건행정을(일반의료행정+의과고시), 내의원이 왕실의료를(고려시대의 상양국), 혜민서가 서민의료를(고려시대의 혜민국), 활인서가 전염병환자를, 전형사가 의약을 담당하였다.

④ 근현대

근대와 현대로 내려오면서 보건행정기관이 더욱 세분화되었다.

3. 보건행정기관

1) 중앙행정기관

우리나라의 보건사업은 중앙정부의 책임 하에 수행하는 경우와 지방자치단체의 책임 하에 수행하는 경우로 나누어 볼 수 있다. 보건사업은 지역사회가 기본단위이고 지역사회 보건사업이 중요하지만, 보건사업의 성격과 내용에 따라 정부와 지방자치단체 간에 균형 있는 사업 수행이 필요하다.

(1) 보건복지부

우리나라 보건행정 조직의 중앙 조직은 보건복지부에서 관장하고 있으며 보건의료, 건강정책, 보건산업, 저출산 고령화, 사회복지, 장애인 정책 등의 업무를 한다.

장 관
장관정책보좌관
대변인
• 홍보기획담당관
• 디지털소통팀
차 관
운영지원과
인사과
감사관
• 감사담당관
• 복지급여조사담당관
기획조정실
• 정책통계담당관
• 정보화담당관
• 보건복지상담센터
정책기획관
• 기획조정담당관
• 재정운용담당관
• 혁신행정담당관
• 규제개혁법무담당관
국제협력관
• 국제협력담당관
• 통상협력담당관
비상안전기획관
보건의료정책실
보건의료정책관
• 보건의료정책과
• 의료자원정책과
• 의료기관정책과
• 의무정책과
공공보건정책관
• 질병정책과
• 공공의료과
• 응급의료과
• 생명윤리정책과
한의약정책관
• 한의약정책과
• 한의약산업과
사회복지정책실
복지정책관
• 복지정책과
• 기초생활보장과
• 자립지원과
• 기초의료보장과
복지행정지원관
• 지역복지과
• 급여기준과
• 복지정보기획과
• 복지정보운영과
사회서비스정책관
• 사회서비스정책과
• 사회서비스사업과
• 사회서비스자원과
• 사회서비스일자리과
연구정책실
인구아동정책관
• 인구정책총괄과
• 출산정책과
• 아동복지정책과
• 아동권리과
• 아동학대대응과
노인정책관
• 노인정책과
• 노인지원과
• 요양보험제도과
• 요양보험운영과
• 치매정책과
보육정책관
• 보육정책과
• 보육사업기획과
• 보육기반과
건강보험정책국
• 보험정책과
• 보험급여과
• 보험약제과
• 보험평가과
의료보장심의관
• 예비급여과
• 의료보장관리과
건강정책국
• 건강정책과
• 건강증진과
• 구강정책과
• 정신건강정책과
• 자살예방정책과
보건산업정책국
• 보건사업정책과
• 보건의료기술개발과
• 보건산업진흥과
• 의료정보정책과
해외의료사업지원관
• 해외의료총괄과
• 해외의료사업과
장애인정책국
• 장애인정책과
• 장애인권익지원과
• 장애인자립기반과
• 장애인서비스과
연금정책국
• 국민연금정책과
• 국민연금재정과
• 기초연금과
사무보장위원회사무국
• 사회보장총괄과
• 사회보장조정과
• 사회보장평가과

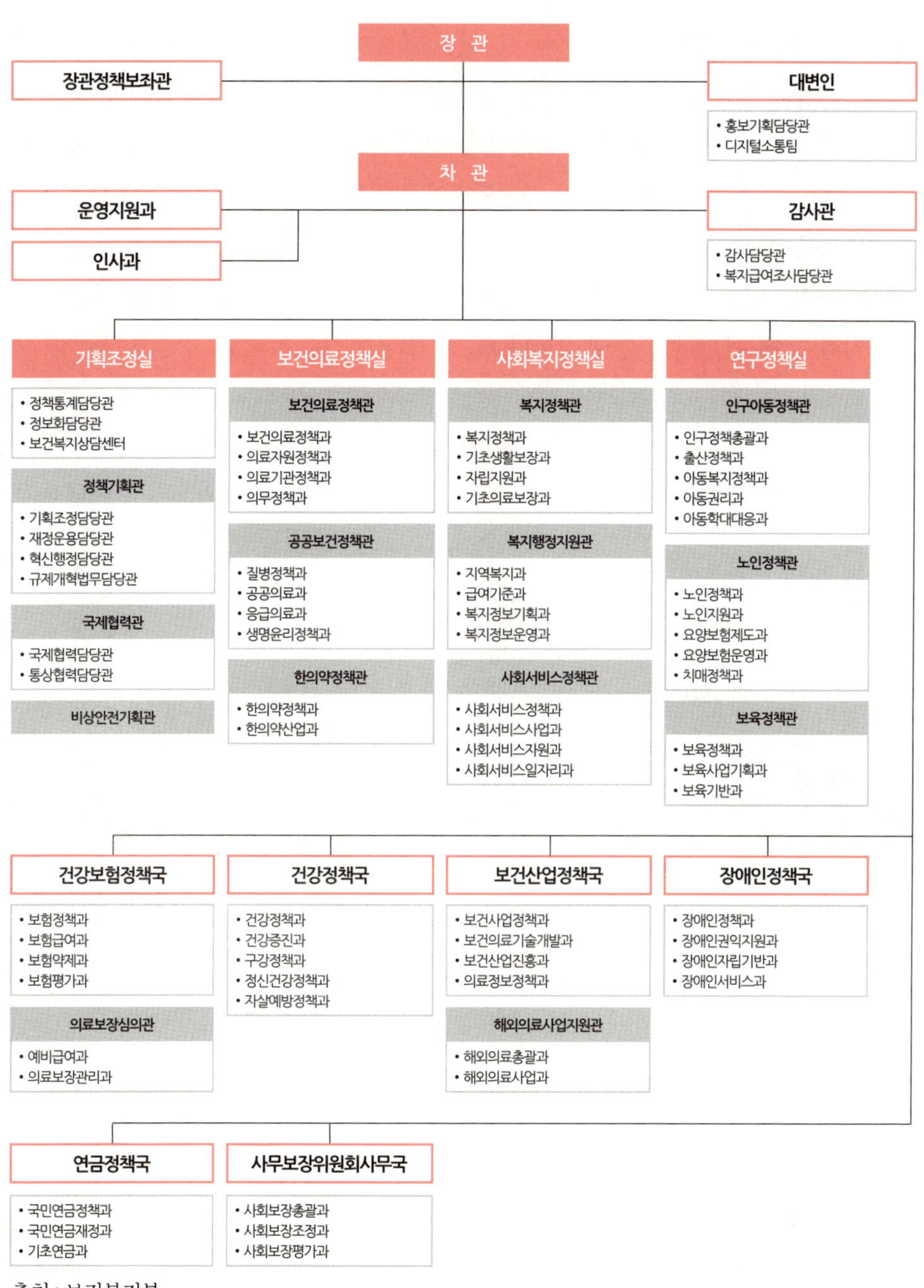

출처 : 보건복지부

그림 9.1 보건복지부의 조직도

(2) 식품의약품안전처

식품의약품안전처는 식품 및 의약품의 안전성에 대한 국민의 관심 증대와 식품 및 의약품 수입량의 증대 등으로 그 중요성이 인식되어 1998년 「정부조직법」 개정(법률 제5529호)으로 보건복지부 조직이 개편되면서 보건복지부의 외청으로 신설되었으나, 2013년 정부조직 개편 때에 식품의약품안전처로 승격하였다. 주요 업무로는 소비자의 위해예방, 식품안전, 식품영양, 농축수산, 의약품, 바이오(한약/화장품/의약외품), 의료기기 등에 관한 업무를 관장한다.

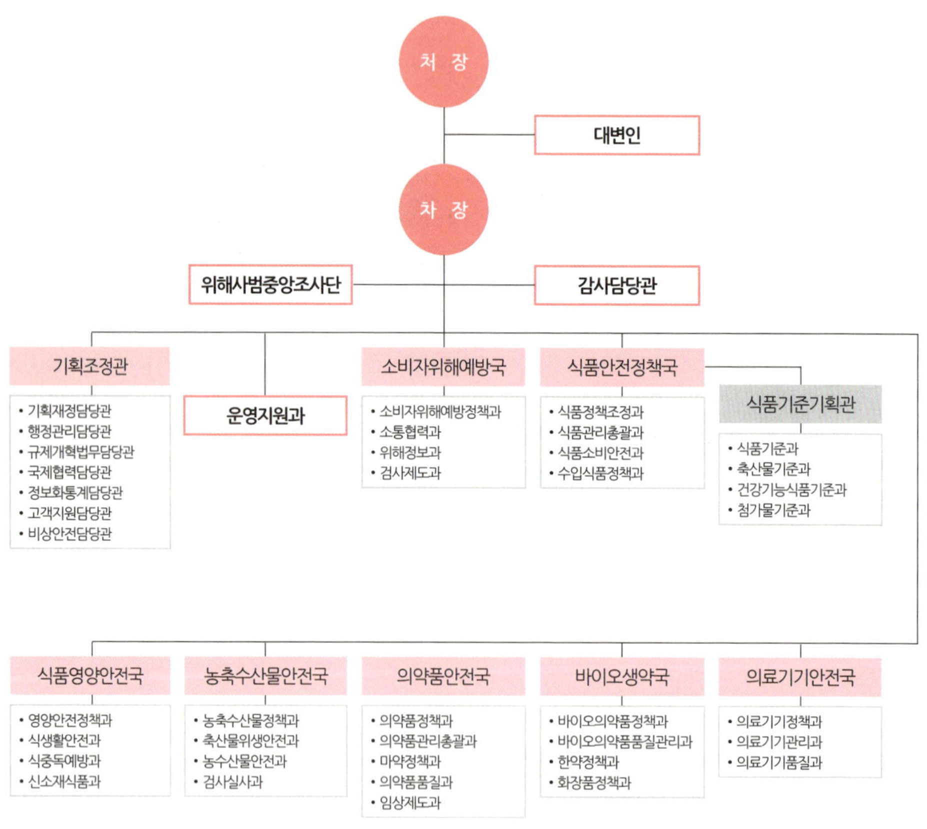

출처 : 보건복지부

그림 9.2 식품의약품안전처의 조직도

(3) 보건복지부 소속기관

- 질병관리본부 : 국가감염원 연구 및 관리와 생명과학 연구를 수행하는 기관
- 국립서울병원 : 국민정신건강의 증진을 위해 정신장애인 진료, 정신과 의료요원의 교육훈련, 정신의학 영역의 조사 연구 등을 수행하는 국가병원
- 국립공주병원 : 국내·외 감염병 유입의 확산 방지, 정신질환을 중점 치료하는 중부지역 거점병원으로 신경정신과 환우들을 위한 의료서비스를 제공하는 정신의료기관
- 국립나주병원 : 정신과 전문진료를 수행하는 국립병원
- 국립부곡병원 : 정신질환자와 중독질환자를 진료하는 국립병원
- 국립소록도병원 : 한센인의 진료, 요양, 복지 및 자활 지원과 한센병에 관한 연구 업무를 수행할 목적으로 설립된 병원
- 국립재활원 : 장애유형별 사업을 수행하는 국내 유일의 국가중앙재활기관
- 국립마산병원 : 결핵 전문의료기관
- 국립춘천병원 : 정신질환자의 치료 및 재활, 알코올 병동과 노인 병동을 특성화하여 운영하는 의료기관
- 국립목포병원 : 정부(보건복지부)가 직접 관리·운영하는 결핵치료 전문의료기관
- 국립검역소 : 감염병의 국내 유입 및 국외로의 전파 방지
- 오송생명과학단지지원센터 : 바이오산업의 첨단 클러스터 조성

2) 지방행정기관

국내 보건행정의 지방행정기관은 보건소로서 보건사업을 수행하는 기관이다. 보건소장의 지휘와 감독은 시장과 군수의 책임으로 규정되어 있다.

최초의 보건소는 1859년 영국의 리버풀에서 라스본W. Rothbone에 의해 설립되었다. 우리나라의 보건소는 미군정 시 1946년에 시범보건소 형태로 운영되다가, 실질적인 보건소 업무는 1962년 9월부터 시행되었다. 보건소는 보건행정의 말단 사업수행기관이다. 보건소 최초의 명칭은 시범보건소로 하였다가 국립보건원으로 개칭하였다.

「보건법」은 1956년 12월 13일에 제정되었으며, 2004년 이후 현재 246개 보건소가 운영되고 있다. 보건환경연구원은 시와 도에 한 개씩 설치되어 있으며 보건환경에 관한 검사연구 및 기술훈련에 관여한다.

3) 국제보건기구

(1) 국제공중보건사무소

국제공중보건사무소는 감염병 예방을 목적으로 창설되었다. 1920년 국제연맹이 창설되어 1921년 산하조직으로 보건기구를 발족시켰다. 국제연맹보건기구와 국제공중보건사무국의 업무가 중복되어 1923년 국제연맹보건기구에서 파리에 있는 국제공중보건사무국의 업무를 흡수하게 되었다.

(2) 세계보건기구

1946년 UN헌장 제57조를 근거로 발족하였으며, 1948년 효력이 발생하여 병제사회이사회 전문기관의 하나로 출범하였다. 세계보건기구의 기능은 다음과 같다.

- 보건문제에 대한 협의 및 규제와 권고안 제정
- 공중보건과 의료 및 사회보장 향상
- 과학자와 전문가들의 협력에 의한 과학의 발전
- 국제검역
- 모자보건 향상
- 보건요원의 훈련과 기술협력
- 보건통계자료의 수집과 의학적 조사연구
- 식품 및 약물과 생물학적 제재에 대한 국제적 표준화
- 재해예방
- 감염병 관리
- 정신보건 향상

- 진단검사기준 확립
- 환경위생과 산업보건 개선
- 회원국의 요청에 따른 의료봉사

4. 사회보장

1) 사회보장의 정의

사회보장Social Security이란, 국민 각자의 생활을 전체 국민의 입장에서 수호하고 개인소득으로만 생활할 수 없는 국민에 대해 국민 전체의 소득을 분배하여 그 생활을 지켜주는 것이라고 할 수 있다. 사회보장은 인간다운 생활 보장, 사회복지 증진, 소득 재분배의 기능을 가지고 있다.

사회보장을 뜻하는 영어 Social Security에서 Security의 어원은 se(= without, 해방) + (= car, 근심 또는 괴로워하는 것)에서 비롯된 것으로 '불안을 없게 하다'라는 뜻이다. 즉 Social Security는 사회적 불안요소를 제거한다는 의미와 평온한 삶을 사회가 보장한다는 뜻을 나타내며, 질병이나 분만, 실업, 폐질, 직업상의 상해, 노령 및 사망에 의한 소득의 상실이나 감소 등에 따른 경제적 곤궁에서 유래하는 근심을 해결함으로써 사회의 평화를 도모하기 위한 것이다.

2) 사회보장의 분류와 기능

사회보장Social Security은 사회보험, 공공부조, 사회복지서비스, 관련 복지제도로 분류하며, 이들은 비슷해 보이지만 각기 다른 기능과 특징을 가지고 있다. 공공부조는 보험료를 내지 않지만 사회보험은 보험료를 지불해야 한다. 사회보장의 분류와 각각의 특징은 다음과 같다.

표 9.2 사회보장의 분류와 특징

구 분	내 용
사회보험	국민을 대상으로 하여 질병, 사망, 노령, 실업, 기타 신체장애 등에 따른 활동 능력의 상실과 소득의 감소가 발생하였을 때 보험방식에 의해 그것을 보장하는 제도로서 폐질 · 사망 · 노령 등에 대한 국민연금, 질병과 부상에 대한 건강보험, 실업에 대한 고용보험, 업무상의 재해에 대한 산업재해보상보험이 있으며 이를 4대 사회보험이라고 한다.
공공부조	국가 또는 지방자치단체의 책임으로 국민의 최저생활을 보장하고 자립을 지원하는 제도로서 극빈자, 불구자, 실업자 또는 저소득 국민과 같이 스스로 생계를 영위할 수 없는 계층의 생활을 그들이 자립할 수 있을 때까지 국가가 재정기금으로 보호해주는 일종의 구빈제도이다.
사회복지서비스	국가, 지방자치단체 및 민간부문의 도움을 필요로 하는 모든 국민에게 상담, 자활, 직업소개 및 지도, 사회복지시설 이용 등의 혜택을 제공하여 정상적인 사회생활이 가능하도록 지원하는 제도로서 「사회복지사업법」, 「모자보건법」, 「아동복지법」, 「장애인복지법」, 「노인복지법」에 의해 부녀자복지, 아동복지, 장애인복지의 증진을 도모하고 있다.
관련복지제도	보건, 주거, 교육, 고용 등의 분야에서 인간다운 생활이 보장될 수 있도록 지원하는 각종 복지제도이다.

(1) 사회보험

사회보험Social Insurance은 근로자나 그 가족을 상해, 질병, 노령, 실업, 사망 등의 위협으로부터 보호하기 위해 실시하며, 개인보험처럼 자유의사에 의해 가입하는 것은 아니고 보험료도 개인, 국가, 기업이 서로 부담하는 것이 원칙이다. 보험료의 계산도 위험의 정도보다는 소득에 비례한 분담을 원칙으로 의존하는 연금보험, 실업보험, 건강보험, 산재보험 등이 있다.

① 4대 사회보험

사회보험제도는 국민에게 발생한 사회적 위험을 보험방식에 의해 대처함으로써 건강과 소득을 보장하는 제도이다. 사회적 위험은 사회구성원 본인은 물론 부양가족의 경제생활을 불안하게 하는 요인이 된다. 따라서 사회보험제도는 사회적 위험을 예상하고 이에 대비함으로써 국민의 경제생활을 보장하려는 소득보장제도라고 할 수 있다.

우리나라는 4대 사회보험으로 폐질 · 사망 · 노령 등에 대한 국민연금, 질병과 부상에 대한 건강보험, 실업에 대한 고용보험, 업무상의 재해에 대한 산재보험이 있다.

② 건강보험과 의료급여

건강보험과 의료급여는 서로 다른 의미이다. 건강보험은 행위별 수가제, 지정의 포괄수가제, 봉급제의 방법으로 보험료를 지불하며 조합방식과 통합방식에 의해 관리한다. 건강보험의 구성 유형은 강제적 보험과 비강제적 보험으로 나뉘며, 급여 형태로는 현금 급여와 현물 급여가 있다. 관리기관은 '국민건강보험공단'이다.

의료급여는 1994년에 의료부조가 폐지되면서 생긴 것으로 「국민기초생활보장법」에 의한 생활무능력자와 일정 수준 이하의 저소득층을 대상으로 선정한다. 우리나라의 「의료보험법」은 1963년 12월, 「의료보호법」은 1977년 12월에 제정되었으며, 의료보험은 1977년 7월 1일에 최초로, 의료보호제도는 1977년 1월에 실시되었다. 전국민 의료보험은 1989년 7월 1일부터 시행되었다.

③ 산재보험과 국민연금

산재보험은 근로자의 재해보상을 보장하기 위한 제도로서 요양급여, 휴업급여, 장해급여, 간병급여, 유족급여, 상병보상연금, 장의비 등이 있다. 국민연금은 1988년부터 상시 10인 이상 사업장의 경우 의무적으로 반드시 가입해야 하며, 1995년에는 농어촌연금이 실시되었다. 국민연금 급여의 종류로는 노령연금, 장애연금, 유족연금, 반환일시금이 있다.

(2) 공공부조

스스로 생활유지 능력이 없는 국민에게 국가나 지방자치단체가 인간다운 생활을 영위할 수 있도록 지원하는 사회보장제도의 하나로 「사회보장기본법」에 따라 국가와 지방자치단체의 책임 하에 시행함을 원칙으로 하고 있다. 따라서 공공부조는 조세를 중심으로 한 일반재정 수입에 의존하며 건강보험료를 내지 않는 무료배급, 의료보호, 취로사업 등 영세민생계보호사업, 수용소구호, 재해구호, 보훈사업 등이 있다.

(3) 사회복지서비스

소득에 관계없이 국가나 지방자치단체가 제공하는 서비스로서 노인복지서비스, 아동복지서비스, 장애인복지서비스, 모자복지서비스가 있다. 노령연금과 장애자연금, 환경위생사업, 위생적인 급수사업, 전염병관리사업 등을 포함한다.

3) 보건의료제도의 분류

보건의료제도는 각 나라별로 그 나라의 경제력과 정치 적합의 사회적 특징에 따라 다양한 형태로 운영되고 있으며, 우리나라는 미국 · 일본과 함께 자유기업형을 선택하고 있다.

- 자유기업형 : 미국, 일본, 한국
- 복지국가형 : 프랑스, 독일, 스칸디나비아제국, 이스라엘, 일본
- 저개발국가형 : 아시아, 아프리카의 저개발국가
- 개발도상국형 : 아시아, 남미 등의 개발국가
- 사회주의국가형 : 러시아, 중국, 쿠바, 영국, 뉴질랜드, 스리랑카

4) 진료기관

보건의료의 기본요소는 국민, 의료인 등의 인적 요소와 의료시설 및 장비, 재정 등의 물적 요소, 그리고 인적 · 물적 요소의 원활한 합의체인 사회조직 요소로 이루어진다. 양질의 의료 요소는 ① 접근성, ② 질, ③ 지속성, ④ 효율성이 모두 갖추어질 때 가능하다.

지역사회 의학의 기본 원리는 지역사회의 중심성, 주민의 자율성, 효율성, 종합성이라고 할 수 있다. 즉 지역사회를 중심으로 주민의 자율에 의해 효율적으로 이용되어야 한다. 의료 수요를 결정하는 요인으로는 교육수준과 선호도, 시각적 요인, 경제적 요인, 사회 · 문화적 요인이 있다. 현재 의료권의 인식, 노인 인구의 증가 등이 원인으로 작용하고 있다. 따라서 이러한 경향은 차후 지속될 것으로 전망된다.

우리나라의 진료기관은 1차, 2차, 3차 진료기관으로 분류되어 운영 중에 있는데,

현대의 병원은 진료기능, 연구기능, 교육기능, 공중보건업무기능 등 4대 기능을 수행하고 있다. 1차 진료기관이 진료기능에 치중한다면 3차 진료기관은 진료 외에도 연구와 교육의 기능이 수반되어 보다 대형화하고 복잡한 업무를 담당하고 있으며, 이러한 추세는 더욱 뚜렷해질 것으로 보인다.

현재 우리 국민이 당면한 현대의료의 가장 큰 문제점이 있다면 의료비의 급격한 상승을 지적할 수 있다.

5) 건강보험수가제도

건강보험의 행위별 수가제는 의료기관에서 의료인이 제공한 의료서비스에 대해 서비스별로 가격을 정하여 사용량과 그 가격에 의해 진료비를 지불하는 제도로서, 우리나라는 의료보험 도입 당시부터 채택하고 있다. 행위별 수가제를 보완하고 의료자원을 효율적으로 활용하기 위해 질병군별 포괄수가제와 정액수가제도 병행하고 있다.

6) 건강보험제도

건강보험은 국민의 질병과 부상에 대한 예방 · 진단 · 치료 · 재활과 출산 · 사망 및 건강증진에 대해 보험급여를 실시함으로써 국민보건을 향상시키고 사회보장을 증진함을 목적으로 하는 제도이다. 이는 건강보험제도가 단순히 질병 등을 치료하는데 필요한 금전적 지원에 그치는 것이 아니라, 질병을 예방하고 건강을 증진하는 적극적인 의미를 내포하고 있음을 뜻한다. 종전의 「의료보험법」에 규정된 목적에서는 '질병 · 부상 · 분만 또는 사망 등'에 대한 보험급여로 명시하였으나, 2000년부터 시행한 「국민건강보험법」에서는 예방 · 진단 · 재활 등도 적용대상으로 정하고 있어 의료비 보험이라는 측면보다는 국민의 건강 자체를 보장하려는 의도를 담고 있다. 「국민건강보험법」은 건강보험심사평가원과 국민건강보험공단의 관리 하에 체계적으로 시행되고 있다.

건강보험은 사회보장제도로서 그 보호되는 위험을 건강보험의 보험사고인 주요 급여대상으로 하여 질병, 부상, 사망, 출산 및 건강증진 등 다섯 가지로 규정하고 있다.

7) 의약분업제도

의약분업제도는 의약품을 전문가의 지도 · 감독이 필요한 전문의약품과 안정성이 확보된 일반의약품으로 분류하여, 전문의약품은 소비자가 의사의 처방에 의해 약국에서 조제 투약받을 수 있도록 하는 제도이다. 이 제도의 시행으로 의사는 처방전을 발행하고 약사는 처방전에 따라서만 의약품을 조제하게 함으로써 의사와 약사의 역할을 명확히 구분하였으며, 진료와 처방은 의사가, 조제와 투약은 약사가 각각 담당함으로써 보다 전문적인 보건의료서비스의 혜택을 누릴 수 있게 되었다. 이 제도에 따라 의사는 의약품을 처방하고, 약사는 그 처방전대로 의약품을 조제해야 한다.

의사는 외래환자에 대해 원외 처방전을 발행하며 약국의 약사만이 원외 처방전에 의한 조제를 할 수 있다. 약국 개설자는 의사의 처방전에 의해 조제하는 경우를 제외하고는 전문의약품을 판매할 수 없으나, 일반의약품은 의사의 처방전에 의하지 않고 판매할 수 있다.

이 제도는 처방과 조제에 대한 이중점검과 소비자의 의약품 직접 구매를 제한함으로써 의약품의 오남용을 제도적으로 예방하여 국민건강을 보호하는 기능이 있으며, 의약품 과잉투약을 방지하고 불필요한 의약품 소비를 감소시켜 약제비를 절감할 수 있다. 처방전이 공개되고 의약품의 포장마다 제조업소명과 제품명이 표시되어 환자가 복약하는 약에 대한 정보를 공유함으로써 환자의 알권리를 충족시키는 데에도 기여하고 있다.

CHAPTER 10

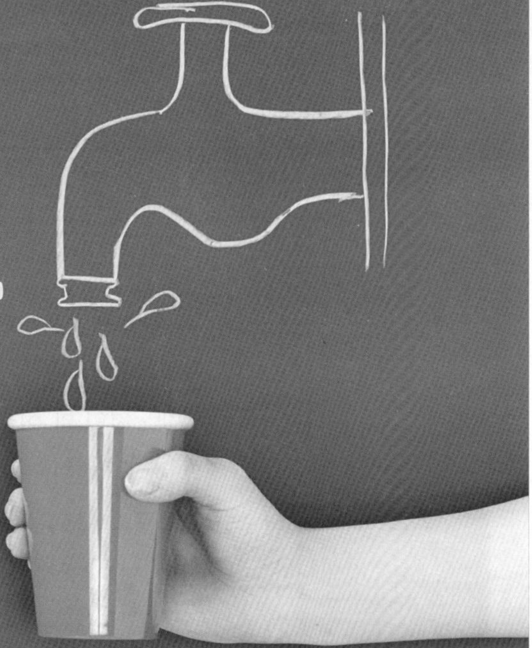

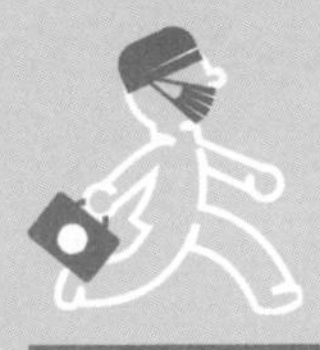

인구와 보건

1. 인구의 개념 및 보건

1) 인구의 개념

인구는 이입(출생 · 전입)과 이출(사망 · 전출)의 메커니즘에 의해 교체가 이루어지는 사람들의 집단을 의미한다. 인구학이란 "인구의 연구를 목적으로 주로 수량적 관점에서 연구되는 인구의 규모, 구조, 변동 그리고 일반적인 특성을 다루는 학문"으로 정의된다. 인구학의 기본 방정식은 다음과 같다.

- 인구 = 초기인구 + 자연증가 + 순국제인구이동
- 자연증가 = 출생자수 - 사망자수
- 순국제인구이동 = 입국하는 이민자수 - 출국하는 이민자수

2) 인구조사

우리나라의 인구총조사는 1925년에 처음으로 실시된 후 2010년까지 5년마다 총 18번이 실시되었다. 초기의 총조사는 주로 인구의 기본 현상에 한정하여 실시하였으나, 점차 조사범위가 넓어져 1960년대에 접어들어서는 인구에 관한 경제, 사회, 문화 등 제반 속성까지도 파악할 수 있도록 그 내용이 크게 늘어났다. 2005년 총조사부터 저출산, 고령화, 주거의 질과 복지 관련 항목이 강화되었다.

총조사의 자료를 바탕으로 인구, 가구, 장래인구를 추계하고 이러한 추계자료를 활용하여 노동력 수급계획을 수립하며 보험료율과 국민연금 지급수준을 결정하게 된다. 저출산노령화지수, 주택보급률, 최저주거기준 미달가구지수 등 각종 사회지표 작성을 위한 기초자료로도 제공된다.

3) 인구변화

인구가 변천하는 과정은 크게 5단계로 나눌 수 있다. 우리나라는 저출산으로 인해 자연증가는 완만해지고, 경제발전과 의료기술의 발달로 사망률이 감소하면서 인구증가율이 낮아지는 4단계에 도달하였다.

- 제1단계 : 출생률과 사망률이 동시에 높아져 인구증가율이 낮은 안정기이다.
- 제2단계 : 출생률은 그대로이나 사망률이 감소하여 인구가 증가하기 시작한다.
- 제3단계 : 출생률은 조금씩 감소하나 사망률이 크게 감소하여 인구가 급격히 증가한다.
- 제4단계 : 출생률은 크게 감소하고 사망률은 조금씩 감소하여 인구증가율이 낮아진다.
- 제5단계 : 출생률과 사망률이 동시에 낮아져 인구증가가 거의 없는 안정기이다.

2. 인구피라미드

1) 인구피라미드의 정의

인구의 연령과 성별구조를 그래프로 나타낸 것을 '인구피라미드'라고 한다. 인구피라미드에서 연령층은 수직축으로 나타내며, 수평막대그래프의 길이는 각 연령그룹의 크기에 비례하여 나타낸다. 일반적으로 수평축의 중심에서부터 남자인구는 왼쪽에, 여자인구는 오른쪽에 배치한다.

인구피라미드는 주어진 특정년도 인구의 연령구조를 한눈에 볼 수 있으며, 그 지역의 사회 · 경제적 특성과 인구학적 특성에 관한 개괄적인 정보를 얻기 위한 가장 좋은 방법으로 이용되고 있다. 일반적으로 0~14세 인구를 유 · 소년층, 15~64세 인구를 청 · 장년층, 65세 이상의 인구를 노년층이라고 한다.

2) 인구피라미드의 종류

인구피라미드는 자연적 증감의 특성을 나타내는 피라미드형, 종형, 방추형과 사회적 증감의 특성을 나타내는 별형, 표주박형으로 나눈다.

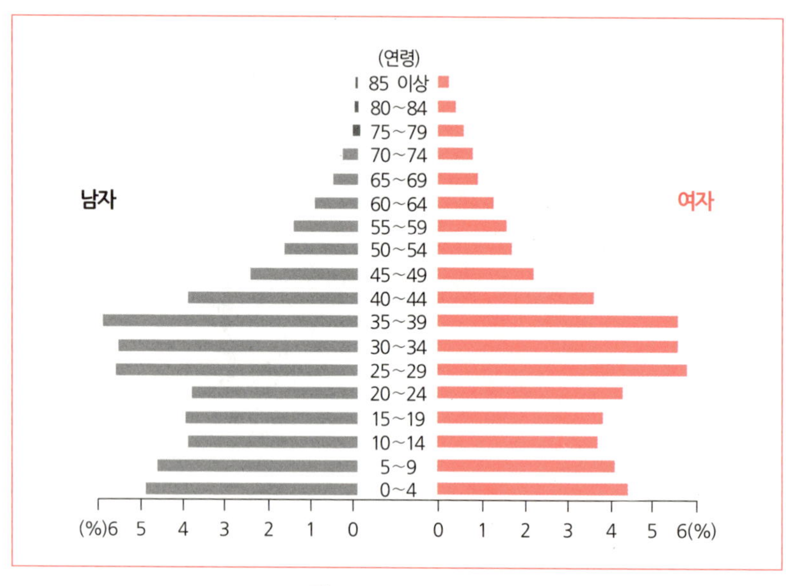

그림 10.1 인구피라미드

① 피라미드형(인구증가형)

유 · 소년층이 큰 비중을 차지하는 형태로, 다산다사의 저개발국가나 개발도상국에서 나타난다.

② 종형(인구정체형)

출생률이 낮아 유 · 소년층의 인구비중이 낮고 평균수명이 연장되어 노년층의 비중이 높은 소산소사의 선진국에서 나타난다.

③ 방추형(인구감소형)

일부 선진국에서 보이는 형태로 출생률이 사망률보다 낮아져 인구가 감소하면서 노동력 부족현상이 일어난다.

④ 별형(도시형)

청 · 장년층의 전입인구가 많은 도시나 신개발지역에서 나타난다. 노인인구나 유 · 소년인구에 비해 생산연령인구가 많으며, 출산연령에 해당하는 청 · 장년층의 비율이 높다.

⑤ 표주박형(농촌형)

청 · 장년층의 전출인구가 많은 농촌에서 나타나는데, 생산연령인구에 비해 노인인구나 유 · 소년인구가 많다. 청 · 장년의 유출에 의한 출산력 저하로 유년층의 비율이 낮아져 노동력이 부족해진다.

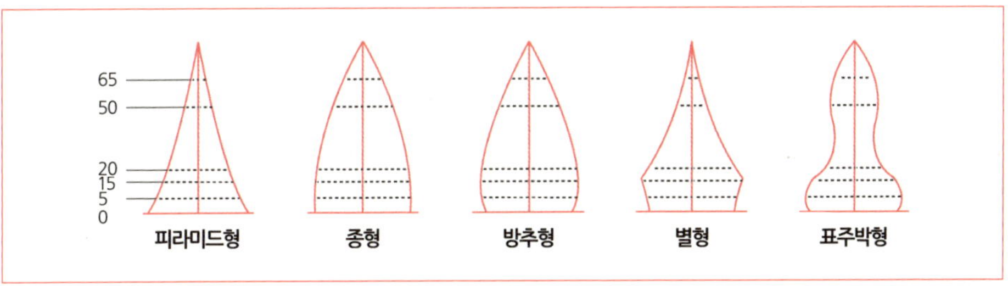

그림 10.2 인구피라미드의 종류

3) 인구피라미드의 변화

세계의 인구구조는 1960년대 피라미드형에서 현재 출생률과 사망률이 함께 감소하는 종형으로 변화하였다. 2050년에는 인구증가율이 감소하는 방추형으로 변화할 것으로 전망되고 있다. 우리나라도 1960년대까지는 밑변이 넓은 피라미드형이었으나, 1990년대에 생활수준의 향상과 의료기술이 발달하여 사망률이 낮아지면서 유 · 소년층이 감소하고 청 · 장년층과 노년층이 증가하여 종형에 가까운 구조로 변화하였다.

2000년 이후에는 인구가 정체하는 종형과 감소하는 방추형의 중간 형태를 보이고 있다. 이러한 변화는 가치관이 변하고 여성의 사회적 진출이 확대됨에 따라 출생률이 감소하고 의료기술의 발달로 사망률이 동시에 낮아졌기 때문이다.

3. 인구의 변천

출생, 결혼, 사망 등 인구동태사건의 절대수는 직접 비교가 불가능하다. 이러한 수치들은 특정 인구의 절대 규모에 따라 달라지기 때문이다. 따라서 이러한 수치에 상응하는 비례 관계를 측정해야 한다. 비례 관계는 조출생률, 조혼인율, 조사망률, 영아사망률 등의 비율로 표시하며, 비율은 천명을 기준으로 표시한다.

조출생률은 특정 1년간의 총 출생아수를 당해 연도의 연앙인구로 나누어 1,000분율로 나타낸 것으로, 특정 인구집단의 출산 수준을 나타내는 기본적인 지표이다. 조사망률은 특정 1년간의 총 사망자수를 당해 연도의 연앙인구로 나누어 1,000분율로 나타낸 것이다.

▸ $\text{조출생률} = \dfrac{\text{특정 1년간의 총 출생아수}}{\text{당해 연도의 연앙인구}} \times 1{,}000$

▸ $\text{조사망률} = \dfrac{\text{특정 1년간의 총 사망자수}}{\text{당해 연도의 연앙인구}} \times 1{,}000$

우리나라의 조출생률은 1970년 31.2명에서 점차 감소하여 2010년 8.9명으로 조사되었으며, 2020년 7.6명, 2050년 5.3명으로 감소세가 이어질 전망이다. 1970년 8.0명이었던 조사망률은 인구의 고령화로 노년층의 사망자수가 증가하면서 2010년 5.8명으로 나타났으며, 2050년에는 16.0명으로 증가세가 예상된다.

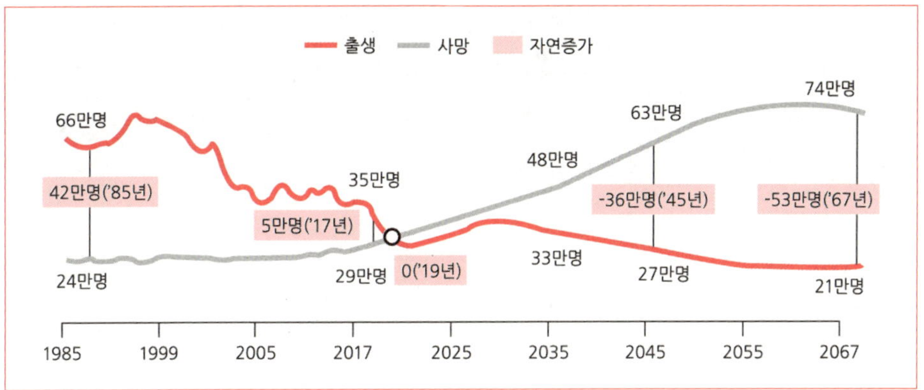

출처 : 통계청 장래인구추이, 2019

그림 10.3 조출생률과 조사망률의 비교

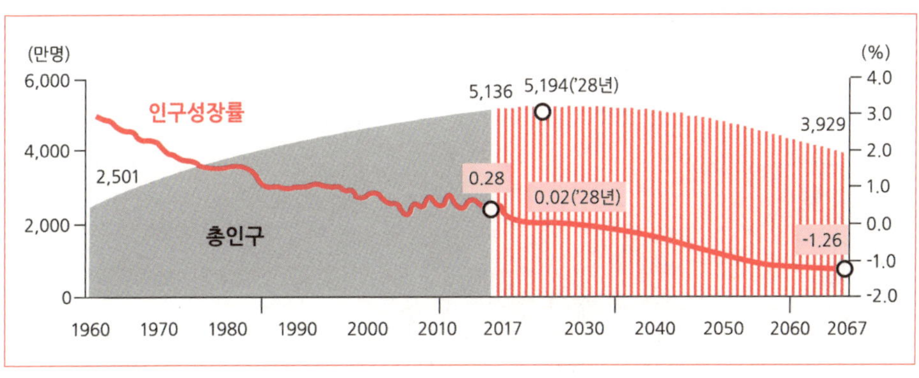

출처 : 통계청, 2019

그림 10.4 우리나라 인구성장률

영아사망률은 만 1세가 되기 전에 사망한 영아수를 당해 연도의 출생아수로 나누어 1,000분율로 나타낸 것이다. 이 수치는 건강수준이 향상되면 영아사망률이 감소하므로, 한 나라의 보건수준을 평가하는 중요한 지표 중 하나이다.

▶ 영아사망률 $= \dfrac{\text{특정 연도의 1세 미만 사망자수}}{\text{당해 연도의 총 출생아수}} \times 1{,}000$

2017년 영아(출생 후 1년 이내 사망) 사망자수는 1,000명으로 전년 대비 154명(-13.3%) 감소하여 지속적으로 감소하는 추세이며, 영아사망률(출생아 천 명당 명)은 2.8명으로, 전년 대비 1.6% 감소하였다. 또한 그림 10.5를 참고하면 2019년부터는 사망자가 출생아보다 많아지는 자연감소 현상이 시작됨을 알 수 있다.

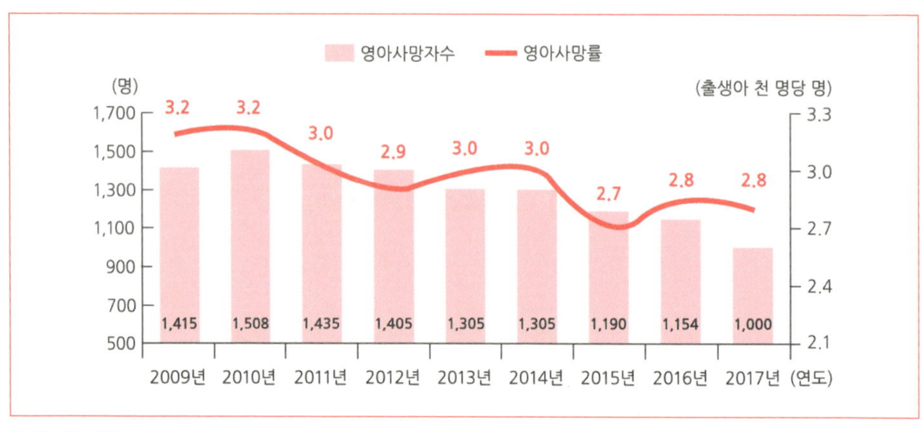

출처 : 통계청, 2019

그림 10.5 영아사망률의 변화

4. 인구현황과 인구정책

1) 인구현황

2005~2010년 세계인구는 한 해 평균 1억 3,612만 명이 출생하고 5,684만 명이 사망하여 7,928만 명이 증가하였다. 대륙별로는 아시아에 39억 1천만 명(61%), 아프리카에 9억 1천만 명(14%), 유럽에 7억 3천만 명(11%), 남미에 5억 6천만 명(9%), 북미에 3억 3천만 명(5%), 오세아니아에 3천만 명이 분포되어 있다. 앞으로 아프리카는 인구가 크게 증가할 것으로 전망되며, 2050년에는 세계인구의 78.8%가 아시아와 아

프리카에 거주할 것으로 예상되고 있다.

2010년 기준 우리나라의 인구는 48,875천 명이며, 2020년 49,326천 명(세계 28위), 2030년 48,635천 명(세계 32위)으로 변화할 것으로 전망된다. 저출산과 고령화 현상이 빠르게 진행되면서 2018년부터 인구가 감소하기 시작하여 2050년에는 지금보다 641만 명이나 줄어들 것으로 예측되었다. 우리나라의 인구성장률은 감소 추세이며, 2020년 이후에는 마이너스를 기록할 전망이다. 인구성장률의 둔화는 저출산이 가장 큰 원인으로 꼽힌다. 2005~2010년 세계인구의 연평균 성장률은 1.18%이며 선진국

수명과 인구통계 관련 용어

1. 수명 관련 용어
- 수명 : 인간이 살 수 있는 최장수 연령을 의미한다.
- 평균수명 : 전체 인구를 기준으로 사망 시 연령을 평균 처리한 것이다.
- 기대수명 : 출생 시 질병이나 사고 등을 고려하여 예상되는 평균수명이다. 이는 당해 연도 0세의 기대여명을 가리키는 것으로, 평균수명과 같은 의미이다. 당해 연도 사망률이 변하지 않는다는 가정 하에 당해 연도를 사는 사람들이 기대할 수 있는 남은 수명을 뜻한다.
- 기대여명 : 특정 연령까지 생존했을 경우 앞으로 더 살 수 있는 평균기간이다.
- 건강수명 : 일상생활을 할 때 활동에 제약이 없이 건강하게 살 수 있는 기대여명이다.

2. 인구통계 관련 용어
- 추계인구 : 인구주택총조사의 결과를 기초로 인구변동요인(출생 · 사망 · 국제이동 등)을 반영하여 매년 7월 1일 현재로 조성법을 이용하여 추계한 인구이다.
- 인구성장률 : 특정 연도 간의 인구변동요인(출생 · 사망 · 이동)을 모두 감안한 인구 증가(감소)율이다.
- 성비 : 인구구조를 크게 남녀별로 구분하는 지표로 여자 100명당 남자수이다.
- 평균연령 : 우리나라의 총인구에 대한 평균연령이다.
- 중위연령 : 총인구를 연령순으로 나열할 때 중앙에 있는 사람의 연령이다.
- 연령별 출산율 : 15세부터 49세의 가임여성 천 명당 해당 연령의 출생아수이다.
- 합계 출산율 : 한 여성이 가임기간(15~49세) 동안 낳을 것으로 예상되는 평균 출생아 수이다.
- 유 · 소년부양비 : 생산 가능인구(15~64세) 100명에 대한 유 · 소년인구(0~14세)의 비이다.
- 노년부양비 : 생산 가능인구(15~64세) 100명에 대한 고령인구(65세 이상)의 비이다.
- 노령화지수 : 유 · 소년인구(0~14세) 100명에 대한 고령인구(65세 이상)의 비이다.

은 0.34%, 개발도상국은 1.37%이다. 최근(2010~2015) 우리나라의 인구성장률은 중국, 인도, 프랑스, 미국, 영국보다 낮으나 일본보다는 높다.

2) 인구정책

인구정책은 국가적인 차원에서 국민의 출산, 결혼, 사망, 이동 등의 인구 형태를 바꾸기 위한 목적으로 취하는 모든 조치를 의미한다. 1990년대 초 이래 급격한 출산율 감소는 정부의 강력한 가족계획 사업, 사회경제 발전(국민소득 상승, 교육수준 향상, 보건의료수준 발달 등), 영아사망률 급감, 적은 수의 자녀 선호 등 가치관의 변화가 복합적으로 작용한 결과이다. 특히 출산율 수준은 국가의 인구정책에 의해 지대한 영향을 받는다.

우리나라의 출산 관련 인구정책은 출산억제 정책기, 인구자질향상 정책기, 출산장려 정책기로 구분된다. 출산억제 정책기는 정부가 인구증가를 억제하기 위해 가족계획사업을 도입한 1961년부터 출산억제정책을 공식적으로 폐지한 1996년 직전까지의 기간을 말한다.

인구자질향상 정책기는 정부가 인구의 자질과 복지향상을 강조하는 방향으로 인구정책을 공식 발표한 1996년부터 저출산 대응을 위해 '고령화미래사회위원회'가 발족되기 직전인 2004년 2월까지의 기간이다. 마지막으로 출산장려 정책기는 정부가 저출산 문제의 심각성을 인식하고 출산율 회복을 위한 정책을 추진하기 위해 고령화 및 미래사회위원회를 설치하고 국가 로드맵을 설정한 2004년부터이다.

(1) 출산억제 정책기(1961~1995)

1960년대 초 우리나라는 국토분단에 따른 경제구조의 불균형과 한국전쟁으로 인한 생산시설의 파괴, 기술인력의 부족 등으로 경제적 빈곤상태였음에도 불구하고 해외동포의 귀환, 북한동포의 월남, 전후의 출산 붐 등으로 인해 인구가 급증하였다.

정부는 인구의 과잉이 경제발전에 장애가 된다는 점을 인식하고 인구를 억제하기 위한 가족계획사업을 추진하였다. 이에 1961년 급증하는 인구를 조절하여 국가경제의 발전을 꾀하고 모자보건의 증진과 국민생활의 향상을 도모하고자 가족계획사업을 국책사업으로서 전면적으로 실시하게 되었다. 1995년까지의 감소 목표를 1985년에 조기 달성하였으며, 1989년에는 무료피임보급 사업을 저소득층으로 한정하고 자비피임으로 전환하였다. 그러나 1990년대에 다음과 같은 이유로 출산율이 계속 낮아지자 출산억제 정책에서 출산장려 정책으로 변환하였다.

- 양육비와 교육비 상승으로 부담 증가
- 고용 불안정과 노동시장의 유연성 부족으로 청년층과 여성구직 곤란
- 출산 후 노동시장 재진입 곤란에 따른 결혼기피와 만혼 일반화
- 일과 가정의 양립 곤란, 가족친화적 직장문화 부재
- 보육시설의 부족

(2) 인구자질향상 정책기(1996~2003)

1990년대 초에 이르러서도 출산율이 인구대체 수준보다 낮은 수준에서 유지되었다. 이러한 저출산이 지속될 경우 노동력의 감소, 노인인구의 급증에 따른 복지부담의 증가와 노동생산성의 감소, 인구구조의 변동에 따른 사회보험 재정의 약화, 성비불균형의 심화, 청소년 성문제 등이 심각한 사안으로 대두되리라 예상되었다. 이에 따라 정부는 그동안의 인구증가 억제정책을 폐지하고 대신 인구의 자질 향상과 복지증진에 중점을 두는 방향으로 정책을 전환하여 지속 가능한 사회 · 경제 발전을 위한 저출산 수준의 유지, 유병률과 사망력 개선, 출생성비 균형, 인공임신중절 방지, 남녀평등과 여권신장, 청소년의 성문제 예방, 에이즈와 성병 예방, 인구분포의 균형, 가족보건과 복지증진, 노인복지증진 등을 포함시켰다.

(3) 출산장려 정책기(2004~현재)

2002년에 국민연금발전위원회가 저출산으로 인한 연금 고갈과 합계 출산율 1.17명을 내용으로 발표하면서 저출산 대책에 대한 필요성이 제기되었다.

2003년 급속한 출산율 감소는 고령화로 인한 생산가능인구의 감소, 노동생산성 저

하로 인한 경제성장 둔화를 초래하는 등 사회 전반에 걸친 심각한 문제로 이어질 것이라는 우려가 제기되었다. 이에 적정수준의 출산율을 유지하기 위한 방안이 다양하게 모색되었다.

2005년 저출산과 고령화에 대응하기 위한 정책의 법적 근거로서 「저출산 · 고령사회기본법」이 제정되어 전반적인 종합대책으로서 제1차 저출산 · 고령사회 기본계획인 '새로마지플랜'을 공표하였으며, 이 법에 따라 5년마다 범정부적인 저출산 · 고령사회 기본계획을 다음과 같이 수립하였다.

- 제1차(2006~2010) : 출산과 양육에 유리한 환경 조성과 고령사회 대응기반 구축
- 제2차(2011~2015) : 점진적 출산율 회복과 고령사회 대응체계 확립
- 제3~5차(2016~2030) : OECD 국가 평균수준 출산율 회복과 고령사회에 대한 성공적 적응

우선 제1차 기본계획에서는 출산율 하락추세 반등과 고령사회 적응기반 구축을 목표로 하여 출산과 양육에 대한 사회책임 강화, 가족친화 · 양성평등 사회문화 조성, 건전한 미래세대 육성을 통해 출산과 양육에 유리한 환경을 조성하는 것을 주요 정책 과제로 결정하였다. 이와 함께 안정적인 노후소득 보장체계 구축, 노인의 건강과 의료보장 내실화, 주거 · 교통 · 문화 등 안전하고 활기찬 노후생활 기반 조성을 통해 고령사회의 삶의 질을 향상시키고자 하였다. 더불어 저출산 · 고령사회의 성장동력 확보를 위해 여성과 노인인구 등 잠재인력 활용, 인적자원의 경쟁력 제고, 고령사회 금융기반 조성, 고령친화산업 육성 등을 추진하였다.

제2차 기본계획은 기존의 저소득층 위주 지원에서 탈피하여 맞벌이 가구와 베이비붐 세대로 대상을 확대함으로써 체감도를 높이고, 정부 중심에서 벗어나 국민의 참여를 유도할 수 있는 다양한 정책을 마련하였다. 제2차 계획의 궁극적 목표는 출산율 제고뿐만 아니라 가족친화적 문화 조성과 고령사회의 활기찬 생활 보장을 통해 삶의 질을 끌어올리는 것이다. 이러한 노력이 지속될 경우 중장기적으로 출산율이 OECD 평균수준으로 회복되고 고령사회에 대한 효과적인 대응이 가능할 것으로 기대된다.

CHAPTER 11

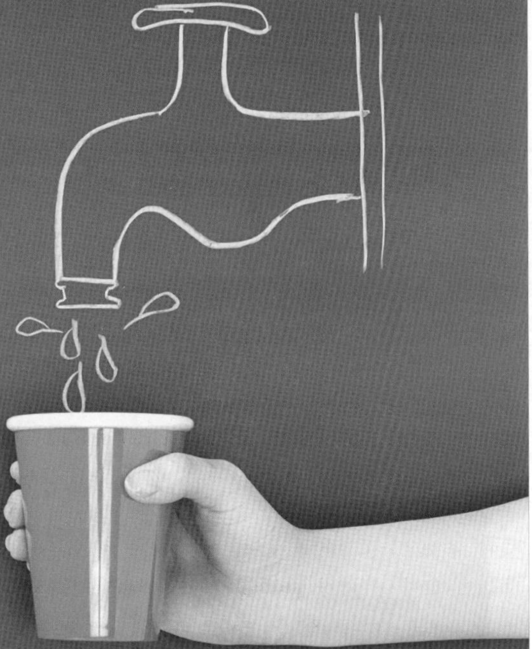

모자보건

1. 모자보건의 개념

모자보건(母子保健)은 임신, 분만, 수유기의 여성과 태아, 신생아(생후 1개월), 영아(생후 12개월 미만), 유아(1~6세)를 대상으로 한다. 통계청의 자료에 의하면, 출산율의 감소로 영 · 유아(0~6세)는 점차 감소하며 노인(65세 이상)은 증가하고, 이로써 국가의 노동력과 노인부양을 위한 인구를 확보하고자 출산장려 대책이 강구되고 있다.

「모자보건법」에서는 임산부란 임신 중이거나 분만 후 6개월 미만인 여성, 모성이란 임산부와 가임기 여성이라고 규정하고 있다. 이 법에 의하면, 모자보건은 모성과 영 · 유아의 생명과 건강을 보호하고 건전한 자녀의 출산과 양육을 도모함으로써 국민보건의 향상에 이바지함을 목적으로 한다. 모자보건은 국가의 보건수준을 나타내는 지표로 사용되며, 모성보건과 영 · 유아보건으로 구분한다.

2. 모자보건

1) 모자보건의 중요성

① 모성과 영 · 유아의 건강은 국민 재생산력과 다음세대 인구 자질의 향상에 영향을 준다.
② 모자보건 대상인구가 전체 인구의 60~70%를 차지한다.
③ 임산부와 영 · 유아는 질병에 걸리기 쉽다.
④ 모자보건 대상의 건강은 예방사업을 통해 관리가 가능하다.
⑤ 어린이는 무한한 가능성을 지닌 국가의 귀한 인적자원이다.
⑥ 어린이의 질병을 적기에 치료하지 않으면 사망률이 높고, 치료 후에라도 영구적 장애가 나타날 수 있다.

2) 모자보건사업

「모자보건법」에 의하면, “모자보건사업이란 모성과 영 · 유아에게 전문적인 보건의료서비스 및 그와 관련된 정보를 제공하고, 모성의 생식건강관리와 임신 · 출산 · 양육 지원을 통해 이들이 신체적 · 정신적 · 사회적으로 건강을 유지하게 하는 사업”이다. 보건소의 모자보건기구에서는 다음과 같은 내용의 모자보건사업을 시행하고 있다.

- 모성의 생식건강관리와 건강증진 프로그램 개발
- 임산부의 산전 · 산후관리 및 분만관리와 응급처지
- 영 · 유아의 건강관리와 예방접종
- 부인과 질병 및 그에 관련되는 질병예방
- 심신장애아의 발생예방과 건강관리
- 성교육과 성상담 및 보건에 관한 지도, 교육, 연구, 홍보와 통계관리

3) 모자보건지표

모자보건의 수준은 여러 가지 지표로 비교할 수 있다. 지표로 사용하는 통계자료로는 출생률, 사산율, 사망률, 영아사망률, 모성사망률, 신생아사망률, 영아후기사망률, 주산기사망률, 유아사망률, 출산율 등이 있다.

(1) 영아사망률, 신생아사망률, 영아후기사망률

영아사망률은 출생아 1,000명 중 1년 미만에 사망한 아이의 수를 말한다. 출생아 1,000명 중 생후 28일 미만에 사망한 아이의 수는 신생아사망률이며, 출생아 1,000명 중 생후 28일 이후 1년 미만에 사망한 아이의 수는 영아후기사망률이라 한다.

개발도상국의 경우 영아사망률이 높은 편으로, 모성의 잦은 출산과 영양부족으로 초래된 신생아의 불량한 건강상태, 출산 후 영양결핍이나 감염, 고위험 영아의 생존유지에 필요한 의료기술 부족 등이 원인이 되고 있다. 영아사망률은 모성의 영양과

건강관리, 가족계획, 영아의 예방접종과 건강관리 등을 통해 감소시킬 수 있다.

▶ 영아사망률 = $\frac{\text{1년 미만에 사망한 아이의 수}}{\text{1년간의 출생자수}} \times 1{,}000$

▶ 신생아사망률 = $\frac{\text{28일 미만에 사망한 아이의 수}}{\text{1년간의 출생자수}} \times 1{,}000$

▶ 영아후기사망률 = $\frac{\text{생후 28일～1년 미만에 사망한 아이의 수}}{\text{1년간의 출생자수}} \times 1{,}000$

(2) 사산율

아이가 임신 28주 이후에 죽어서 태어나는 경우를 사산이라고 하며, 사산율은 사산아와 출산아를 포함하여 1,000명 중 사산아의 수로 나타낸다.

▶ 사산율 = $\frac{\text{28주 이후의 사산아수}}{\text{출생아수} + \text{사산아수}} \times 1{,}000$

(3) 주산기사망률

주산기는 임신 22주 또는 출생 후 7일 이내를 말한다. 22주 이후 사산아와 출산아를 포함하여 1,000명 중 임신 22주 이후 사망한 아이와 출생 7일 이내에 사망한 아이를 합한 수를 주산기사망률이라고 한다.

▶ 주산기사망률 = $\frac{\text{22주 이후의 사산아수} + \text{출생 7일 이내 사망아수}}{\text{1년간 출생아수} + \text{22주 이상의 사산아수}} \times 1{,}000$

(4) 모성사망률

세계보건기구는 임신 중이나 분만 후 42일 이내에 발생하는 임부 또는 산모의 사망을 모성사망으로 정의한다. 임신 중 전염병과 만성질병 및 사고에 의한 사망은 포함되지 않으며, 임신과 출산 또는 산욕증의 합병증으로 인한 사망의 경우에만 모성사망이라고 한다. 모성사망률은 15~49세 가임기여성 1만 명당 모성사망수를 표시한다. 모성사망비는 출생아 10만 명당 모성사망수로 표시하는데, 동일 인구집단 간의 비교가 아니므로 비율로 나타낸다.

$$\blacktriangleright \text{모성사망률} = \frac{\text{임신, 분만, 산욕기 합병증으로 사망한 모성수}}{\text{15\sim49세 여성수}} \times 10{,}000$$

$$\blacktriangleright \text{모성사망비} = \frac{\text{임신, 분만, 산욕기 합병증으로 사망한 모성수}}{\text{1년간 출생아수}} \times 10{,}000$$

4) 건강한 출산의 저해요인

(1) 고령의 임신과 출산

35세 이후의 임신과 출산을 말하며, 임신성 당뇨와 고혈압, 선천성 기형아 출산, 자연유산율 증가 등을 유발할 수 있다.

(2) 10대의 임신과 출산

신체가 미성숙한 상태에서 임신을 하게 되어 건강한 아이의 출산이 어렵다. 임신중독증으로 인한 저체중아의 출산빈도가 높다.

(3) 임신중독증

임신 7~8개월에 발병 가능성이 크며 고혈압, 단백뇨, 부종 등의 증상이 나타난다. 우리나라의 경우 발병률이 5~8%인데, 출혈 및 감염과 함께 임산부의 3대 사망원인이며, 조산과 사산의 위험이 높고, 산모는 시력을 상실할 가능성이 크다.

(4) 흡연

임산부의 흡연은 태아로의 산소공급을 방해하고, 담배연기의 유독성분이 태아의 뇌를 손상시킬 수 있다. 유아돌연사증후군의 위험이 증가하고 저체중, 선천성 기형, 발육지체, 신경장애 등의 문제가 있는 아이를 출산할 가능성도 높아진다.

5) 모성보건

모성은 일반적으로 임신이 가능한 15~49세의 여성을 의미하지만, 좁은 의미에서는 임신, 분만, 수유기에 있는 임산부를 뜻한다. 따라서 모성보건사업은 임신, 분만, 수유와 관련된 질병의 예방에 중점을 두어 산전관리, 분만관리, 산후관리를 실시한다.

(1) 산전관리

산전관리는 임부와 태아는 물론 그 가족의 신체적 · 정신적 건강의 유지에도 관심을 두어 건강한 아이를 분만하도록 도와주는 것이다. 임신은 자연현상이지만 산모에게 합병증이 생길 수 있으며 조산, 태아성장 지연, 사산의 위험도 있다. 분만 과정에서 또는 출산 후 산모나 신생아에게 문제가 발생할 수도 있다.

이러한 위험을 예방하거나 조기에 발견하여 적절한 조치를 취하면 산모와 태아를 보호할 수 있으므로 산전관리는 매우 중요하다. 산전관리는 정기적인 건강진단을 통해 가능한데, 임신 28주까지는 4주에 1회, 28주 이후부터는 36주까지는 2주에 1회, 37주 이후부터는 1주일에 1회 검진하는 것이 바람직하다.

① 임신 중 일반 건강진단 내용

- 기초신체와 건강검사 : 신장, 체중, 혈압, 맥박, 호흡, 혈액형, Rh인자를 측정하고 소변검사, 혈액검사, 매독혈청검사를 실시한다.
- 일반적 질병력 확인 : 산모의 과거 병력과 현재 앓고 있는 질환, 특히 출산에 영향이 있는 결핵, 당뇨, 갑상선기능이상, 심장병, 고혈압, 성병 등을 확인한다.
- 월경력 확인 : 월경주기, 최종월경일, 분만예정일을 확인한다.

- 산과력 확인 : 임신과 분만 횟수, 인공유산과 자연유산 횟수, 사산 · 기형 · 저체중 출산 경험, 임신합병증 여부, 자연분만과 제왕절개분만 여부를 확인한다.
- 출산관련 검사 : 태아의 심음, 태위, 자궁저의 높이, 자궁경부의 상태를 확인하고 기형아검사와 양수검사를 실시한다.

② 영양관리

임신부는 자신의 건강 유지와 태아의 성장을 고려하여 충분한 영양을 섭취해야 한다. 평소보다 열량과 주요 영양소의 필요량이 증가하게 되는데, 임신부는 식사의 질이 양보다 중요하므로 영양섭취 기준에 따라 다음과 같이 필요한 양을 섭취하는 것이 좋다.

- 에너지(열량) : 임신 중에는 기초대사 증가, 태아와 태반의 성장, 자궁과 유방조직의 증식 등으로 1일 에너지 필요량이 증가한다. 임신 초기에는 증가하지 않으며 중기에는 340kcal, 말기에는 450kcal를 추가한다.
- 탄수화물 : 임신부는 총에너지섭취량 중 50~60%를 탄수화물로부터 공급받는데, 태아의 뇌조직이 사용하는 포도당을 충족시키기 위해 하루에 175g의 탄수화물을 섭취해야 한다. 섬유소가 많은 식물성식품을 섭취하면 변비를 막고 파이토케미컬을 섭취할 수 있어 건강에 유익하다.
- 단백질 : 1일 단백질 필요량은 임신 초기에는 적으나 후반기에는 증가한다. 평소에 비해 임신 중기에는 15g, 후기에는 30g의 단백질을 더 섭취해야 한다.
- 지방 : EPA나 DHA와 같은 n-3지방산은 태아의 뇌와 망막조직의 발달에 필요하고 자궁수축을 방지하여 조산을 예방할 수 있으므로, 임신 중에는 n-3지방산이 풍부한 등푸른생선을 섭취하는 것이 좋다.
- 무기질 : 칼슘은 임신 중 태아의 성장발달과 모체조직의 증가를 충족시키기 위해 필요량이 증가한다. 임신 중기에는 하루에 280mg, 말기에는 370mg을 더 섭취해야 하는데, 우유 및 유제품과 뼈째 먹는 생선이 칼슘을 많이 함유하고 있다. 임신 중에는 월경이 중단되고 철 흡수율이 증가하지만 임신성 빈혈이 많이 발생한

다. 임신을 하면 태아발육, 태반형성, 모체적혈구 증가, 분만 시 출혈 등으로 철의 필요량이 증가하는데, 특히 임신 후반에 급격히 증가하므로 임신 전기에는 하루에 4mg, 후기에는 8mg을 더 섭취해야 한다. 붉은 살코기, 동물의 간, 난류, 녹색채소 등이 철분의 좋은 식품 급원이다. 식품을 통한 철 섭취가 어렵다면 임신 말기에는 철 보충제를 복용하는 것이 좋다. 임신 중 아연이 부족할 경우에는 조산아 출산, 출산 중 용혈, 진통시간 연장 등의 문제가 생길 수 있으므로 임신 전보다 하루에 2.5mg을 더 섭취하는 것이 좋다.

- 비타민 : 비타민 A는 태아의 성장, 세포분화, 정상적인 발달에 필요하며 비타민 D는 칼슘 흡수에 필수적이다. 비타민 C는 성장에 꼭 필요한 콜라겐 합성에 관여하며 티아민, 리보플라빈, 나이아신은 에너지대사와 관련이 있어 임신 중에 더 섭취해야 한다. 특히 엽산은 태반 형성을 위한 세포증식, 적혈구 생성, 태아의 성장 등과 관련이 있는데, 임신 초기에는 세포분열이 활발하므로 임신 전부터 엽산 섭취에 신경을 써야 한다.

(2) 분만관리

분만은 자궁 내에 있던 태아와 그 부속물이 모체 밖으로 배출되는 현상이다. 산모와 태아의 안전한 분만과 건강을 위해 분만관리가 필요하다. 산모와 가족에게 분만의 시작을 구별하는 방법과 병원에 가야 하는 시간 등을 주지시키고 산모가 공포감이 없는 상태에서 정신적 · 신체적으로 편안하게 분만에 임하도록 교육한다.

(3) 산후관리

모체는 분만으로 인해 신체 기능에 변화가 발생한다. 이 변화를 임신 전의 상태로 회복하는 기간을 산욕기라고 하며, 분만 후 6주까지가 이에 해당한다.

① 산욕기관리

산욕기에는 모체의 신체적 · 정신적 건강관리와 일상생활에 적응할 수 있는 생활관리가 필요하다. 분만 후에는 충분한 수면과 안정이 필요하며, 특별한 문제가 없는 경우 간단한 샤워는 가능하므로 몸을 청결하게 유지하도록 한다. 산후 운동은 몸에 무리가 가지 않는 범위 내에서 실시하며, 출산 후 6개월까지는 심한 운동을 피하는 것이 좋다.

출산 후에는 눈물이 나고 잠이 잘 오지 않으며 식욕이 없고 부정적인 생각을 하게 되기도 하는데, 이를 산후우울증이라고 한다. 출산 직후 호르몬의 변화와 육아로 인한 스트레스가 원인으로 출산 2주에서 수개월까지 지속되기도 한다. 산후우울증은 가족이나 전문가의 도움을 받아 조속히 치료하는 것이 바람직하다.

② 수유관리

분만 후 2~3일경부터 모유분비가 시작되는데, 처음 분비되는 모유를 초유라고 한다. 초유는 노랗게 일주일 정도 분비되며, 면역물질이 함유되어 있어 신생아에게 반드시 먹여야 한다. 모유수유는 산모나 아이 모두에게 힘든 일이므로 다음 사항에 주의하여 실시한다.

- 수유 전에 산모의 손과 유방을 따뜻한 물로 씻고 유두에는 비누질을 하지 않는다.
- 수유 시에는 양쪽을 번갈아 먹이는데, 처음에는 5분씩 먹이고 시간을 차츰 늘려 한쪽 유방을 완전히 비우는 것이 유즙 분비를 촉진하는데 효과적이다.

3. 영 · 유아보건

영 · 유아는 신생아부터 유아까지의 아이를 말한다. 생후 7일까지는 초생아, 생후 4주까지는 신생아, 생후 1년 미만은 영아, 만1세 이상부터 초등학교 취학 전인 6세 미만까지는 유아라고 한다. 초생아, 신생아, 영아는 모성의 영향을 가장 많이 받으며 유아는 사고사가 많아 사고관리가 중요하다. 영 · 유아보건의 목적은 영 · 유아의 신체적 발육과 정서적 성장을 촉진하고 영양부족과 감염으로 인한 질병을 예방하며 조산아, 불구아, 심신장애아 등을 조기에 발견하여 치료 및 교정함으로써 건강한 성인이 되도록 하는 데에 있다. 보건복지부에서는 영·유아의 사망과 장애를 사전에 예방하기 위해 다음과 같은 사업과 제도를 실시한다.

예방접종사업

2009년 3월부터 필수예방접종 비용을 국가가 지원하며, 만 12세 이하의 모든 어린이를 대상으로 한다. 보건소에서는 예방접종 시 무료이며, 시·군·구청장이 위탁한 의료기관에서는 비용의 30%를 지원받는다.

(1) 영·유아의 장애 예방과 미숙아 관리체계 강화

① 선천성 대사이상 검사와 환아관리

한국인에게 발생빈도가 높은 선천성 대사이상 검사 6종(페닐케톤뇨증, 갑상선기능저하증, 호모시스틴뇨증, 단풍단뇨증, 갈락토스혈증, 선천성 부신과형성증)을 모든 신생아에게 무료로 실시하고 검사 결과 대사이상 환아로 확진 시 특수조제 분유, 의료비, 저단백밥을 지원한다.

② 신생아 청각선별검사 지원

선천성 난청으로 인한 언어발달 장애 및 사회부적응 등의 후유증을 최소화하기 위해 신생아 청각선별 검사(신생아 난청조기 진단)를 실시한다. 모든 신생아를 대상으로 실시하지는 못하고 있으나 점차 대상인원을 확대할 예정이며, 난청 확진 시 재활치료를 실시한다.

③ 미숙아와 선천성이상아 등록관리 및 의료비 지원

미숙아와 선천성이상아의 집중치료에 따른 과다한 의료비 지출로 치료를 포기하거나 치료 시기가 지연되면서 발생하는 장애와 영아사망을 예방하고자 의료비를 지원한다. 미숙아와 선천성이상아의 출생을 보고받은 보건소에서는 등록카드를 작성하여 등록한 후 의료기관과 긴밀히 연계하여 퇴원한 후에도 지속적이고 종합적인 관리가 이루어지도록 한다.

(2) 모유수유 클리닉 운영과 모유 먹이기 홍보사업

모유수유의 중요성을 인식시키고 모유수유 실천율을 높이기 위해 교육, 홍보, 캠페인을 전개한다. 지역보건소는 모유수유 교육, 간담회, 상담사이트 운영 등 지역의 실정에 맞는 모유수유 클리닉을 운영한다.

Public Health

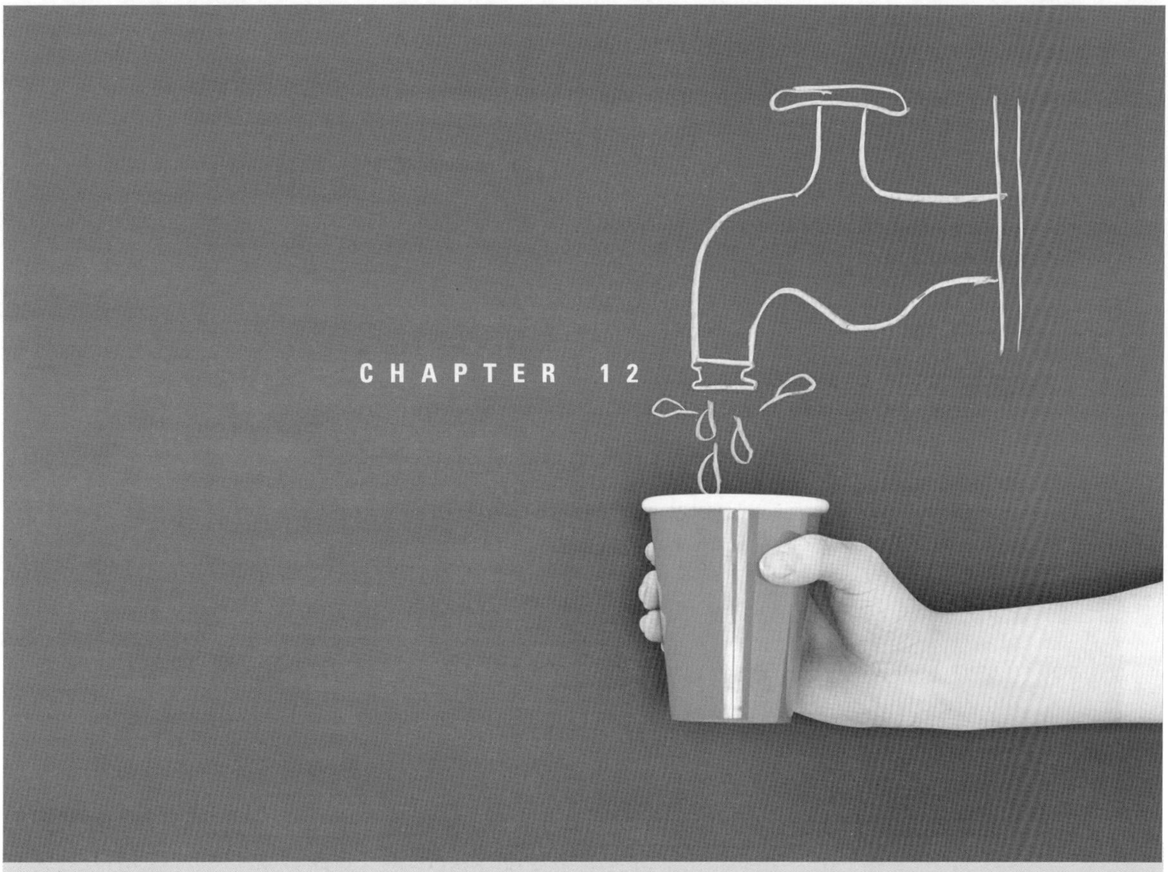

CHAPTER 12

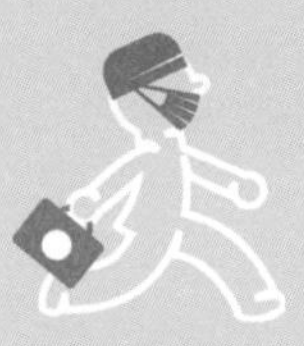

노인보건

1. 노인보건의 개념

유엔UN은 65세 이상 인구가 전체인구의 7% 이상이면 고령화사회, 14% 이상은 고령사회, 20% 이상이면 초고령사회로 규정하고 있다.

우리나라는 2000년에 고령화 사회에 접어들었으며, 2026년에는 초고령 사회에 진입할 것으로 예상된다. 이렇듯 급격한 고령화로 노인인구가 급증하고 있어 노인부양지수 또한 현저히 높아지고 있다. 2000년에는 생산인구 10명당 노인 1명을 부양해야 했던 것이 2020년에는 생산인구 5명당 노인 1명으로 그 부담이 늘어났다. 더구나 도시화와 산업화에 따른 급격한 사회 변화로 핵가족화, 여성의 사회진출, 출산율 저하, 이혼율 증가 등 노인에 대한 가족지지 기반이 취약해지고 있어 이들을 위한 대책이 시급한 실정이다.

현재 우리나라는 기대수명이 남자는 76.5세, 여자는 83.3세로 OECD 국가의 평균 기대수명(남자 76.6세, 여자 82.1세)에 근접하고 있으며, 증가하고 있는 노인인구는 경제적 능력 부족, 질병 및 소외와 같은 사회문제의 대상이 되고 있다. 빈곤과 질병의 고통 속에서 외롭게 오래 사는 삶이 아니라, 건강하고 즐겁게 노년을 살아갈 수 있는 국가차원의 정책이 강구되어야 한다.

2. 노화의 일반적 특징

(1) 신체조직의 변화

노화가 진행될수록 신체를 구성하는 세포수가 감소하는데, 70세의 경우 20~30세 때의 3분의 2 정도가 된다. 성장한 뒤에는 세포분열이 불가능한 신경세포와 근육세포는 손상이나 노화로 파괴되면 더 이상 새로운 세포가 생성되지 않는다. 재생이 가능한 피부와 점막의 상피세포, 간, 신장 등도 재생의 속도와 효율이 낮아져 세포수가 감소한다. 세포 내액도 크게 감소하여 체내 수분함량이 줄어든다. 근육, 연조직, 골격의 양은 감소하고 지방은 증가하는 신체 조성의 변화도 나타난다. 뼈의 세포수 감소, 콜라겐 합성과 무기질 침착의 부족 등은 뼈의 질량을 감소시켜 뼈 속에 큰 구멍이 생기고 긴뼈는 두께가 얇아진다.

(2) 생리기능의 변화

기초대사율은 노화로 인한 활동세포수의 감소로 20% 가량 감소한다. 장기기능의 저하로 혈액의 헤모글로빈 농도, 적혈구와 백혈구의 함량도 감소한다. 노화가 진행되면 다음과 같은 생리기능의 변화가 발생한다.

① 순환기능

심장근육의 감소로 박동력이 약해지고 동맥의 팽창능력 감소로 수축기 혈압은 상승한다.

② 호흡과 배설기능

폐와 신장은 기능저하가 가장 큰 장기로서 총폐용량이 40%, 총폐활량이 50%까지 낮아지며 소변량이 감소한다.

③ 소화기능

타액, 위산, 소화효소의 분비가 감소하여 소화력이 떨어지고 장점막 위축과 모세혈관 수축 등의 영향으로 영양소 흡수율이 낮아진다.

④ 내분비기능

갑상선호르몬의 분비량은 변동이 없으나 성호르몬, 부갑상선호르몬, 인슐린의 분비 능력은 감소한다.

⑤ 신경과 감각기능

신경세포의 위축, 피하지방조직의 감퇴, 피지선과 땀샘의 위축 등으로 피부가 탄력을 잃고 굵은 주름이 생기면 건조해진다. 사고력, 인식력, 시력이 저하되어 비판력과 모순발견 능력이 크게 떨어지며 촉각, 미각, 후각도 둔화한다.

3. 노인성질환

65세 이상 노인에게 유병률이 가장 높은 질환은 고혈압이며, 그 다음이 관절염, 골다공증, 당뇨병, 만성 신장질환이다. 노인의 질병은 노화에 따른 생리적 변화, 두 가지 이상의 질병 공존, 복합적인 약물 복용 등의 영향으로 그 증상과 진행이 전형적인 유형을 벗어나 복잡해진다. 노인성질환은 이러한 점을 고려하여 치료와 관리가 이루어져야 한다.

(1) 고혈압

노인은 심장, 대동맥과 세동맥의 기능 저하로 수축기 혈압이 상승하고 외부에서 스트레스가 가해질 경우 고혈압이 발생하여 사망에 이르기도 한다. 고혈압Hypertension은 심근경색, 뇌경색, 사지의 괴저, 복대동맥류 등을 초래하기도 한다. 뇌경색과 같은 뇌혈관 질환은 지체장애와 언어장애 등의 후유증을 남겨 활동에 많은 제한을 준다. 따라서 본인은 물론 가족과 사회에 심각한 문제로 작용한다.

(2) 당뇨병

노인의 당뇨병Diabetes Mellitus은 인슐린 비의존성으로 노화에 의한 포도당의 내구력 저하, 탄수화물 저장고인 근육층의 소실, 인슐린 분비 저하, 조직의 감수성 저하 등이 주요 원인이다. 이는 동맥경화증, 신경염, 관절염, 백내장 등의 합병증을 유발하므로 규칙적인 운동과 식사조절을 통한 관리가 매우 중요하다.

(3) 골다공증

골다공증Osteoporosis은 신체의 균형이 깨지고 뼈의 칼슘이 부족하여 뼈 조직이 쉽게 파괴될 수 있는 상태로써, 대부분 여자노인에게 통증을 일으키고 활동에 제약을 주는 뼈 질환이다. 요통, 관절통, 척추통 등 뼈가 쑤시는 통증은 골다공증과 관련된 자각증상일 수 있으며, 뼈 조직의 손실로 척추가 굽거나 키가 줄어든다. 천구, 허리끝뼈, 손목뼈, 고관절에서 골절이 잘 발생한다.

(4) 관절염

노인에게 흔한 질병으로 활동제한의 주요 원인이 된다. 우리나라 노인의 관절염Arthritis 유병률은 대부분 골관절염(퇴행성 관절염)이 차지한다. 골관절염 비만 시에 악화되므로 적절한 신체운동과 식사조절을 통해 체중관리를 해야 한다.

(5) 노인성 치매

치매Dementia는 노화로 인해 뇌의 기능이 저하되어 나타나는 무능상태이다. 노인의 생리적 · 환경적 조건에 따라 뇌기능이 손상되면 언어, 인지력, 성격 등에 장애가 나타난다. 2008년 자료에 의하면, 65세 이상 노인의 8.4%가 치매로 조사되었으며, 2020년에는 9.74%로 지속적인 증가추세가 예상되고 있다.

표 12.1 연도별 치매노인 현황

구분	2008	2009	2010	2011	2012	2013	2020	2030	2040	2050
65세 이상 인구수	5,016	5,193	5,357	5,537	5,742	5,962	7,701	11,811	15,041	16,156
65세 이상 치매노인수	421	445	469	495	522	548	750	1,135	1,685	2,127
치매유병률	8.4	8.6	8.8	8.9	9.1	9.2	9.7	9.6	11.2	13.2

치매의 원인은 다양하지만, 우리나라의 노인은 알츠하이머 치매가 가장 많다. 노인의 경우 스트레스 후에 기억장애를 경험하기 시작하면 치매에 대한 조기진단을 받아보는 것이 좋다. 노년에 흔한 대부분의 대사성이나 혈관성 질환들이 치매의 위험인자가 된다. 따라서 이와 같은 신체적 질환을 철저히 관리하는 것이 치매예방에 중요하다.

4. 노인의 질병예방과 건강증진

(1) 노인의 건강검진과 안검진사업

① 사업목적

노인성 질환을 조기에 발견하고 치료하여 노인건강의 유지와 증진을 도모함으로써 건강하고 활기찬 노후생활을 보장한다.

② 실시대상

시 · 군 · 구 관할구역에 거주하는 65세 이상 국민기초생활보장 수급권자, 차상위노인 중 노인건강진단 희망자, 보건소장이 노인건강진단이 필요하다고 인정하는 자를 대상으로 한다. 진단자 중 건강한 자는 제외한다.

③ 건강검진 방법

노인 건강진단은 1차 건강검진에서 12개 항목의 기본검사를 실시한다. 검사결과 질환 의심자에 대해서는 30개 항목의 정밀검사인 2차 건강검진을 받도록 한다.

④ 유질환자 사후관리체계

검사 후 유질환자에게는 보건소의 등록관리 및 공공의료기관과의 연계에 의한 의료서비를 체계적으로 제공하여 노인병의 예방과 치료에 노력한다.

- 성매개감염병 지원: 성매개감염병 유질환자의 경우에는 보건소에서 무료로 치료를 지원한다.
- 치매 관련 지원: 치매가 의심되는 경우에는 선별검사 후 보건소와 협약한 거점병원에서 무료진단검사를 받을 수 있도록 조치한다. 치매진단을 받은 노인은 보건소의 치매상담센터에 등록시켜 관리한다. 치매치료제를 복용하는 자는 본인 신청 시 치매치료비(연 36만원)를 지원한다.
- 안질환 관련 지원: 안검진사업은 저소득층 노인(대상자 단계적 확대)을 대상으로 실시한다. 노인의 안질환을 조기에 발견하고 적기에 치료하여 실명을 예방하고 일상생활이 가능한 시력을 유지하도록 지원한다. 검사결과 안경이나 돋보기가 필요한 노인에게는 해당물품을 제공하고, 백내장 등 개안수술이 필요한 경우 수술비 본인부담금을 전액 지원한다.
- 치과 관련 지원: 치과진료가 필요한 노인은 노인구강보건사업과 연계하여 진료를 받을 수 있도록 한다.

(2) 치매예방관리사업

2010년 기준으로 65세 노인인구의 약 8.8%인 469,000명이 치매노인으로 추정되고 있으며, 2020년에는 77만 명으로 2배가량 증가할 전망이다. 치매는 본인은 물론 가족에게도 정신적 · 육체적 · 경제적으로 심각한 부담을 준다. 우리나라는 전체 치매환자의 3분의 2 이상이 적절한 진단이나 치료 없이 단순보호 또는 방치상태에 놓여있다. 치매는 무엇보다 조기진단과 치료가 중요함에도 불구하고 치매에 대한 인식부족으로 진단과 치료의 적기를 놓쳐 가정과 사회의 심리적 · 경제적 부담이 가중되고 있다. 이에 정부는 치매의 조기발견과 예방 강화, 종합적 · 체계적 치료관리 지원, 가족의 부양부담 경감과 부정적인 인식편견 개선, 효과적인 치매관리사업 추진을 위한 인프라구축 등 치매종합관리대책을 추진해 나가고 있다.

Public Health

CHAPTER 13

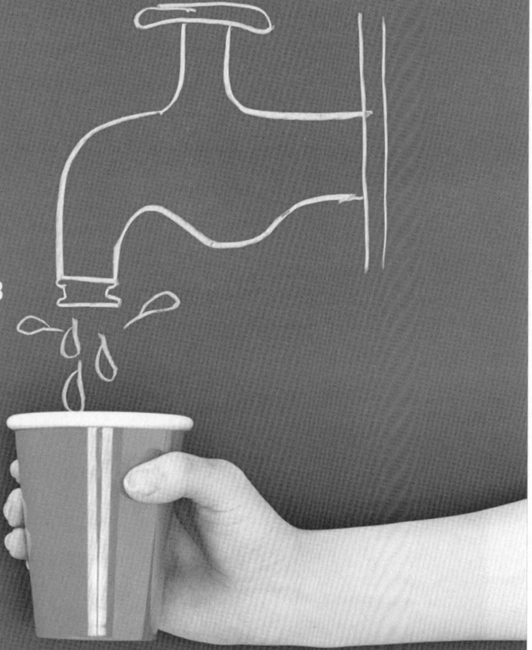

학교보건과 보건교육

1. 학교보건의 개념

우리나라의 학교보건과 학교급식에 관한 행정적 업무는 교육부의 관리와 감독을 받고 있다. 교육부가 제시한 2011년 학교보건과 업무의 목표 및 주된 업무내용은 다음과 같다.

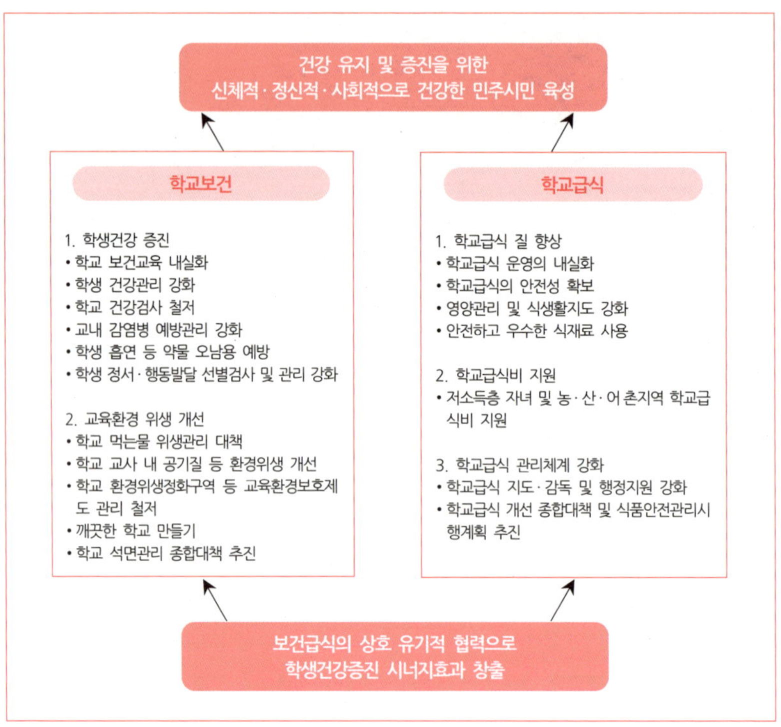

출처 : 교육부(http://www.mest.go.kr)

그림 13.1 학교보건급식의 기본방향

1) 학교보건의 목적

「학교보건법」에 의하면 "이 법은 학교의 보건관리와 환경위생 정화에 필요한 사항을 규정하여 학생과 교직원의 건강을 보호 증진함을 목적으로 한다."라고 명시되어 있다.

학교보건은 대상인구가 지역사회 총인구의 약 25% 이상으로 가장 많고 일생 중 활동량이 가장 많은 시기로 신체적 · 정신적 미성숙으로 인한 사고의 위험과 질병에 대한 저항력이 약하여 전염의 우려가 크다. 따라서 전체의 보건문제를 해결하기 위해서는 학교보건의 문제를 먼저 해결해야 한다. 보건교육대상자로서 학생은 효과가 빨리 나타나며 보건지식의 습득이 생활로 연결되므로, 학생을 통한 가정의 보건교육에도 이바지할 수 있어 두 가지 효과를 얻을 수 있다.

2) 학교보건의 범위

학교보건의 사업 내용은 최우선사업으로 학교 환경위생이 있으며, 그 외에 건강평가, 전염병관리, 학교급식, 구급조치, 보건교육 등으로 나눌 수 있다.

3) 학교의 환경위생

학교의 환경으로는 교지, 교사, 교실, 운동장, 의자와 책상, 채광과 조명, 난방, 급수, 위생, 화장실 등이 있으며, 학교의 위생관리는 무엇보다도 학생의 건강유지와 향상, 심신의 안전, 학습능률의 향상, 질병발생 방지에 그 목적이 있다.

「학교보건법」 제4조에는 학교의 환경위생 및 식품위생에 관해 "학교의 장은 교육부령으로 정하는 바에 따라 교사(校舍) 안에서의 환기 · 채광 · 조명 · 온도 · 습도의 조절, 상 · 하수도 · 화장실의 설치 및 관리, 오염공기 · 석면 · 폐기물 · 소음 · 휘발성 유기화합물 · 세균 · 먼지 등의 예방 및 처리 등 환경위생과 식기 · 식품 · 먹는물의 관리 등 식품위생을 적절히 유지 · 관리해야 한다."라고 명시되어 있다. 학교 주변의 환경 정화구역은 학교 출입문에서 50m가 절대 정화구역, 학교경계선에서 200m가 상대 정화구역으로 규정되어 있다.

다음은 「학교보건법」 시행규칙에 따른 학교의 환기, 채광, 조명, 온 · 습도의 조절 기준과 환기설비의 구조 및 설치기준에 대한 내용이다.

(1) 환기

① 환기의 조절기준

환기용 창 등을 수시로 개방하거나 기계식 환기설비를 수시로 가동하여 1인당 환기량이 시간당 21.6m^3 이상이 되도록 한다.

② 환기설비의 구조 및 설치기준

환기설비는 충분한 외부공기를 유입하고 내부공기를 배출할 수 있는 용량으로 설치하여 실내공기의 순환이 골고루 이루어지도록 한다.

(2) 채광(자연조명)

직사광선을 포함하지 않는 천공광에 의한 옥외 수평조도와 실내조도와의 비를 평균 5% 이상으로 하되, 최소 2% 미만이 되지 않도록 한다. 최대조도와 최소조도의 비율은 10 : 1을 넘지 않도록 한다.

(3) 조도(인공조명)

교실의 조명도는 책상면을 기준으로 300룩스 이상이 되도록 하며, 최대조도와 최소조도의 비율이 3 : 1을 넘지 않도록 한다.

(4) 실내온도 및 습도

실내온도는 섭씨 18℃ 이상 28℃ 이하로 하되, 난방온도는 섭씨 18℃ 이상 20℃ 이하, 냉방온도는 섭씨 26℃ 이상 28℃ 이하로 한다. 비교습도는 30% 이상 80% 이하로 한다.

교내의 채광은 가급적 자연채광을 하고 인공조명을 보조적으로 사용한다. 조도는 제도실과 봉제실 200~500룩스, 교실흑판 150~300룩스, 책상 100~200룩스, 강당과 도서실 및 실험실 70~150룩스, 체육관 100~150룩스, 세면장과 화장실 및 계단 60~70룩스, 복도와 출입구는 50~100룩스가 적당하다.

2. 학교보건사업

1) 학교보건사업의 업무와 영역

학교보건사업의 기본 업무는 학교보건봉사, 학교건강교육, 학교환경위생과 정신보건, 지역사회와의 관계이며, 2대 영역은 보건교육과 보건관리라고 할 수 있다.

학교보건교육이 중요한 이유는, 학생을 통해 가정과 지역사회의 간접적 보건교육이 가능하며, 학생집단은 배우려는 의욕이 높아 교육적 효과가 높기 때문이다. 어린 시절의 교육을 통해 장래에 건강의 생활화가 가능하다는 점도 중요한 요소이다.

「초 · 중등교육법」 시행령을 보면 초 · 중 · 고교에 보건교사를 둘 수 있는 근거를 제시하고 있다. 초등학교(18학급)와 중 · 고교(9학급)에서는 의사, 약사, 보건교사 각 1인을 두고, 그 미만의 학교 규모에서는 의사, 약사 중 1인과 보건교사 1인을 두도록 하고 있다. 여기서 반드시 배치해야 할 인력은 보건교사이다. 그러나 우리나라의 각 학교별 보건교사 현황을 보면 아직도 인력 확보가 충분하지 못한 상태로, 전체 학교의 연도별 보건교사 배치현황은 64.8%(2006) → 64.7%(2007) → 65.2%(2008) → 64.9%(2009) → 64%(2010)로 나타났다.

그 이후로 최근 교사의 배치현황을 알아보면, 1980년도부터 2014년도까지의 보건교사수를 학교수로 나누어 평균적으로 1개교당 배치된 보건교사수를 학교급별로 추이해 보면 중 · 고등학교에서는 지속적인 증가 추세를 보이는 반면, 초등학교에서는 증가 추세를 보이다가 2000년부터 2014년까지 약간의 감소 추세를 보인다.

「학교보건법」에 소규모 학교 외에 각 학교에 의무적으로 1명의 보건교사를 배치하도록 규정하고 있음에도 불구하고, 평균적으로 한 학교당 보건교사 1인이 배치된 학교급이나 시 · 도 또는 지역은 없는 것으로 나타났다. 정부의 효율적인 자원 관리 및 교육자원 확충 방안 마련을 통해 보건교사 및 보건교육의 필요가 있는 학교와 학생들에게 더 많은 자원을 마련할 수 있도록, 학교 규모와 상관없이 각 학교에 최소 1인의 보건교사 배치를 목표로 하되, 우선 보건교사가 시급한 지역을 중심으로 점차 확대시켜나갈 수 있도록 장기적인 계획 및 지속적인 재정 지원이 필요하다고 본다(문성빈, 한국교육개발원 연구위원 인용).

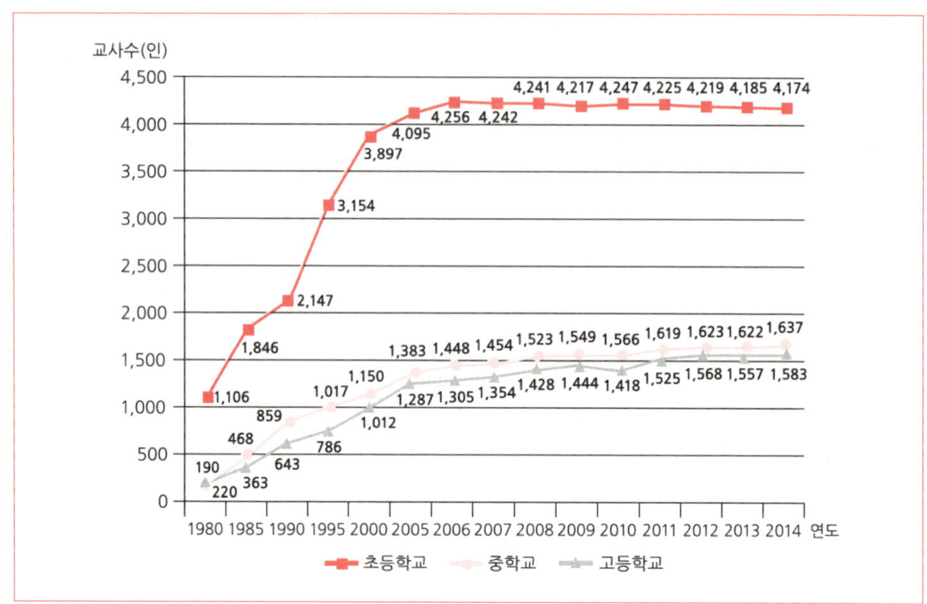

출처 : 한국교육개발원 〈교육정책포럼〉, KESS, 2015

그림 13.2 학교급별 보건교사수

또한 학교보건에 필요한 설치 책임은 설립자에게 있으며, 그 설치의 유지관리에 관한 책임은 학교장에게 있다.

2) 건강평가

학생과 교직원의 건강평가는 수시로 또는 정기적으로 실시하며, 검사결과 질병에 감염되었거나 감염될 우려가 있는 구성원은 치료와 예방을 위해 필요한 조치로 대통령령이 정하는 바에 따라 등교를 정지시킬 수 있으며, 시력장애자는 교실에서의 자리를 변경할 수 있다. 매년 학생과 교직원을 대상으로 신체검사를 실시하고 정밀검사를 지도하여 신체적 · 정신적 결함자를 발견하고 건강이상 학생의 상태변화 관찰, 신체발달 상태의 평가와 체위 향상, 영양관리, 약물남용의 예방 등을 지도해야 한다.

보건교사가 할 수 있는 건강진단으로는 ① 청력, ② 시력검사, ③ 신장과 체중 측정 등이 있다. 초등학교 보건교육 시 가장 중요한 역할을 하는 사람은 담임이지만, 학교보건관리의 가장 중요한 실무교사는 보건교사이다. 학교에서 실시하는 정기건강 평가는 다음과 같다.

- 체력검사 : 신장 · 체중 · 흉위 · 앉은키
- 시력 · 청력 · 영양상태 · 색맹 · 치아
- 체력(체능)검사 : 달리기 · 멀리뛰기 · 턱걸이
- 결핵검사
- 기생충검사 : 연 2회 실시(도시지역은 제외)

실제 우리나라 학생의 건강평가(2009년 표본조사) 결과 시력이상(46.2%)과 구강질환(치아우식 39.5%)이 높은 비율을 차지하고 있으며, 최근에는 비만(132%) 등 만성 질환이 증가 추세이다.

3) 건강진단과 건강관찰

건강진단 시 체격검사는 양호교사와 담임교사, 체력검사는 체육담당교사와 담임교사, 체질검사는 의사와 치과의사 등이 담당하며 양호교사와 담임교사가 협력한다.

건강관찰은 수시로 또는 정기적으로 담임교사, 영양교사, 체육교사, 학부모 등이 담당하며 주로 위생상태, 질병감염 여부, 비정상적 행동, 태도, 용모, 정신적 안정여부, 결석상태 등을 관찰한다.

4) 건강상담

담임교사, 양호교사, 의사 등은 필요시에 학생을 대상으로 건강상담을 실시하며,

건강평가 결과 계속적인 관찰을 필요로 하는 자는 더욱 적극적으로 상담한다.

5) 감염병과 구강보건관리

학교는 「감염병의 예방 및 관리에 관한 법률」, 「결핵예방법」 등에 명시된 질병을 관리하고 검사한다. 감염성이 있는 환자가 발생했을 경우 즉시 등교정지나 휴학을 조치하고 구강보건을 위해 구강위생, 치아위생, 상수불소처리, 불소도포로 우식예방 활동 등을 펼친다.

6) 응급처치

학교는 천재지변과 안전사고 발생 시 응급처치를 할 수 있도록 비상약이 구비되어야 하며, 필요할 경우 학부모와의 연락, 병원 후송 등이 원활하게 이루어져야 한다.

3. 학교급식

우리나라의 학교급식은 1953년 전쟁으로 인한 결식아동을 돕기 위한 유니세프의 구호책으로 시작되었으며, 그 당시에는 빵과 우유의 배식 정도로 이루어졌다. 1981년 1월에 제정된 「학교급식법」 제2조에는 "학교급식이라 함은 이 법의 목적(학교급식 등에 관한 사항을 규정함으로써 학교급식의 질을 향상시키고 학생의 건전한 심신의 발달과 국민 식생활 개선에 기여함)을 달성하기 위하여 학교 안에 급식시설과 설비를 갖추고 당해 학교 또는 인접 학교의 학생에 대해 실시하는 급식과 특별시 · 광역시 도교육감 또는 교육장이 공동 급식시설을 설치하여 관할구역의 각급학교 학생에 대해 실시하는 급식을 말한다."라고 규정하고 있다.

학교급식은 성장기 학생들의 건강을 유지하고 증진시켜 국민의 체위를 향상시키고 영양을 개선하는 등 심신의 건강한 발달을 통해 튼튼한 성인으로 자랄 수 있게 하며 편식의 교정과 올바른 식생활 개선, 공공예절을 생활화하여 사회성을 키울 수 있다. 2011년 교육과학기술부에서 제시한 학교급식 운영의 주된 목표와 추진방향은 다음과 같다.

표 13.1 학교급식 운영의 주된 목표와 추진방향

운영 목표	추진 방향
학교급식 운영의 내실화	• 위탁급식의 직영 전환 • 학교급식 업무위탁 등 운영방법의 내실화 • 교육청단위 학교급식위원회 설치 및 급식 점검단 운영 활성화 • 학교단위 급식 수요자 참여 확대 • 학교급식 운영평가 및 표창 • 학교급식 운영 및 공급자의 책무성 제고 • 위탁급식 운영관리의 지도감독 강화
학교급식의 안정성 확보	• 노후 급식시설의 현대화로 급식환경 개선 • 보존식 보관관리 철저 • 식재료 원산지 심의 확인 및 표시제 시행 • 학교급식 위생관리시스템 적용의 내실화 • 학교급식 관련시설의 위해 안전점검 강화 • 학교 식중독 원인조사팀 구성 운영 • 학교급식 위생사고 발생 시 초동단계 신속대응 철저 • 학교급식소 산업재해 발생 등 안전사고 예방 철저
영양관리 및 식생활지도 강화	• 학교급식 영양관리 강화 • 올바른 식사 선택능력 배양 • 영양교사 배치 및 식생활교육 영양상담 실시 • 학교급식 관련 교직원 연수 및 생활교육으로 정착 • 음식물쓰레기 줄이기 교육 및 홍보 강화
안전하고 우수한 식재료 사용	• 학교식재료 구매방법 개선 • 우수식재료 사용 확대
저소득층 및 농산어촌지역 학교 급식비 지원	• 저소득층 : 대상학생의 90% 수준인 910천 명에게 학교급식비 지원 • 농산어촌 : 대상학생의 75% 수준인 72만 명에게 급식비 전액 지원 • 급식지원의 방법 및 소요예산 확보 • 자치단체의 토 · 공휴일 및 방학기간 학교 밖 급식지원 적극 협조
학교급식 지도감독 및 행정지원 강화	• 과학적인 급식관리 기술 지원체제 구축 • 학교급식 지도감독 및 행정지원 인력 보강 • 학교급식 종사자 처우 개선 • 학교급식 운영개선 및 연구활동 지원 강화

운영 목표	추진방향
학교급식 개선 종합대책 및 식품안전관리 시행계획 추진	1. 학교급식 개선 종합대책 : 위탁급식 직영 전환 등 급식환경 개선 지원, 저소득층 및 농산어촌학생 급식비 지원, 비정규직 급식 종사자 처우개선 지원 • 교육부 : 노후 급식시설 현대화 및 급식환경 개선 등 • 보건복지부 : 집단급식소 식품판매업종 신설 등 • 식품의약품안전처 : 「식품위생법」령 위반업체 정보공유체계 구축 등 • 농림수산식품부 : 쌀 및 우유급식 지원, 우수 농축수산물 공급확대 등 2. 식품안전관리 시행계획 • 학교급식 운영의 내실화 • 학교급식의 안정적 확보 • 영양관리 및 식생활지도 강화 • 안전하고 우수한 식재료 사용

4. 보건교육

보건교육은 가장 적은 투자로 장기간의 효과를 기대할 수 있는 영역이며 공중보건은 처음부터 끝까지 이 보건교육과 관련이 깊다. 그만큼 교육의 중요성이 크다고 할 수 있다.

1) 보건교육의 정의와 목적

학교에서 실시하는 보건교육은 학생들이 정신적 · 육체적으로 건강하고 행복한 가정생활과 사회생활을 할 수 있도록 필요한 보건지식을 이해 습득시켜 생활에 적용하게 하는 건강보건의 지식과 태도를 육성하는 활동이다.

2) 보건교육 방법

(1) 대상 중심

대상별 보건교육에는 개인접촉 방법과 집단접촉 방법이 있다.

표 13.2 보건교육의 개인접촉 방법과 집단접촉 방법

구 분	개인접촉 방법(대화식 교육방법)	집단접촉 방법
특 징	개발도상국에서 꼭 필요	강연회 이용
세부방법	• 가정방문 • 건강상담 • 진찰 • 전화 • 편지	• 집단토론 : 10~20명이 모여 의견 종합 • 심포지엄 : 여러 명의 전문가가 강연하는 형태로 청중도 전문지식 필요 • 패널토의 : 사회자의 진행 아래 몇 사람의 전문가가 청중 앞에서 자유롭게 토론(심야토론) • 버즈세션 : 분임(분담)토의, 6-6법 • 실연 : 시청각 교육방법 중 가장 효율적
장 점	가장 효과적이고 필요한 방법	조직적, 강력한 여론형성 가능
단 점	인원, 경비, 시간 소모	개인별 맞춤형 교육 불가능

(2) 활자매체 중심매체를 중심으로 하는 방식

일방적인 교훈식의 대중접촉 방법으로 영화나 슬라이드 상영, 팸플릿 · 리플릿 · 포스터 · 배포 · 녹음 등을 비롯하여 신문, 텔레비전, 라디오 등이 이용된다. 피교육자가 행동으로 옮기는 데는 시간이 소요되나, 넓은 지역으로 지속적이고 조직적인 교육이 가능하며 강력한 여론을 형성할 수 있다.

- 팸플릿 : 10페이지 이내의 소책자
- 리플릿 : 2~3매로 접은 얇은 책자
- 광고지 : 1매

(3) 과정 중심

보건교육은 사회적 과정의 하나로서 지도교육, 조정, 조직의 3단계로 구분되며, 이러한 과정은 인간관계와 사회관계의 연쇄작용으로서 지역사회의 사람, 기관, 단체의 유기적인 조직활동이라 할 수 있다.

3) 보건교육의 계획과 평가

학교에서 이루어지는 보건교육뿐 아니라 사회구성원의 보건교육은 국가 및 국민의 건강과 깊은 관계가 있으므로 그 계획에 신중을 기해야 하며, 반드시 진행 과정을 평가하여 차후 교육에 지침과 자료가 되도록 해야 한다.

(1) 보건교육의 계획

세계보건기구에서는 보건교육을 처음부터 전체 보건사업과 함께 계획하되 사전에 지역사회의 진단, 주민의 참여와 지역사회 인재 및 자원의 파악, 지도자 발견, 지역 개업의와 공공기관 협력 등의 확보를 권고하고 있다. 이와 함께 시범사업을 통해 목표와 계획을 확대하며 전문가의 역할, 예산의 뒷받침 등의 계획이 필요함을 명시하고 있다.

(2) 보건교육의 평가

보건교육은 기록과 보고서, 설문지, 관찰, 면접, 토의, 조사, 사진, 통계자료, 감정표 등을 이용하여 명확한 목표의 기준 아래 객관적으로 평가하며, 보건계획자와 사업 참여자 등에 의해 장·단점을 파악하고 계속적으로 시행해야 한다. 평가를 위한 측정기준은 명확히 명시하고 결과보고서를 잘 정리하여 교육 자료가 될 수 있도록 한다. 평가내용으로는 보건교육활동의 적합성, 교육대상 선정의 적절성, 보건에 대한 지식, 태도와 습관의 변화 등이 있으며 자체에 대한 평가, 교육활동에 대한 평가, 보건교육 결과에 대한 평가를 실시한다.

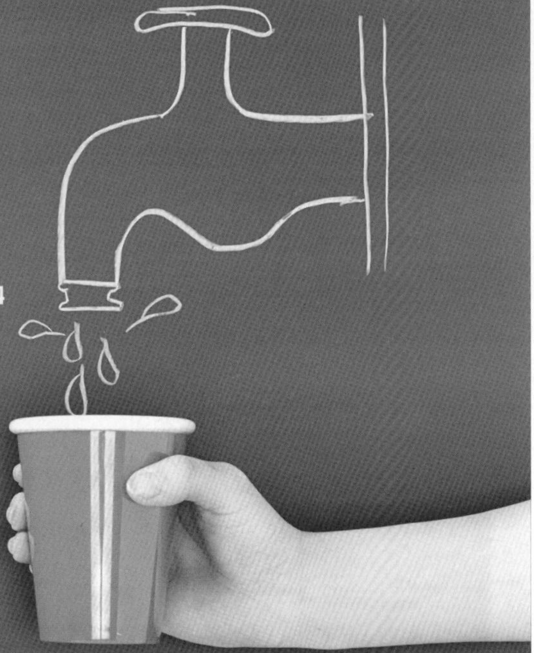

CHAPTER 14

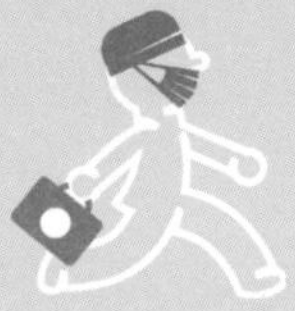

산업보건과 정신보건

1. 산업보건

1) 산업보건의 개념

(1) 산업보건의 정의

산업보건Industrial Health이란 의학, 위생학, 독성학, 간호학, 공학, 역학적 접근을 통해 근로자의 건강에 대한 작업환경의 영향을 다루는 분야이다. 국제노동기구ILO와 세계보건기구WHO 공동위원회는 1950년에 산업보건을 "모든 직업에서 일하는 근로자들의 육체적 · 정신적 그리고 사회적 건강을 유지 증진시키며, 작업조건으로 인한 질병을 예방하고, 건강에 유해한 취업을 방지하며, 근로자를 생리적 · 심리적으로 적합한 작업 환경에 배치하여 일하도록 하는 것"이라고 정의하였다.

근로자의 안전과 보건은 노동에서 가장 중요한 문제이기 때문에 그들의 보건문제는 공중보건 분야에서 상당한 부분을 차지하고 있다. 산업보건에서는 질병의 치료보다는 예방에 초점을 두고 있다. 초기 산업사회에서는 이 분야가 제조업을 중심으로 발전했기 때문에 산업보건이라고 표현하였다. 이후 1차 산업과 3차 산업에 종사하는 근로자들의 직업적 유해요인에 의한 건강문제로 범위가 확장되면서 직업보건이라는 용어가 주로 사용되고 있다.

(2) 산업보건의 목적

산업보건 활동은 ① 모든 직업에서 근로자의 신체적 · 정신적 · 사회적 안녕을 최고 수준으로 유지 증진시키며, ② 작업환경에서 기인하는 건강문제를 예방하고, ③ 고용기간 중 건강에 악영향을 줄 수 있는 위험요인을 예방하며, ④ 근로자들을 개개인의 생리적 · 정신적 능력에 부합하는 작업 환경에 배치하고 유지시킴으로써 해당 작업이 근로자의 적성에 맞도록 하고, ⑤ 근로자를 직무에 적응시키는데 목적이 있다.

(3) 산업보건서비스

산업보건의 목적을 달성하기 위해 제공하는 것을 산업보건서비스라고 한다. 국제노동기구ILO는 이를 1985년에 제정된 협약에서 "신체 및 정신건강의 관점에서 근로자의 능력에 따라 잡업에 적응하고 잡업과 관련하여 신체적 · 정신적으로 적정한 상태를 촉진할 수 있는 안전하고 건강한 작업환경을 만들고 유지하도록 사업주, 근로자, 근로자 대표에게 조언하는 예방적 기능을 가진 서비스"라고 정의하였다. 즉 작업조건이나 작업환경의 개선뿐만 아니라 근로자의 안전과 건강의 보호와 증진을 목적으로 하는 사업장 내의 활동을 말한다.

(4) 산업보건 관련 분야

산업보건은 단순히 재해 처리나 1차 진료만을 수행하였으므로 의사가 단독으로 또는 의사와 간호사가 주로 활동하였다. 그러나 작업환경의 관리와 예방의 중요성이 강조되면서 산업위생사가 더해져 이 세 분야의 전문가가 산업보건의 핵심요원으로 활동해 왔다. 그러나 작업과 관련하여 발생하는 건강장해와 작업환경 및 조건이 다양해짐에 따라 보다 많은 분야에서 전문적 지식과 경험을 갖춘 전문가들이 필요해졌다. 주로 안전공학자, 독성학자, 인간공학자, 물리치료사, 역학자, 심리학자나 심리상담사, 노동생리학자, 보건교육자, 건강증진분야 전문가 등이 포함된다.

이들은 작업 환경에서 직업에 의한 질병을 인지하고 이를 평가, 개선, 관리할 뿐만 아니라 근로자의 건강증진을 위해 각 전공에 기초하여 산업보건 관리를 담당하고 있다. 산업보건 활동의 단계별 관련 전문가는 다음과 같다.

표 14.1 산업보건 활동의 단계별 관련 전문가

단 계	관련 전문가
건강영향의 인자	근로자, 보건관리사, 간호사, 의사, 역학자
질병의 진단	간호사, 의사
환경 원인의 발견	산업위생사, 간호사, 의사, 독성학자, 인간공학자
관리와 원인 개선	산업위생사, 산업안전기사, 인간공학기사, 의사
근로자의 건강 추적	간호사, 의사, 역학자, 독성학자, 보건교육자

2) 산업재해

(1) 산업재해의 정의

산업재해란, 근로자가 임금을 목적으로 사업주에게 고용되어 일하던 도중에 부상 또는 사망하거나 일정한 일을 오랫동안 하면서 그 일에 따르는 유해한 작업 환경이나 작업 자세로 인해 서서히 발생하는 질병으로서 4일 이상의 요양을 요하는 경우를 말한다. 사고성 재해는 '업무상 재해', 직업병은 '업무상 질병'이라는 용어를 사용한다.

(2) 산업재해의 발생 현황

① 산업재해 현황

산출방식의 차이로 직접 비교는 어려우나, 우리나라의 재해 발생률은 다소 낮은 편이다. 그러나 산업재해 사망률은 선진국의 6~10배 수준으로, 2004년 국제통계연감에서 사망률 세계 1위로 나타났다. 최근에 여러 해 동안 발생한 산업재해 추이를 보면, 사업장수와 근로자수는 증가하였으나 업무상 사망원인은 감소추세이다.

산업재해율은 1998년 이후 증가추세를 보이다가, 2004년부터 감소추세에 있으며,

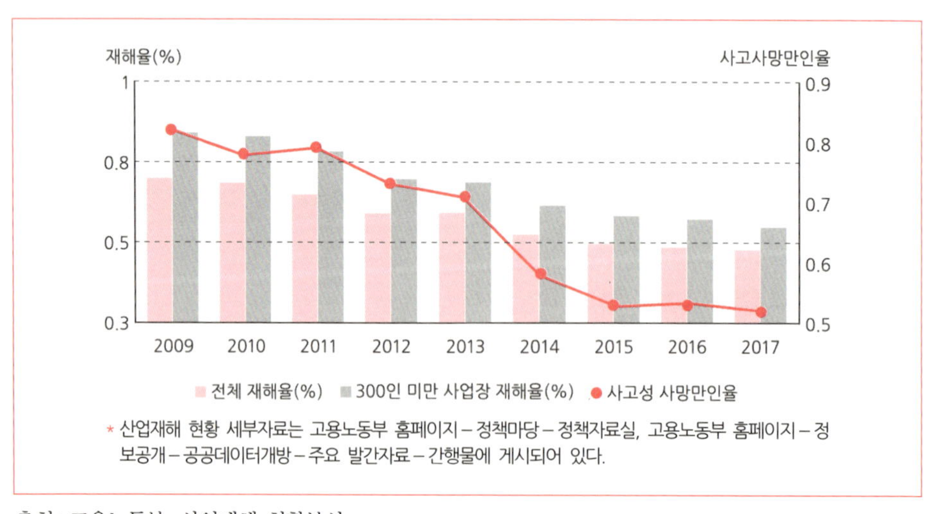

* 산업재해 현황 세부자료는 고용노동부 홈페이지 – 정책마당 – 정책자료실, 고용노동부 홈페이지 – 정보공개 – 공공데이터개방 – 주요 발간자료 – 간행물에 게시되어 있다.

출처 : 고용노동부, 산업재해 현황분석

그림 14.1 산업재해 현황

2018년 6월말 현재 재해율이 0.26%로 전년 동기 대비 0.02%p 증가하였다. 또한 300인 미만 사업장 산업재해율은 증가와 감소를 반복하다가 2004년부터 감소추세에 있으며, 2018년 6월말 현재 사업장 재해율이 0.29%로 전년 동기 대비 0.02%p 증가하였다.

업무상 사고 사망만인율은 2012년 이후 계속 감소추세를 보였으며, 2018년 6월말 현재 0.27로 전년 동기와 같았다. 전체 사망자수는 2018년 6월말 현재 1,073명으로 전년 동기 대비 83명(8.4%)이 증가하였다. 사고사망자수는 2018년 6월말 현재 503명으로 전년 동기 대비 9명(1.8%)으로 증가하였다. 질병 재해자수는 2018년 6월말 현재 5,280명으로 전년 동기 대비 1,008명(23.6%)이 증가하였다.

② 변동요인 분석

재해율 등 전반적인 재해 관련 지표는 외환위기 이후 경기회복세로 인한 제조업 가동률과 건설 수주액 증가, 안전보건 규제 완화, 사업장 내 안전보건관리 조직의 약화, 2003년부터 5인 미만 사업장 「산업안전보건법」 적용 확대와 환경 변화에 따른 비정규직, 외국인, 고령근로자 등 산재 취약계층의 증가 등에 기인하여 1998년 이후 2004년까지 증가하였다. 그러나 2001년부터 실시한 50인 미만 제조사업장에 대한 클린사업 등 재정 · 기술지원 사업과, 2004년부터 실시한 사망재해 예방대책 등의 효과가 나타나면서 2004년 이후 감소추세로 반전하였다.

③ 미래예측 및 향후 정책방향

산업구조 및 고용환경의 변화 등으로 비정규직, 외국인, 고령, 여성 등 산업재해 취약계층 근로자의 증가와 소규모 사업장에 대한 대기업의 하도급 증가 등 재해유발 요인은 지속적으로 증가할 전망이다.

재해다발 위험에 대한 집중관리 등 산재 취약계층에 대한 실효성 있는 예방정책과 사업을 개발, 행정 역량을 집중해야 한다. 재해 예방기관 간 역할과 기능 재정립을 통한 예방사업의 재해감소 효과 극대화를 추진하고, 산업 및 고용환경의 변화에 따른 새로운 재해유발 요인에 대한 예방기술 개발과 예방법제 개선이 절실하다.

산업재해 예방에 대한 유의점으로는 산재요양 승인된 자료를 토대로 분석한 결과

임에 유의, 연도별 산업재해현황 통계표 상의 사망자수, 사고성 사망만인율은 1998부터 2001년 자료와 2002년 이후 자료의 산출기준이 서로 달라 자료 비교가 불가하다.

산출기준은 연도별 · 산업별 산업재해현황, 연도별 · 규모별 산업재해현황 통계표 상의 사망자수, 사망만인율, 사고사망자수, 사고사망만인율은 1998~2010년과 2011년 이후 자료의 산출기준이 달라 자료 비교가 불가하며, 분기별 산업재해현황 통계표 상의 사망자수, 사망만인율, 사고사망자수, 사고사망만인율은 2003년 1/4분기~2010년 4/4분기와 2011년 1/4분기 이후 자료의 산출기준이 달라 자료 비교 또한 불가하다. 그리고 분기별 · 산업별 산업재해현황, 분기별 · 규모별 산업재해현황 통계표상의 사망자수, 사망만인율, 사고사망자수, 사고사망만인율은 2006년 1/4분기~2010년 4/4분기와 2011년 1/4분기 이후 자료의 산출기준이 달라 자료 비교 또한 불가하다.

그리고 저숙련 고위험 업종 근무, 잦은 이직 등으로 취약계층 근로자(여성, 고령자, 외국인 근로자 등) 등 재해자수도 매년 증가 추세에 있으며, 무엇보다 대기업의 재해자수는 매년 감소 추세이나 소규모 사업장의 재해자수는 점점 증가하고 있어 대기업과 중소기업 간의 재해율 격차가 더욱 심화되고 있다.

표 14.2 2018년 산업재해 주요 지표

구 분	'18년	'17년	증 감
근로자수(명)	19,073,438	18,560,142	513,296
사망만인율(‱)	1.12	1.05	0.07
사고 사망만인율(‱)	0.51	0.52	-0.01
질병 사망만인율(‱)	0.61	0.54	0.07
사망자수(명)	2,142	1,957	185
사고사망자(명)	971	964	7
질병사망자(명)	1,171	993	178
재해자수(명)	102,305	89,848	12,457
사고재해자(명)	90,832	80,665	10,167
질병재해자(명)	11,473	9,183	2,290
재해율(%)	0.54	0.48	0.06
사고재해율(%)	0.48	0.43	0.05
질병재해율(%)	0.06	0.05	0.01

출처 : 산업재해예방 안전보건공단

(3) 산업재해로 인한 손실액

산업재해로 인한 경제적 손실액은 약 17조 원으로 2008년 노사분규로 인한 생산 차질액인 9천억 원의 18배이며, 그 규모도 매년 꾸준히 증가하고 있다. 산업재해 보상지급액도 2004년 이후 꾸준히 증가하였다.

(4) 산업재해의 원인과 대책

산업재해를 막기 위한 대책을 마련하려면 그 원인을 파악해야 한다. 산업재해의 원인별 대책은 다음과 같다.

표 14.3 산업재해의 원인별 대책

분 류	원 인	대 책
기술적 원인	설계상 결함	설계변경 및 반영
	장비의 불량	장비의 주기적 점검
	안전시설 미설치	안전시설 설치 및 점검
교육적 원인	안전교육 미실시	안전교육 강사 양성 및 교육교재 개발
	작업태도 불량	작업태도 개선
	작업방법 불량	작업방법 표준화
관리적 원인	안전관리 조직 미편성	안전관리 조직 편성
	적성을 고려하지 않은 배치	적정작업 배치
	작업환경 불량	작업환경 개선

생산가능 인구의 평균연령이 상승하고 핵심 근로계층(25~49세)이 감소할 것으로 예상되고 있다. 이에 따라 다양한 노동력과 고용구조의 특성을 반영한 대책 수립과 산업재해 예방활동 전개의 필요성이 높아지고 있다.

3) 직업병

(1) 직업병의 정의

국제노동기구ILO와 세계보건기구WHO는 "직업병을 직업에 의해 발생한 질병으로서 직업적 노출과 특정 질병 사이에 명확하거나 강한 인과관계가 있어야 하며, 일반적으로 단일요인에 의해 발병해야 한다."고 정의하였다. 직업병의 인정은 업무수행성과 업무기인성 여부에 따르고 있다.

업무수행성이란, 근로자가 근로계약에 기초하여 사업주의 지배관리 하에 있는 상태를 말하며, 업무기인성은 작업장에서의 유해인자의 존재와 유해인자에의 폭로 조건, 질병의 경과와 양태에 의해 판단한다.

(2) 직업병의 특징

① 임상적 또는 병리적 소견이 일반 질병과 구분하기가 어렵다.

② 노출의 시작과 첫 증상이 나타나기까지 시간적인 차이가 크다. 수년에서 수십년이 걸리기도 하며 이직한 후에 발생하는 경우도 있다.

③ 많은 직업성 요인이 비직업성 요인에 상승작용을 일으킨다.

④ 임상의사가 관심이 적어 이를 간과하거나 직업력을 소홀히 한다.

⑤ 인체에 대한 영향이 확인되지 않은 신물질이 많다.

⑥ 보상과 관련되어 있다. 직업병은 심한 질병인 경우에는 산재보상의 혜택이 크지만, 경미한 증상에서는 산재보험의 실익이 없다.

(3) 직업병의 발생요인

2005년도 산업재해의 원인조사에 따르면, 주요 유해인자별 현황은 분진, 중금속, 유기용제 등 화학적 인자가 81.4%, 소음과 이상온도 등 물리적 인자가 11.3%, 결핵과 바이러스성 간염 등 생물학적 인자가 7.1% 등으로 보고되었다. 직업병의 원인을 인자별로 분류하면 다음과 같다.

① 화학적 인자

가스, 증기, 미스트, 흄, 분진 등의 형태로 작업장 내에 존재하면서 근로자의 건강에 영향을 주는 인자를 말한다. 분진은 입경의 크기에 따라 흡입성, 흉곽성, 호흡성 분진으로 구분한다.

흡입성 분진은 평균 입경 100㎛로 코와 상기도까지 들어올 수 있다. 흉곽성 분진은 평균 입경 10㎛로 하기도와 기관지까지 들어오는 입자이다. 호흡성 분진은 평균 입경 4㎛로 폐포까지 들어오는 미세 입자를 말한다. 그 밖에 스모크, 섬유상 입자, 스모그 등의 형태로 다양한 인자들이 있다.

화학물질은 전 세계적으로 수백만 종이 존재하며, 국내에는 약 4만 종이 취급되는 것으로 알려져 있다. 「산업안전보건법」에서 노출기준을 제정하고 있는 물질은 약 700종, 작업환경 측정 및 근로자 건강진단 대상물질은 약 200종으로 극히 일부의 물질에 대해서만 관리가 이루어지고 있다. 따라서 보건관리자는 근로자의 건강이상 증상과 화학물질의 인과관계에 대해 보다 세심한 관찰과 전문적 지식이 필요하며, 전문가의 조언을 얻어야 한다.

② 물리적 인자

에너지 형태로 작업환경 내에 존재하며 주요 인자로는 소음, 진동, 전리 및 비전리 방사선, 이상온도, 이상기압 등이 있다. 이 중 소음에 의한 소음성 난청 직업병자가 연간 200여명이나 발생하고 있기 때문에 집중적 관리가 필요한 상황이다. 진동문제는 레이노증후군 등 근골격계 질환을 유발하고 있으나, 작업환경 측정 대상이 아닌 특수건강진단 대상으로 관리되고 있다.

③ 생물학적 인자

세균, 진균, 바이러스, 리케치아, 원생동물 등과 같은 살아 있는 생명체의 형태로 영향을 주는 인자를 말한다. 세균성 질환으로는 파상풍, 렙토스피라증 등이 있으며, 진균성 질환으로는 칸디다증, 백선, 무좀, 콕시디오이데스 등이 있다. 바이러스성 질환으로는 A 또는 B형간염, 광견병, 후천성면역결핍증, 신증후군출혈열, 풍진 등이 있다. 특히 대중이용시설의 실내공기 오염원으로 미생물에 의한 건강장해가 많은 관심을 모으고 있으며, 의료기관 종사자의 경우에 주삿바늘 사고에 의한 감염성 질환이 많다.

④ 심리 · 사회적 인자

심리 · 사회적 요인들이 근로자에게 영향을 주는 글로벌 이슈로 부각되고 있다. 놀림이나 집단따돌림 같은 직장 내 인간관계뿐만 아니라 증대되는 직무 유연성과 고용의 불안정, 작업 강도의 심화도 직무 관련 스트레스성 장애를 유발하는 요인들이다. 이러한 요인의 영향을 충분히 이해하기 위해서는 더 많은 연구가 필요하지만, 일반적으로 그 요인들이 근로자의 건강, 결근 그리고 업무성과에 상당한 영향을 미치는 것으로 인식되고 있다.

직무관련 스트레스는 장기적으로 근골력계 장애와 고혈압, 소화성궤양, 심혈관계 질환 등을 유발할 수 있으며, 직무대처 능력에 부정적인 영향을 줄 수도 있다.

우리나라는 심리 · 사회적 인자에 의한 직업병 발생의 위험성 인식이 취약하며, 교대 및 야간근무가 세계에서 가장 높은 편에 속한다. 사업장 보건관리자는 집단적 스트레스의 관리뿐 아니라 개인적 특성을 고려한 스트레스의 평가와 관리를 실시하는 것이 바람직하다.

⑤ 인간공학적 인자

최근 근골격계 질환의 발생 빈도와 심각성이 증가하고 있다. 작업현장에서의 단순반복 작업, 기계화 등에 따른 빠른 작업 속도, 부적절한 작업 자세 등 잘못 설계된 작업장의 구조나 불편한 작업요인들이 장기간에 걸쳐 신체에 특정 부위(목, 어깨, 팔 등)에 작용하여 통증, 근력 약화, 유연성 감소 등의 이상증세를 보이게 된다.

과거에는 주로 생산직 근로자들에게서 발견되었으나, 컴퓨터 사용이 보편화되고 장시간 의자에 앉아 일하게 되면서 사무직에서도 많이 발생하고 있다. 이러한 질환을 예방하기 위해서는 올바른 자세를 유지하고 적절한 운동으로 피로를 풀어주는 등 작업 중에 신체의 부담을 줄여야 한다.

(4) 직업병의 종류

직업병을 발생 부위별로 분류하면 아래의 표와 같다. 2005년 산업재해 발생 현황에 의하면, 호흡기계 · 신경계 질환 등 전신성 질환 및 장애가 91.6%, 세균성 바이러스성 질환 등 감염성 및 기생충성 질환이 6.6%, 중독과 외상성 합병증 등 외상성 손상 및 중독이 0.9%, 신생물 종양암이 0.6% 등으로 나타났다.

표 14.4 발생 부위별 직업병

구 분	질 환
호흡기계 질환	진폐증, 천식, 폐암, 급성 또는 만성기관지염, 호산구성 폐렴, 만성폐쇄성 질환, 폐기종
소화기계 질환	디메틸포름아미드, 사염화탄소, 트리클로로에틸렌에 의한 독성간염
순환기계 질환	부정맥, 고혈압, 관상동맥질환, 심실전도장해
조형기계 질환	골수기능억제(백혈구, 혈소판, 적혈구감소증), 재생불량성 빈혈, 다발성 골수증, 골수이형성증후군, 골수섬유화증
신경계 질환	중추신경계 질환, 뇌의탈수초성병변, 소뇌증후군, 파킨슨증후군, 말초신경염, 전신성측삭경화증
정신질환	우울증, 외상후증후군, 인격장애, 공황장애
피부질환	알레르기 및 자극접촉피부염, 백반증, 스티븐스존슨증후군, 광선피부염, 건선의 악화
감염질환	바이러스성 간염, 결핵, 쯔쯔가무시증, 렙토스피라증, 유행성 출혈열
요로생식계 질환	급성 독성신염, 만성신부전, 방광암, 고환암, 신장암, 불임(난소와 정소의 기능 저하), 생식기능 저하, 선천성 기형
면역계 질환	전신성 경화증, 전신성 홍반성 루푸스의 악화
근골격계 질환	수근관증후군, 건초염, 회전근개건염, 외상과염, 결절종, 직업성 요통
직업성 암	폐암, 악성 중피종, 후두암, 비강암, 골수이형성 증후군, 백혈병, 다발성 골수종, 방광암, 고환암, 간암

(5) 직업병의 원인과 예방대책

화학물질의 사용량은 1998년 234톤, 2002년 249톤, 2006년 364톤으로 지속적으로 증가하고 있다. 이는 근로자들이 유해한 화학물질에 더 많이 노출될 수 있음을 의미한다. 기술개발, 신규 화학물질 등에 따른 새로운 유해 위험요인의 증가로 새로운 직업병이 계속 추가될 것으로 예상된다. 주요 직업병의 원인과 예방대책은 다음과 같다.

① 난청

직업성 난청에는 음향 외상과 소음성 난청이 있다. 음향 외상은 폭발사고 등 일시적인 강렬한 음이 원인이며, 소음성 난청은 오랜 기간 고소음에 노출되었을 때 발생한다. 소음성 난청은 초기에 4,000Hz의 주파수 음역에서 시작하며 점차적으로 저주파 음역과 보다 높은 고주파 음역에서도 청력저하를 유발한다.

소음과 충격소음(최대 음압 수준에서 120dB 이상인 소음이 1초 이상의 간격으로 발생하는 것)은 각각 1일 노출시간 또는 1일 노출횟수에 따라 작업장 내 허용기준이 설정되어 있다. 소음은 115dB을 초과하지 않아야 하며, 충격소음은 140dB을 초과하지 않아야 한다. 강렬한 소음작업 또는 충격 소음작업 장소에 대해 기계, 기구 등의 대체, 시설의 밀폐흡음 또는 격리 등 소음 감소를 위한 조치를 시행해야 한다.

근로자에게는 청력보호구를 지급하여 착용하도록 해야 한다. 작업환경 측정 결과 소음 수준이 90dB을 초과하거나 소음으로 인해 근로자에게 건강장애가 발생한 사업장에 대해서는 청력보존 프로그램을 시행하도록 하고 있다.

② **진폐증**

진폐증이란, 분진을 흡입함으로써 폐에 병리학적 변화를 가져오는 질병을 말한다. 「진폐의 예방과 진폐근로자의 보호 등에 관한 법률」에 따르면 분진 작업은 토석, 암석, 광물을 채굴, 절단, 가공, 반출하는 작업을 말한다. 진폐증은 폭로된 원인 분진에 따라 다음과 같이 분류한다.

- 규폐증 : 실리카 등에 의한 진폐증
- 석면폐증 : 석면에 의한 진폐증
- 탄광부진폐증 : 탄분진에 의한 진폐증
- 기타진폐증 : 기타 광물분진에 의한 진폐증

진폐증은 광산근로자에게 많이 발생하지만, 최근에는 조선소, 요업, 유리제품 제조, 연탄 제조, 보석가공, 전기제품 제조업 등의 분진작업장 근로자도 광물성 분진에 노출되기 때문에 제조업에서도 발병률이 증가하고 있다. 석탄 분진이나 실리카 분진 같은 호흡성 분진의 노출기준은 각각 1mg/m^{3}와 0.05mg/m^{3}이다.

진폐증을 예방하는 효과적인 방법은 분진이 발생하지 않도록 하는 것이지만, 작업 내용에 따라 불가능하거나 매우 어려운 실정이다. 따라서 작업장에서의 분진 흡입량을 감소시키기 위해 다음과 같은 방법들이 권고되고 있다.

- 작업공정의 밀폐, 격리, 자동화가 중요하며, 물을 자주 뿌리고 이동식 환기장치를 이용한다.
- 개인보호구 방진마스크를 철저히 착용한다.
- 작업장에서 반드시 금연하고 음식물 섭취를 금한다.
- 작업종료 후에는 목욕을 하고 작업복 세탁을 철저히 한다.

③ 중금속중독

근로자들 중에 납, 수은, 비소 등 중금속에 의한 직업병 환자가 증가하자, 산업보건 분야에서 중금속중독에 대한 관심이 높아졌다. 이러한 중금속은 체내에 들어오면 몇 십 년 동안 배출되지 않고 몸에 축적되어 각종 질병을 유발하는 것으로 알려져 있다.

- 납중독 : 납은 가공성이 뛰어나고 내식성이 강하며, 은백색의 광택이 있어 산업용으로 널리 사용되고 있다. 국내에서 유통되는 납과 납 화합물은 2006년 기준으로 약 48만 톤 전 · 후인 것으로 추정된다. 사업장에서의 납 흡수는 주로 호흡기를 통해 이루어지며 무기납, 납산화물, 납염류의 먼지 또는 흄을 비산하는 업종인 축전지 제조, 자동차 제조, 페인트나 안료의 제조, 도자기 제조, 인쇄업 등에 종사하는 사람에게 발생하기 쉽다. 크리스털유리, 광학유리, 전자제품유리가 납을 함유하며, 텔레비전과 컴퓨터 모니터의 브라운관 유리에도 납이 포함되어 있다. 납에 중독되면 빈혈, 위장장해(식욕부진, 변비, 복부팽만감 등), 신경장해(사지마비, 관절통, 근육통, 두통, 현기증 등), 중추신경장해(심한 흥분, 정신착란, 혼수, 경련 등)를 일으킨다. 납중독을 예방하기 위해서는 분진 발생을 가능한 한 억제시켜야 한다. 물을 뿌려 다량의 분진 발생을 방지하고 호흡기를 통한 노출을 줄이며, 납을 제련할 때는 바닥을 항상 축축하게 유지한다. 납 광석은 입경이 큰 형태로 구입하여 투입하고 납 광석 분말에 2~3%의 수분이 함유되도록 조치하며 다른 공정과는 철저히 격리해야 한다. 분쇄설비 라인의 배관틈새 등을 철

저히 밀폐하고, 분쇄기 주변에 있는 퇴적 분진을 주기적으로 청소한다. 근로자는 반드시 개인 보호구를 착용하고 작업장에서 식사와 흡연은 절대 금지해야 한다.

- 카드뮴중독 : 카드뮴은 금속광택에 청색을 띤 은백색의 부드러운 금속 또는 분말로써 통신기 재료와 도금에 사용된다. 주로 은, 구리, 니켈과 혼합하여 합금을 만드는데 사용되며 납땜, 납, 치과용 아말감, 용접 모재, 전기 도금제, 스프레이 도장제, 축전기 재료 등에도 이용된다. 작업장 내 카드뮴의 허용농도는 8시간 기준 0.03mg/m^3 이하이다. 카드뮴중독을 예방하려면 6개월에 1회 이상 작업장 카드뮴 노출 수준을 파악하기 위해 작업 환경을 측정해야 한다. 취급 근로자에게는 카드뮴이 인체에 미치는 영향, 취급 시 주의사항, 착용해야 할 보호구, 비상시 조치사항을 교육한다. 이와 함께 정기적인 건강검진을 통해 흉부 x-선 검사, 신기능 검사, 폐활량 검사 등을 실시한다. 카드뮴 취급 근로자는 설치된 환기시설을 상시 가동하여 작업하고, 적절한 호흡용 보호구 등 개인보호구를 반드시 착용해야 한다. 작업장 내에서 흡연이나 음식물의 섭취를 금지해야 한다.
- 수은중독 : 금속수은이나 그 화합물은 주로 수은온도계, 체온계, 알칼리망간건전지, 수은아말감, 금은의 정련, 수은등, 도금, 박제제조, 도료, 안료, 인견제조 등에 쓰인다. 수은중독의 위험이 가장 높은 직종은 수은광산과 수은 추출작업이며, 수은증기에 의해 호흡기로 노출된다. 수은중독의 증상으로는 구내염, 설사, 근육경련, 무뇨증, 피부염, 불면증, 우울, 졸음 등이 있다. 수은중독을 예방하기 위해서는 작업환경의 수은농도가 아릴수은은 0.1mg/m^3, 아릴과 알킬화합물을 제외한 모든 경우에는 0.025mg/m^3를 넘지 않아야 한다. 근로자는 호흡기 보호용 마스크를 착용해야 하며, 작업장에서는 국소 배기장치를 설치하고 신발, 모자, 작업복 등을 매일 새것으로 공급해야 한다. 작업 후에는 반드시 목욕을 한 다음, 외출복으로 갈아입고, 작업복과 외출복을 같은 공간에 보관하지 않도록 한다.
- 비소중독 : 금속비소는 주로 판유리 제조업에 사용되고, 합성수지와 플라스틱 물질 제조업, 비철금속의 제련 및 정련 등에 사용된다. 삼산화비소의 경우 대부분이 유리섬유와 광학유리 제조업에 사용된다. 근로자는 주로 호흡기로 비소가 흡입되고, 일반인들은 경구섭취를 통해 비소에 노출된다. 흡수된 비소는 주로 뼈,

모발, 손톱에 축적된다. 중독증상으로는 피부점막 염증, 식욕부진, 구토, 설사, 호흡중추마비, 색소침착, 피부탈색, 모세혈관의 확장, 혈관벽의 투과성 증대, 뇌장애 등이 있다. 하지를 비롯해 좌·우 대칭의 다발성 신경염도 특징적이며, 폐암을 유발할 수 있다. 작업장에서 비소 및 가용성화합물의 허용농도는 8시간 기준 0.01mg/m^3 이하이다. 피부접촉이나 호흡기를 통한 흡수를 막기 위해 가능하면 발생원을 밀폐하고 국소환기장치 등을 설치하며 호흡용 보호구, 보호안경, 보호장갑 등 개인보호구를 사용한다. 근로자가 호흡이 없을 경우 인공호흡을 실시하고, 피부와 눈에 접촉했을 때는 적어도 15분 이상 세척해야 한다.

④ 유기화합물중독

유기용제는 용도가 매우 광범위하여 염료, 합성세제, 유기안료, 의약품, 농약, 방부제, 잉크, 접착제, 착색제 등으로 널리 사용되고 있다. 유기화합물은 실온에서는 액체 상태로 존재하기 때문에 피부접촉에 의해 노출이 일어나며 휘발성이 크기 때문에 호흡기로 흡입되기도 한다. 유기화합물에 노출되면 초기에는 눈과 피부 및 호흡기 점막의 자극, 현기증, 두통, 구역질, 지남력 상실 등의 증상을 나타내며, 노출이 증폭되면 혼돈, 의식상실, 마비, 경련, 사망에 이르게 된다.

- 톨루엔중독: 톨루엔은 코팅·인쇄·도장 공정 등의 희석제, 도료·안료·특수잉크 등의 원료, 제재 및 목재 가공업에서 접착제 등으로 널리 사용되고 있다. 톨루엔은 주로 호흡기를 통해 흡입되며, 피부접촉으로 흡수되거나 경구 섭취되기도 한다. 톨루엔에 노출되면 두통, 불안, 언어곤란, 기억력상실, 과도한 정서변화, 의식상실 등의 중추신경계 장해를 일으킨다. 단시간 고농도에 노출되면 피로, 두통, 감각이상, 반사기능 저하, 시력 저하를 일으키고 심지어 사망에 이를 수 있다. 피부노출에 의해 피부염이 일어날 수도 있다. 작업장 내 톨루엔의 허용농도는 8시간 기준 50ppm(118mg/m^3)이다. 작업장에서는 개인보호구로 유기가스용 방독마스크, 화학물질용 보호장갑과 보호의 등을 착용해야 한다. 국소배기시설을 설치하여 환기를 원활히 하고, 작업장 바닥은 불침투성 재료를 사용하여 청소

하기 쉬운 구조를 갖춘다. 작업 중 또는 후에 근로자가 세면이나 목욕을 할 수 있는 시설을 설치하고, 작업장에서는 흡연과 취식을 금한다. 톨루엔 취급 근로자는 작업장에 배치되기 전에 건강진단을 받고, 배치 후 6개월 이내에 특수건강검진을 실시하여 건강이상 여부를 확인하도록 하고 있다.

- 벤젠중독: 벤젠은 스티렌 및 페놀과 같은 화학물질 제조, 농약 및 약품 제조, 석유화학산업에서 많이 사용된다. 빈혈을 유발하고 골수의 조혈기능을 점차 감소시켜 재생불량성 빈혈로 진행시키기도 한다. 벤젠의 조혈기관장해가 알려진 1930년대 이후부터 생산과 사용이 규제되기 시작하였다. 벤젠의 허용농도는 8시간 기준 1ppm이다.
- 글리콜에테르중독: 글리콜에테르는 래커, 수지, 잉크, 섬유염색, 부동액, 휘발유 첨가 등으로 널리 사용된다. 피부나 소화기를 통해 흡수되는 화합물로서 조혈기능장해, 신장장해, 생식기능장해를 유발한다.

⑤ 기타중독

이상기온이나 이상기압의 환경에서 장시간 작업하는 근로자에게 발생할 수 있는 직업병은 다음의 표와 같다.

표 14.5 이상 환경에서 발생할 수 있는 근로자의 직업

구 분	원 인	증 상	응급처치
열경련	고온환경	경련, 단백뇨, 현기증, 이명, 두통, 구토	염분 보충, 휴식
열사병 (일사병)	고온다습한 환경	현기증, 구토, 두통, 경련, 정신착란, 혼수	서늘한 곳에서 휴식, 수분 보충
열피로 (열실신)	고열환경	말초혈관 저류, 실신, 현기증, 급성피로감	휴식, 수분 보충
참호족	저온환경	모세혈관 손상, 부종, 소양감, 동통, 피부괴사	원활한 혈액순환을 위해 보온유지
침수족	저온환경과 습기 또는 냉수		
레이노현상	한냉환경과 국소진동	손과 발가락의 감각마비, 청색증, 통증	보온, 혈관확장제 투여
잠함병 (감압병)	고압에서 저압으로의 급격한 압력 변화	동통성 관절장애, 비감염성 골괴사, 마비	고압 산소실에서 압력을 높였다가 다시 서서히 감압

(6) 유해물질의 노출기준

화학물질, 발암성물질, 호흡성분진으로 나누어 「산업안전보건법」에 노출기준이 고시되어 있다. 노출기준 농도 이하의 작업 환경은 모든 근로자에게 건강상 악영향을 미치지 않음을 의미한다.

노출기준은 TWA와 STEL로 구분하여 명시되어 있다. TWA는 시간가중 평균농도로서 1일 8시간(주 40시간) 작업을 기준으로 하여 유해요인의 측정농도에 발생시간을 곱하여 8시간으로 나눈 농도이며, STEL은 근로자가 1회에 15분간(1일 5회 이하) 유해요인에 노출되는 경우의 허용 농도이다. 현재 노출기준이 고시된 화학물질은 698종이다.

4) 산업보건관리

(1) 작업환경관리

물리적 · 화학적 · 생물학적 인자는 유해인자가 대부분 작업에 의해 발생하여 작업장 내로 확산되며 근로자에게 노출된다. 이 과정에서의 노출경로를 차단하거나 관리하는 것이 중요하다.

작업환경 관리는 공학적 개선을 포함하며 작업환경에 존재하는 유해인자를 제거하거나 제어하는 방법을 통틀어 말한다. 근로자의 직업병 예방을 위해 우선적으로 고려해야 하며, 위해평가 등 중요도를 고려하여 결정한다. 위해평가를 위해서는 작업장 내의 유해인자에 대한 근로자의 노출수준을 평가해야 한다.

작업환경 관리대책은 노출수준 및 기술 · 경제적 실현가능성 등을 고려하여 마련해야 한다. 작업환경에서 유해인자를 근원적으로 제거하기 위해서는 유해성이 없거나 낮은 것으로 바꾸는 대치, 유해인자의 확산을 억제하기 위한 밀폐, 유해물질의 노출경로를 차단하기 위해 근로자를 격리시키거나 방해물을 설치하여 차단하는 격리 및 차단, 유해물질을 작업장 밖으로 배기하거나 작업장 내에서 희석시키는 환기 등의 방법을 이용한다.

(2) 작업관리

근로자의 작업방법이나 조건 등을 변경하여 노출을 감소시키는 방법이다. 공학적 개선이 어려운 작업공정에 효과적으로 실시할 수 있으며 작업 자세나 방법 등을 표준화하여 관리하기 때문에 관리적 대책이라고 한다. 근로시간의 단축 또는 특정 업무에 대한 교대근무 등을 통해 근로자 개인별 누적 노출량을 줄일 수 있다. 공학적 개선이 어려운 공정이나 간헐적 또는 임시작업, 개선을 실시하고 있는 공정에서는 보호구의 사용이 필요하다.

개인보호구의 사용은 최후의 관리수단으로 간주되며, 단순히 비용감소의 목적으로 실시되어서는 안 된다.

(3) 건강관리

작업환경관리나 작업관리만으로는 유해물질에 대한 노출을 감소시키기 어렵다. 개인별 차이 또는 예상치 못한 노출(피부노출 등)에 의해 직업병이 발생할 수도 있다. 따라서 정기적 건강진단을 통해 증상 파악과 생물학적 모니터링(소변과 혈액시료 검사에 의한 간접적 노출평가)을 실시함으로써 직업병을 조기에 발견하여 건강악화를 예방해야 한다.

(4) 영양관리

작업에 따른 신체활동의 강도와 시간에 따라 영양소의 종류와 필요량이 달라지기 때문에 작업량에 따른 적절한 영양관리가 수반되어야 한다.

근로자의 영양관리는 단순한 영양소 공급만이 아닌 스트레스 완화, 유해물질에 대한 해독에도 도움이 된다. 근로현장에서 근로자들에게 적절한 영양을 공급하기 위해 영양학 등을 전공한 전문가의 교육과 지도가 필요하다.

(5) 정신건강관리

고용의 불안정, 임시직의 증가, 정보기술의 발달과 관련된 직장환경의 변화 등이 근로자의 스트레스를 가중시키고, 이러한 스트레스는 정신건강에 영향을 미친다.

최근 우리나라 근로자 10명 중 3명이 정신질환으로 발전할 수 있는 스트레스에 시달리고 있다는 연구결과가 보고되었다. 근로자의 정신건강관리는 근로현장에서의 생산성을 위해 보다 조직적 차원의 예방 및 대처 프로그램의 개발이 절실히 요구되고 있다.

(6) 근로자의 참여 유도

직업병의 예방은 사업주 및 보건관리자의 활동과 근로자의 적극적인 참여가 필요하다. 그러나 근로자는 유해위험관리활동에 소극적일 수 있으므로 보건관리자는 근로자의 적극적인 참여를 이끌어내야 한다.

근로자가 안전보건교육을 통해 작업장의 유해성과 위험성을 정확히 인식하여 규정된 작업방법에 의해 안전하게 작업하고 설치된 작업환경 개선시설을 가동하는 등 스스로를 보호할 수 있는 행동이 이루어질 수 있도록 보건관리자의 노력이 필요하다.

2. 정신보건

1) 정신보건의 개념

(1) 정신보건의 정의

정신보건은 정신장애인의 치료뿐만 아니라 국민 정신건강의 향상을 도모하기 위해 생물학적 · 의학적 · 교육적 · 사회적 측면에서 협력하여 보다 더 좋은 인간관계를 이룩하고자 하는 분야이다. 세계보건기구WHO는 넓은 의미에서 "건강이란 신체적 · 정신적 · 사회적으로 편안한 상태"라고 정의하였다. 정신의학적으로 건강한 사람의 정의는 다음과 같다.

- 자기의 주체성을 가지고 인생의 목표를 자발적으로 추구하는 사람
- 현실과 환경의 변화를 잘 수용하여 적응하는 사람
- 상대방의 입장과 요구를 이해하여 대인관계를 지속적으로 유지하는 사람
- 만족스러운 이성관계를 유지하는 사람
- 본인 능력의 한계를 현실적으로 받아들이고, 직업생활을 통해 성취감을 얻으려는 사람

(2) 정신보건의 중요성

주요 정신질환들은 대개 초기 성인기에 발병하여 만성으로 진행되는 경우가 많아 환자들은 활동성이 가장 높은 인생주기를 투병으로 보내게 된다. 이는 개인과 가족뿐만 아니라 사회·국가적으로도 엄청난 부담과 손실을 초래한다는 점에서 그 중요성이 부각되고 있다. 그러나 정신질환자는 병에 대한 지식이 없거나 스스로 치료받을 수 없는 경우가 많으며, 장기적인 치료와 관리가 필요하기 때문에 국가 차원의 정책적 지원이 있어야 한다.

세계보건기구WHO는 "세계인의 건강에 가장 큰 부담을 야기하는 10대 장애 중에 우울장애, 정신분열병, 양극성장애, 알코올 남용, 강박장애 등 정신질환이 5개나 포함되어 있다."고 하였다. 이러한 정신건강 문제의 광범위함과 심각성을 경고하고 정신건강증진을 위한 각 국가의 노력을 강조하였다.

선진국의 정신질환에 의한 사회적 비용은 모든 암으로 인한 비용의 1.5배나 되며, 넓은 의미의 정신질환이라고 할 수 있는 알코올중독이나 약물중독을 포함하면 정신질환에 의한 사회적 부담은 국내총생산의 5.7%에 달한다고 한다. 정신질환에 의한 생산성의 저하도 심각하여 1990년도에 모든 장애에 의한 생산성 손실의 10%가 정신질환에 의한 것이라고 보고되었다.

2) 정신질환의 발생 현황

정신질환은 유병률이 매우 높은 질환이다. 2006년 정신질환실태 역학조사에서 국

민 중 30.2%는 평생 한 번 이상 정신장애를 앓은 적이 있는 것으로 나타났다. 알코올 사용장애와 니코틴 사용장애를 제외하더라도, 그 외의 정신질환을 평생 한 번 이상 앓은 유병률이 12.6%였다. 또한 정신질환에 의한 사회경제적 비용은 매우 크다. 세계보건기구WHO가 각 질병으로 야기되는 장애에 대해 연구한 결과에 의하면, 전세계적으로 우울증으로 야기되는 부담이 세 번째로 큰 것으로 나타났으며, 2030년에는 우울증이 질병부담이 가장 큰 질환으로서 1위를 차지할 것으로 전망하였다.

25개 정신질환의 평생유병률(평생동안 한 가지 이상의 정신질환에 한 번 이상 이환된 적이 있는 비율)은 27.6%였다. 즉 일반인구의 27.6%는 평생 중 한 번 이상은 정신질환을 경험하였다는 의미가 된다. 남녀별로는 남자 31.7%, 여자 23.5%로 남자의 평생유병률이 여자의 1.35배였다. 알코올과 니코틴 사용장애를 제외한 정신질환의 평생유병률은 14.4%였고, 남녀별로는 남자 9.2%, 여자 19.6%로 여자에서 남자보다 평생유병률이 2배 이상 더 높았다.

표 14.6 정신장애 평생유병률[a] 비교(성과 연령의 보정)

진 단	2001년	2006년	2011년(64세 이하)	06년 대비 증감(%)	2011년(전체)
	유병률(S.E.)[b] (%)	유병률(S.E.) (%)	유병률(S.E.) (%)		유병률(S.E.) (%)
알코올 사용장애	15.9(0.5)	16.2(1.2)	14.0(1.0)	−13.6%	13.4(0.9)
알코올 의존	8.1(0.4)	7.0(0.9)	5.6(0.6)	−20.0%	5.3(0.6)
알코올 남용	7.8(0.4)	9.2(0.5)	8.5(0.8)	−7.6%	8.0(0.7)
니코틴 사용장애	10.3(0.4)	9.0(0.7)	7.3(0.7)	−18.9%	7.2(0.7)
니코틴 의존	9.4(0.4)	7.7(0.7)	5.5(0.6)	−28.6%	5.5(0.6)
니코틴 금단	2.4(0.2)	2.9(0.3)	3.1(0.5)	▲6.9%	3.1(0.4)
정신병적 장애	1.1(0.1)	0.5(0.1)	0.6(0.2)	▲20.0%	0.6(0.2)
정신분열성 장애[c]	0.2(0.1)	0.1(0.1)	0.2(0.1)	100%	0.2(0.1)
단기정신병적 장애	0.8(0.1)	0.3(0.1)	0.4(0.2)	▲33.3%	0.4(0.2)
기분장애	4.6(0.3)	6.2(0.6)	7.5(0.7)	▲21.0%	7.5(0.7)
주요우울장애	4.0(0.3)	5.6(0.5)	6.7(0.7)	▲19.6%	6.7(0.6)
기분부전장애	0.5(0.1)	0.5(0.1)	0.7(0.2)	▲40.0%	0.8(0.2)
양극성장애	0.2(0.1)	0.3(0.1)	0.2(0.1)	−33.3%	0.2(0.1)

a. 평생 한 번 이상 정신장애를 앓은 적이 있는 대상자의 비율. 지역사회에 거주하고 있는 정신장애 환자의 유병률이므로 조사 당시 정신의료기관, 정신요양시설 등에 입원 혹은 입소 중인 환자는 포함되지 않음
b. SE(Standard Error) : 표준오차
c. 정신분열병과 유사장애. 정신분열형장애, 분열정동장애, 망상장애 포함
출처 : 조맹제(책임연구자), 2011년 정신질환실태 역학조사 보건복지부 학술연구 용역사업 보고서

표 14.7 국가별 주요 정신질환 유병률

주요 정신질환	한 국	미 국	유 럽	프랑스	뉴질랜드
알코올 의존 남용	16.2	18.6	5.2	5.7	15.4
주요 우울장애	5.6	16.6	12.8	21.4	16
불안장애	6.4	28.8	13.6	–	24.9

3) 주요 정신질환

(1) 기분장애

기분장애는 생물학적, 유전적, 성격적, 정신사회적 요인이 복합적으로 작용하여 발생한다. 대표적인 기분장애로는 우울증, 조울증 등이 있다. 우울증은 의욕저하와 우울감을 주요 증상으로 하여 다양한 인지 및 정신적 · 신체적 증상을 일으켜 일상 기능의 저하를 가져오는 질환을 말한다. 연령에 따라 그 원인이 다르며, 여성이 남성보다 약 두 배 정도 더 흔하게 나타난다. 이처럼 남녀에 차이가 나는 이유는 호르몬, 임신과 출산, 심리 · 사회적 스트레스의 차이 때문이다.

국민건강보험공단의 2010년 진료비 자료에서 인구 10만 명당 진료 인원을 살펴보면, 남성은 전체 기분장애 중 우울증이 74%, 조울증이 10%를 차지하였으며, 여성은 전체 기분장애 중 우울증이 79%, 조울증이 7%로 나타났다.

① 자살

우울증의 가장 심각한 증상은 자살사고로, 우울증환자의 3분의 2가 자살을 생각하며 그 중 실제로 자살을 실행하는 사람은 10~15%로 보고되었다. 세계보건기구WHO는 자살을 “치명적인 결과에 대해 충분히 인지하거나 예견한 상태에서 한 개인이 의도적으로 시작하고 자행하는 행위”로 정의한다. 자살은 이혼, 알코올과 마약의 남용, 실업, 임상적인 우울증, 기타 정신질환 등과 관련하여 공황상태에 있을 때 발생하기 쉽다.

이러한 이유는 자살은 한 인구집단의 정신건강 상태를 측정하는 대리지표로 종종 쓰인다. 자살은 OECD 국가의 주요 사망원인으로서 2006년 14만 명이 이로 인해 사망한 것으로 보고되었다.

통계청의 2010년 사망원인 통계에 따르면, 2010년 한 해 동안 자살한 사망자수는 총 15,566명이며 이는 하루 평균 42.6명에 해당한다. 우리나라의 자살 사망률은 OECD 회원국 중 1위로서, 이를 OECD 연령표준화 사망률로 계산하면 28.1명으로 OECD 평균인 11.3명보다 2배 이상 높다.

자살은 우리나라의 사망 원인 중 4위에 해당하며, 생산 가능인구의 사망 원인 1~2위가 자살로 나타나 향후 국가경쟁력 저하의 한 원인으로 작용할 수 있는 상황이다. 2010년 자살은 10대부터 30대까지 사망 원인 1위, 40대와 50대에서는 사망 원인 2위를 차지하였다. 높은 자살률로 인한 사회 · 경제적 손실액은 약 2조 4,150억 원에서 4조 9,664억 원에 이른다고 한다.

2009년 경찰청의 통계에 의하면, 육체적 질병 문제, 사별 문제, 경제생활 문제가 자살의 주요 원인으로 나타났다. 전 세계적으로 자살에 대한 관심이 높아지면서 많은 국가가 위험집단에 초점을 맞추어 정신건강을 강조하고 예방을 위한 전략을 마련하고 있다.

② 노인우울증

국민건강보험공단의 진료비 자료에 따르면, 노인우울증 환자가 2004년 8만 9천 명에서 2009년 14만 8천 명으로 5년 동안, 1.7배 증가하였다. 노인우울증의 원인은 사회적 요인과 관련이 깊으며, 이러한 요인으로 신체적 질병과 기능상실, 사별 등 배우자 문제, 사회적 지지체계의 부재, 재정적 어려움 등을 들 수 있다. 노인우울증은 환각, 망상 등의 정신병적 양상을 보이는 경우가 많으며, 망상의 주된 내용으로는 죄책감, 건강염려증, 허무주의, 피해망상, 질투망상 등이 있다.

③ 조울증

조울증은 감정이 격화되는 '조증'과 그에 대조되는 '울증'이 교대로 나타나는 양극성 장애이다. 최근 5년(2006~2010) 간 조울증에 대한 진료 인원은 2006년 4만 3천 명에서 2010년 5만 5천 명으로 5년간 약 1만 2천 명이 증가하였으며(28.8%), 연평균 증가율은 6.6%로 나타났다. 조울증 진료 인원의 최근 5년간 연령별 구성을 보면,

2010년을 기준으로 40대가 21.4%를 차지해 가장 높았으며, 30대(21.2%)와 50대(17.1%)의 순으로 나타났다.

높은 연령층에 비율이 높은 우울증과 다르게 조울증은 비교적 젊은 연령층에서부터 많이 나타나는 것이 특징이다. 30~40대의 조울증 진료 인원의 점유율은 42.6%로, 30.7%인 우울증 진료 인원 점유율에 비해 12% 높게 나타났다. 특히 20대의 우울증 진료 인원은 9.1%인 것에 비해 조울증 진료 인원은 15.7%로 큰 차이를 보였다. 조울증의 발병 연령이 주로 20~40대인 이유는 정확히 밝혀지지 않았으나 취업문제, 결혼, 성공에 대한 욕구 등 사회생활에 대한 부담감과 같은 심리적 요인이 복합적으로 작용했기 때문으로 추정된다.

(2) 알코올성 정신장애

관대한 음주문화와 불건전한 음주습관은 알코올 사용장애로 인한 심각한 사회·경제적 손실로 이어져 왔다. 최근 5년(2006~2010)의 건강보험 진료비 지급자료를 분석한 결과, 알코올성 정신장애 환자가 1.2배 증가하였다. 남성이 여성보다 매년 4배 이상 많은 것으로 조사되었다.

표 14.8 알코올성 정신장애 진료환자의 성별 분포

구 분	2006	2007	2008	2009	2010
전체	60,715	66,196	68,146	73,886	74,678
남성	49,494	53,767	55,062	60,127	60,581
여성	11,221	12,429	13,084	13,759	14,097

2010년 인구 10만 명당 알코올성 정신장애 진료환자의 성별분포를 보면, 20대까지는 남녀의 비율이 비슷하였으나 점차 차이가 벌어져 50대 이상에서는 남성이 여성보다 약 10배 이상 많아졌다. 여성의 경우에는 40대에 가장 많았으나, 남성은 60대가 가장 많은 비중을 차지하였다.

알코올성 정신장애로 인한 진료비는 2006년 925억 원에서 2010년 1,738억 원으로 약 두 배 증가하였으며, 진료환자수와 마찬가지로 남성의 진료비가 여성에 비해 약 9배 이상 높았다.

한편 2006년도 정신질환실태 역학조사 결과에 의하면, 연간 18세 이상 64세 이하 인구 중 5.6%인 약 179만 명이 알코올에 의존하거나 남용하고 있는 것으로 나타났다. 음주로 인한 질병치료비, 생산성 감소 및 사망에 따른 손실, 사고로 인한 재산피해액 등 사회·경제적 비용이 국내총생산의 2.9%인 약 20조 원에 달한다.

(3) 치매

치매 발병률은 2008년 8.4%였으나 점차 증가하여 2050년에는 13.2%에 이를 것으로 예상하고 있다. 65세 이상 노인 11명 중 한 명이 걸릴 정도로 노인에게 흔한 질병인 치매는 개인의 품위를 유지할 수 없을 수준으로 인격이 황폐화하고 독립적인 일상생활이 어려워 가정에도 부담이 크다. 2007년을 기점으로 65세 미만에서도 치매질환자수가 가파르게 증가하고 있다.

4) 정신보건시설

정신보건시설은 다음과 같이 크게 세 가지로 분류한다.

① 정신의료기관:「의료법」에 의한 정신병원, 정신과 의원 및 병원급 이상의 의료기관에 설치된 정신과
② 정신요양시설: 정신의료기관에서 의뢰한 정신질환자와 만성 정신질환자를 입소시켜 요양과 사회복귀 촉진을 위한 훈련을 행하는 시설
③ 정신질환자 사회복귀시설: 정신질환자를 정신의료기관에 입원시키거나 정신요양시설에 입소시키지 않고 사회복귀 촉진 훈련을 행하는 시설

정신질환에 이환된 환자의 11.4%가 의사, 정신과 전문의, 기타 정신건강 전문가에게 상담을 받은 것으로 나타났다. 2006년 정신질환으로 정신의료서비스를 이용한 비

율은 11.4%로 2001년(8.9%)보다는 높아졌으나, 선진국과 비교하면 매우 낮은 실정이다.

민간 정신의료기관이 전체 기관수의 71%로서 대부분을 차지하고 있다. 2010년 보건복지백서에 따르면, 정신요양기관에 입소한 정신질환자 중 정신분열병 환자가 가장 많았으며, 특히 우울증으로 인한 입소가 증가하고 있는 추세이다.

5) 정신보건정책

산업화, 도시화 등에 따른 급격한 사회 · 경제적 환경의 변화로 인해 정신보건이 중요한 과제로 대두되고 있다. 이에 따라 국민의 정신건강 문제를 더 이상 개인의 책임으로만 미룰 수 없으며, 사회적 문제로서 국가 차원의 정책적 개입을 필요로 하게 되었다.

1985년에 「정신보건법」 법안이 국회에 처음 상정되었으나, 정신질환자의 인권보호에 대한 논란 속에 대폭 수정 · 보완되어 1955년 12월에 이 법이 제정되었다.

「정신보건법」은 정신질환의 예방과 정신질환자의 의료 및 사회복귀에 관하여 필요한 사항을 규정함으로써 우리나라의 정신보건정책은 정신분열병 등 만성 중증 정신질환자를 정신의료기관이나 시설에 격리하여 치료하는데 치중하였다. 그러나 1955년 「정신보건법」의 제정으로 기존의 장기입원 중심의 저인보건서비스 제공체계에서 벗어나 지역사회 정신보건사업을 활성화하는 방향으로 정책적 전환이 이루어졌다.

이에 따라 지역사회 내에서 정신질환자를 조기에 발견하여 상담, 치료, 재활, 사회복귀를 지원하는 등 사회로부터 소외되어왔던 환자에게 필요한 정신보건서비스를 효율적으로 제공하고 있다. 또한 그동안 우리 사회에 깊이 박혀있던 정신질환에 대한 편견을 해소하고 정신질환자의 인권을 보호하는 한편 정신보건센터, 사회복귀시설 확충 등을 통해 지역사회 정신보건사업 수행을 위한 전달체계를 마련하고 있다.

이렇듯 정신보건의 패러다임이 지역사회 중심으로 전환되면서 지역사회 내의 정신보건사업을 담당할 전문인력의 체계적인 양성이 필요해졌다. 이에 따라 1997년 3월 정신보건 전문요원제도가 도입되면서 2010년 12월 기준으로 10,987명의 정신보건 전문요원(정신보건간호사 6,719명, 정신보건임상심리사 1,699명, 정신보건사회복지사 2,569명)이 배출되어 정신보건 업무를 수행하고 있다.

아울러 정신질환자가 적정한 치료, 요양, 재활서비스를 받을 수 있도록 정신보건시설에 대한 정부의 지원을 확대하고 지도·감독을 강화해 왔다. 국가와 지방자치단체는 보건소를 통해 정신질환의 예방과 정신질환자의 발견, 상담, 진료, 사회복귀를 위한 훈련 등 지역사회 정신보건사업을 수행하고 있다.

Public Health

CHAPTER 15

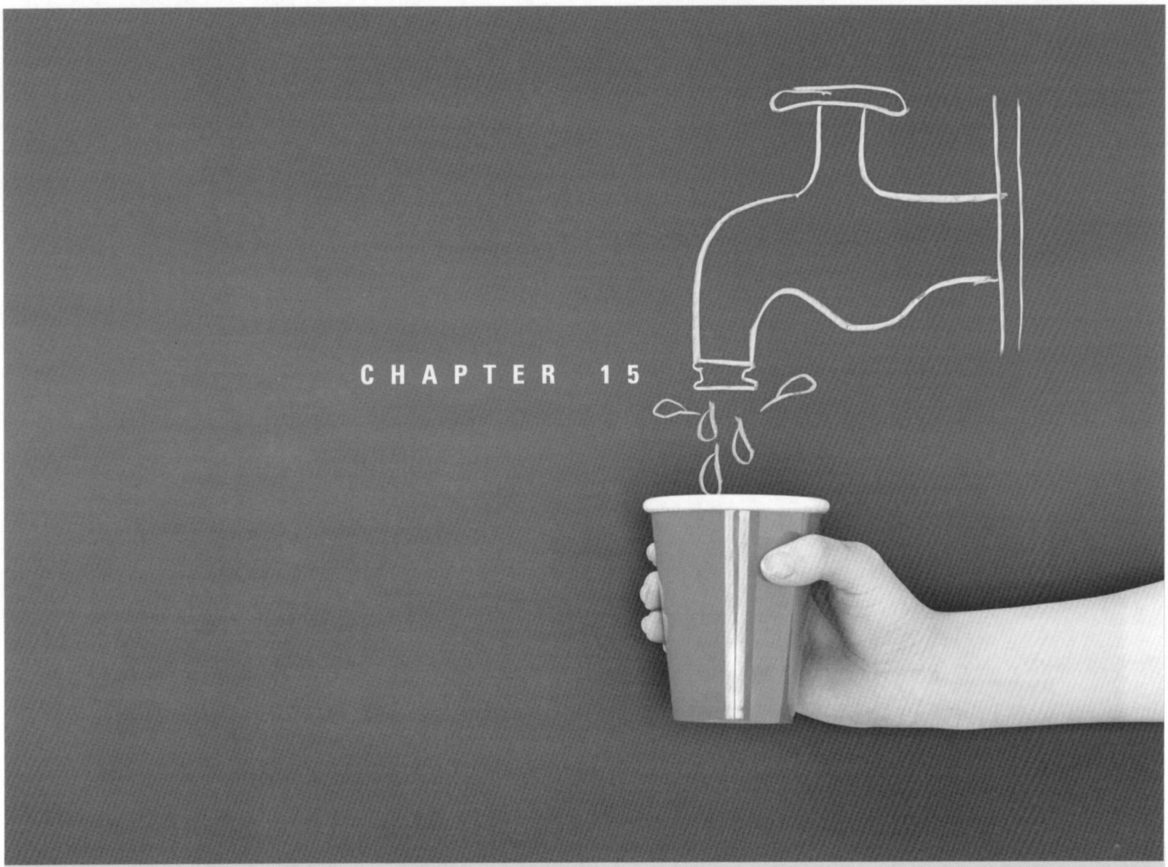

보건통계

1. 보건통계의 개념

통계학은 학자에 따라 다양하게 정의되는데, 대표적으로 레밍턴이 정의한 "자료를 수집 · 분류 · 종합 · 분석하여 과학적으로 추계하는 방법이며, 그 과정을 연구하는 학문"의 뜻으로 통용되고 있다.

보건통계란 인구, 출생, 질병, 사망, 혼인 그리고 보건과 관련된 여러 자료를 수집, 정리, 종합, 분석, 추론하는 방법이라 할 수 있다. 통계는 방법에 따라 기술통계와 추측통계로 나눈다. 기술통계는 대상 집단의 자료를 수집 · 분류하여 도표 또는 표로 나타내거나 수량적인 계산으로 측정값의 여러 의미를 알아보는 것이며, 추측통계는 표본의 통계치를 가지고 모집단의 불확실한 사실을 추론하는 것으로서 추계통계 또는 추론통계라고도 한다.

2. 보건통계의 이용

보건통계는 인간집단이나 지역사회의 질병관리, 보건향상 등을 위한 여러 연구와 조사 및 분석의 기초가 되며, 보건사업의 기초자료 등으로 다양하게 활용된다. 보건통계는 일반적으로 다음과 같이 이용된다.

① 지역사회나 국가의 보건수준과 보건상태를 평가하고 비교하는데 이용된다.
② 보건사업의 필요성을 판단하기 위한 자료로 이용된다.
③ 사업의 기획, 과정, 결과의 평가 등에 이용된다.
④ 보건사업에 대한 국가의 지원 또는 보건 관련 입법을 촉구하는데 이용된다.
⑤ 보건사업의 우선순위를 결정하여 보건사업 수행상의 지휘와 관제에 이용되고

보건사업의 기술반전, 규정, 절차, 분류, 기술의 발전에 유용하다.

⑥ 보건사업의 행정활동지침으로 이용된다.

⑦ 보건사업의 방향을 정하는 기초자료로 활용되며 사업을 결정하고 수행하는데 과학적 근거를 제시한다.

3. 통계방법

1) 용어의 정리

(1) 모집단

모집단Population이란, 조사연구의 대상이 되는 전체집단을 말한다. 모집단에는 모집단의 크기와 관계없이 구성단위가 한정된 '유한모집단'과 구성단위가 무한한 '무한모집단'이 있다.

(2) 표본

통계자료를 수집할 때에는 모집단 전체를 대상으로 조사하는 전수조사가 가장 좋은 방법이나 시간적 · 경제적 제약으로 인해 현실적으로 어렵거나 불가능한 경우가 많다. 이 경우 모집단의 일부를 추출하여 조사하게 되는데, 이때 그 일부 집단을 표본이라 하며, 표본을 이용하여 조사하는 것을 표본조사라고 한다.

표본조사는 전수조사에 비해 비용, 시간, 노력이 절약되고 비표본 오차를 줄일 수 있으며 순간적인 모집단의 특성을 파악할 수 있다. 표본통계량으로부터 모수의 추정이 가능한 장점도 있다.

2) 표본추출 방법

표본추출Sampling이란, 모집단에서 그 집단의 특성을 대표할 수 있는 표본을 뽑아내는 것이다. 표본추출에는 '비확률표본추출법'과 '확률표본추출법'이 있다. 비확률표본추출법은 모집단에 그 결과를 적용할 수 없고, 확률표본추출법은 개인의 편견을 배제할 수 있기 때문에 통계에서는 주로 확률표본추출방법을 이용한다. 확률을 추출하는 방법으로는 단순확률추출법, 계통추출법, 층화학추출법, 집락추출법 등이 있다.

① 단순확률추출법

유한모집단 N개에서 표본 n개를 뽑을 때 사용하는 모집단에 일련번호를 부여하고 각 개체가 뽑힐 확률은 모두 n/N이 되도록 하여 추출하는 방법이다.

② 계통추출법

모집단 N개에 일련번호를 부여하고 표본추출 간격을 정한 후 단순확률추출법에 의해 최초의 표본을 뽑은 다음, 여기에 추출간격을 더하여 n개의 표본이 될 때까지 추출하는 방법이다.

③ 층화확률추출법

모집단의 개체를 특성에 따라 층으로 구분하고 각층에서 표본을 추출하는 방법이다.

④ 집락추출법

모집단의 구성단위를 몇 개의 집락으로 나눈 다음에 무작위로 필요한 집락을 추출하는 방법이다.

3) 측정척도

(1) 변수

변수는 나이, 성별, 체중 등과 같이 사람이나 사물의 변화가 가능한 상태나 특성으로, 언제나 일정한 상수와 달리 변화하는 수를 말한다.

(2) 측정척도

변수의 값은 척도로 잰 내용을 수량적으로 표시한 것이며, 조사대상의 특성을 숫자나 기호로 나타낸 것이 척도이다. 측정척도에는 다음과 같은 것들이 있다.

① 명목척도

측정대상자의 특성을 나타내는 척도로서 인종, 성별, 종교, 혈액형 등이 있다. 명목자료는 숫자로 표시하기가 어렵지만, 통계분석 시 여자 = 1, 남자 = 2와 같이 숫자로 표시한다.

② 서열척도

측정대상자 특성의 상대적 크기에 따라 순서대로 측정대상을 구분할 수 있는 척도로서 대, 중, 소 또는 좋음, 보통, 싫음 등과 같이 서열을 정하는 것이며, 서열 간의 간격은 알 수 없다. '순위척도' 또는 '순서척도'라고도 하며 계급, 석차, 경제상태 등이 대표적인 예이다.

③ 간격척도

순서를 정할 수 있는 구분 외에 서로 이웃하는 순서 간의 간격을 알 수 있는 척도로서 '등간척도' 또는 '구간척도'라고도 한다. 간격척도에서 0은 임의로 정한 수이기 때문에 비교하기는 어려우며, 체온과 온도가 대표적인 예이다.

④ 비율척도

비율척도는 측정값의 간격과 서열뿐 아니라 절대영점이 있어 측정값의 비교, 즉 '50m의 두 배는 100m이다'와 같이 비교할 수 있다.

4) 통계자료의 정리

(1) 도수분포표

도수분포표는 조사된 자료의 값이 나타나는 발생빈도와 자료에 따른 규칙성 여부를 알아보기 위해 수집된 자료를 정리하여 한눈에 알기 쉽게 작성한 표이다.

표 15.1 발생빈도와 자료에 따른 규칙성 표

체중(kg)	도수	누적도수	상대도수(%)	누적상대도수(%)
1.0~1.9	5	5	10.0	10.0
2.0~2.9	12	17	24.0	34.0
3.0~3.9	23	40	46.0	80.0
4.0~4.9	7	47	14.0	94.0
5.0~5.9	3	50	6.0	100.0
계	50	–	100.0	–

도수분포표는 그림과 같은 순서로 작성한다.

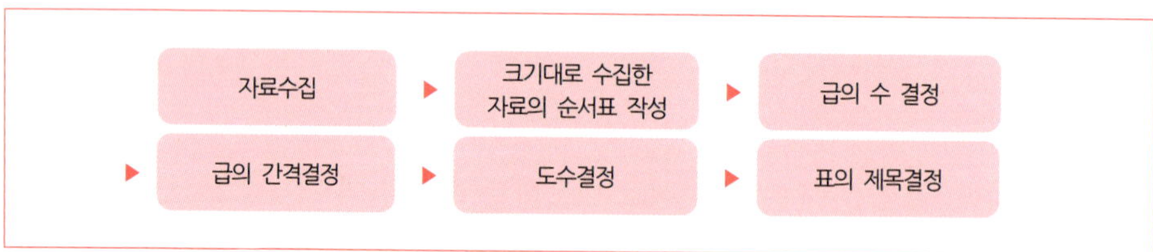

그림 15.1 도수분포표의 작성순서

특정집단의 연령, 신장, 체중 등을 조사할 때 개인의 측정값으로서 그 자료의 특성 정도를 나타내는 것을 변수라 하고, 변수의 범위를 몇 개의 계급으로 나눈 각 계급의 최대값과 최소값 합계의 평균값을 중앙값이라 하며, 각 계급에 속하는 개수를 도수라고 한다. 도수의 누적치를 '누적도수', 계급의 도수 대신 도수집단의 총 개수에 대한 백분율을 '누적상대도수'라고 한다.

(2) 그래프

그래프는 수집된 자료를 빠르고 쉽게 이해할 수 있도록 시각적으로 분석 내용을 표현하는 방법이다.

① 막대그래프

막대그래프는 평면의 직교좌표를 이용하여 측정된 변수들의 도수나 상대도수를 동일한 폭을 갖는 막대나 선의 길이로 표현한 도표이다. 측정값의 빈도 크기로 표시되는 모양을 쉽게 이해할 수 있다.

② 히스토그램

히스토그램은 측정된 변수들을 도표로 표현하는 방법으로서 가로축에는 변수의 계급구간을 표시하고 세로축에는 각 계급구간에 해당하는 도수에 비례하는 높이의 직사각형 막대를 그린 것이다. 중심위치, 산포도, 치우침의 정도 등을 알 수 있으며 막대그래프와 달리 막대들이 계급경계에서 서로 연결되어 있다.

③ 원그래프

원그래프는 원의 중심으로부터 일정각도 속에 포함되는 면적으로 측정값의 크기를 나타내는 도표이다.

④ 점선그래프

점선그래프는 가로축에 변수의 값을 표시하고 세로축에는 측정값의 빈도수를 나타내는 높이에 점을 찍은 다음, 이 점들을 직선으로 연결한 것이다. '꺾은선그래프'라고도 한다.

⑤ 점그래프

점그래프에는 변수가 하나일 때 사용하는 1차원 점그래프와 변수가 두 개일 때 사용하는 2차원 점그래프가 있다. 1차원 점그래프는 모든 측정자료를 수평선 위에 점으로 표시한 것이다. 즉 수평선을 긋고 그 위에 모든 자료의 값이 표시될 수 있도록 눈금을 정한 후 각 측정값을 해당되는 눈금 위치에 한 점으로 나타낸다.

(3) 대표값

대표값이란 평균값, 중앙값, 최빈값 등과 같이 측정값이 어떤 값을 중심으로 분포되어있는지를 나타내는, 즉 자료 전체의 경향을 대표하는 값을 말한다. 대표값은 측정값을 객관적으로 대표할 수 있는 척도로 이용되며 평균값과 중앙값을 주로 사용한다.

① 평균

- 산술평균 : 산술평균은 가장 널리 사용하는 평균값이다. 산술평균은 측정값을 모두 더하여 측정값의 총개수 N으로 나눈 값이며, 다음과 같이 계산한다.

▸ $M = \dfrac{X_1 + X_2 + X_3 + \cdots + X_n}{N} = \dfrac{\sum X_4}{N}$

- 기하평균 : 기하평균은 n개의 측정값을 모두 곱한 것의 n제곱근이다. 기하평균은 주로 중앙값이 한쪽으로 기울어 분포가 비대칭일 때 사용하며, 다음과 같이 계산한다.

▸ $G = \sqrt[n]{X_1 \cdot X_1 \cdot X_2 \cdot X_3 \cdots X_4 \cdot X_n}$

▸ $\log G = \dfrac{1}{N}(\log X_1 + \log X_2 + \log X_3 + \cdots + \log X_n)$

- 조화평균 : 조화평균의 역수는 각 측정값의 역수에 대한 산술평균과 같다. 즉 조화평균은 측정값의 역수의 산술평균의 역수를 말하며, 평균속도를 구하는 것과 같이 평균적인 변화율을 구할 때 사용한다. 조화평균은 다음과 같이 계산한다.

▸ $H= \dfrac{N}{\dfrac{1}{N_1}+\dfrac{1}{N_2}+\dfrac{1}{N_3}+\cdots+\dfrac{1}{N_n}}$

▸ $\dfrac{1}{H}= \dfrac{1}{N}(\dfrac{1}{X_1}+\dfrac{1}{X_2}+\dfrac{1}{X_3}+\cdots+\dfrac{1}{X_n})$

② 중앙값

중앙값은 측정값을 크기 순서로 나열했을 때 중앙에 오는 값으로, 중앙치 또는 중위수라고 한다. 중앙값은 표본의 수가 작고 측정값 중에 극단값이 포함되어 있을 때 그 표본을 잘 나타내주며, 평균값에 비해 주관적인 측정값의 영향을 받지 않는 장점이 있다. 측정값의 개수가 홀수일 때는 (n+1)/2번째의 측정값이 중앙값이며, 짝수일 때는 n/2번째의 측정값과 1+(n/2)번째의 측정값의 산술평균을 중앙값으로 한다.

③ 최빈값

최빈값은 가장 빈도가 높은 측정값이며 최빈치 또는 유행치라고도 한다. 최빈값을 이용하면 자료의 중앙집중성을 가장 쉽게 파악할 수 있다.

④ 산포도

대표값은 측정값의 분산 정도를 파악하는데 충분하지 않으므로 산포도를 이용한다. 산포도란 측정값이 중심을 향해 얼마나 밀집되어있는지, 얼마나 흩어져있는지를 나타내는 것으로 범위, 분산, 평균편차, 표준편차, 변이계수 등이 있으며, 이 중 표준편차를 가장 많이 사용한다.

- 범위 : 범위란 산포도를 파악하는 가장 간단한 방법으로, 측정값 중 최대값과 최소값의 차이를 말한다.

▸ $R=$ 최대값 − 최소값

- 평균편차 : 평균편차는 측정값들과 평균값과의 편차에 대한 절댓값의 평균이다. 편차란 측정값에서 평균값을 뺀 값인데, 편차의 합은 항상 0이 되기 때문에 편차에 절대값을 사용하여 거리개념으로 나타낸다.

  ▸ $MD = \sum |\text{자료값} - \text{평균}|$

- 분산 : 분산은 표준편차의 제곱을 평균한 값이며, 다음과 같이 계산한다.

  ▸ 분산$(\sigma^2) = \dfrac{\sum(X_i - M)^2}{N}$

  ▸ 표본분산$(S^2) = \dfrac{\sum(x_i - \overline{x})^2}{n-1}$

- 표준편차 : 표준편차는 분산의 제곱근으로 나타낸다. 표준편차는 산포도에서 가장 중요한 만큼 가장 많이 사용하며, 다음과 같이 계산한다.

  ▸ 모표준편차$(\sigma) = \sqrt{\dfrac{\sum(X_i - M)^2}{N}}$

  ▸ 변이계수$(CV) = \dfrac{SD}{M}(\times 100)$

  ▸ 표본표준편차$(S) = \sqrt{\dfrac{\sum(X_i - \overline{X})}{N-1}}$

- 변이계수 : 변이계수는 상대적 산포도이므로 두 개 이상의 산포도를 비교할 때 주로 사용하며, 측정값의 크기에 큰 차이가 있거나 단위가 같이 않을 때도 쓰인다. 변이계수는 표준편차를 평균값으로 나누어 평균값에 대한 비나 백분율로 나타내며, 다음과 같이 계산한다.

4. 보건지표

1) 보건지표 개발

보건지표는 지역주민이나 국민의 건강수준과 보건수준을 측정 및 비교하는데 이용되며, 보건정책의 결정 그리고 이와 관련된 의사결정 시 필요한 자료를 제공한다. 세계보건기구WHO에서는 사람의 건강상태나 삶의 질을 측정하고 보건관리에 관련된 여러 사항을 평가하는 보건지표를 개발하여 사용할 것을 제안하고 있다.

대표적인 종합건강지표로는 비례사망지수, 평균여명, 조사망률 등을, 특수건강지표로서 영아사망률, 전염병사망률, 의료봉사지수, 병상수 등을 이용하도록 제시하였다.

(1) 출산통계

① 조출생률

보통 출생률이라고도 하며, 특정 인구집단의 출산수준을 나타내는 기본적인 지표이다. 조출생률은 1년간의 총 출생아수를 당해 연도의 연앙인구로 나눈 값을 1,000분비로 나타낸 것이다. 이때 출생아란 사산은 포함하지 않으며 정상출산만을 말한다. 사산아를 포함할 때는 출산이라고 한다.

② 일반출생률

일반출생률은 가임여성인구 1,000명 당 출생률로서 가임여성인구의 출생률을 나타낸다. 나라에 따라 가임연령에 차이가 있으므로 국가 간 비교를 할 때는 유의해야 한다. 즉 가임연령은 우리나라를 비롯한 대부분의 나라에서 15～49세이지만, 미국은 15～44세이다.

③ 연령별출산율

연령별출산율은 특정 연도에 특정 연령의 여성인구 1,000명 당 같은 연령의 여자가 출산한 총 출생아수이다. 연령별 출산율은 20대 후반에 최고에 도달한 후 서서히 감소하여 50세 전·후로 0이 된다.

(2) 재생산통계

인구의 재생산통계는 현재의 출산력과 사망현상이 그대로 지속된다고 가정할 경우, 다음 세대에 발생할 인구의 증가와 감소를 비교할 때 이용하는 통계지표이다.

① 합계출산율

합계출산율은 가임여성이 출산한 출생아수를 말하며, 합계생산율이라고도 한다. 가임기간 동안 연령별 출산율을 합하여 산출하며, 한 여성이 일생 동안 낳는 아이의 수를 나타내는 지표이다.

② 총재생산율

총재생산율이란 한 여성이 현재의 출생력이 지속된다는 가정 하에 가임기간(15~49세) 동안 출산한 딸의 총수이다. 즉 한 여성이 가임기간 동안 낳는 여아의 수를 나타낸다.

③ 순재생산율

총재생산율은 가임여성 모두 재생산에 참여한다는 가정 하에 산출되는 재생산율인 반면, 순재생산율은 각 연령에서의 사망률을 고려하여 계산하는 재생산율이다. 따라서 순재생산율은 총재생산율보다 낮다. 순재생산율이 1.0 이하이면 축소 재생산으로 다음 세대에 인구가 감소함을 나타내며, 1.0 이상이면 확대 재생산으로 다음 세대에 인구가 증가함을 의미한다. 순재생산율이 1.0이면 인구의 증감이 없음을 뜻한다.

(3) 사망통계

① 보통사망

보통사망률은 사망수준을 나타내는 가장 기본적인 지표로 조사망률이라고도 하며

1,000명 당 1년간 발생한 총사망자수로 표시한다.

② 영아사망률

영아사망률은 연간 총출생아 1,000명 당 당해 연도의 총영아사망수로 나타낸다. 영아는 0세, 즉 생후 1년 미만의 아이를 말하며 영아기는 성인에 비해 환경위생 불량, 질병관리, 모자 보건수준과 밀접한 관계가 있으므로 국가나 지역사회의 보건수준을 나타내는 지표로 큰 의미를 갖는다.

③ 신생아사망률

신생아는 생후 28일 미만의 영아를 말하며, 신생아사망의 주된 원인으로는 신생아 고유의 질환, 분만사고, 조산 등이 있다. 신생아사망률은 연간 총출생아 1,000명 당 당해 연도의 총신생아사망수로 나타낸다.

④ 모성사망률

모성사망률은 당해 연도의 출생아 십만 명 당 모성사망자수로 표시한다. 모성사망이란 기간이나 부위와 관계없이 임신이나 그 관리에 관련되거나 그로 인해 악화된 원인으로 임신 중 또는 분만 후 42일 이내에 발생한 산모사망을 말한다. 임신 중의 전염병 감염, 교통사고 등에 의한 사망은 모성사망에 포함되지 않는다.

⑤ 사산율

사산율은 연간 총출산아 1,000명 당 해당 연도의 총사산아수를 나타낸 것이다. 이 때 출산아수는 출생아수와 사산아수를 합하여 구한다. 사산은 일반적으로 출생 시 1,000명 당 또는 임신 28주 이상을 출산 시 또는 출산 도중의 태아사망을 의미한다. 국가에 따라 사산에 대한 규정이 다소 차이를 보이는데, 선진국에서는 세계보건기구WHO의 규정에 따라 임신 20주 이후의 상태의 분만을 사산으로 정의하고 있다.

⑥ 주산기사망률

주산기사망률은 임신 28주 이후의 사산아수와 생후 7일 미만의 신생아사망수가 그 해의 총출산아수에서 차지하는 비율이다. 이때 사산이나 사망의 원인은 주로 임신중독, 출생 시의 손상, 난산, 조산아, 무산소증 및 저산소증, 조기파수 등을 사망요인의 공통성이 인정되므로 이 시기의 사망을 주산기사망이라고 한다.

⑦ 유아사망률

선진국에서 유아(1~4세)사망의 주원인은 사고이며, 비교적 낮은 비율을 보인다. 반면 보건수준이 낮은 나라는 감염증 · 영양실조 등이 유아사망의 주원인이며 선진국에 비해 사망률이 높다.

⑧ 연령별 사망률

보통사망률은 전체인구에 대한 사망수준을 나타낸 것이어서 인구의 연령구조별 변화를 파악할 수 없기 때문에 연령별 사망률이 필요하다. 연령별 사망률은 연령별로 사망수준을 나타내는 지표이며, 남녀의 연령별 사망률 모형이 서로 다르므로 일반적으로 남녀를 구분하여 산출한다. 연령별 사망률은 해당 연령계층의 연앙인구 십만 명 당 특정 연령계층의 연간 총사망자수로 표시한다.

⑨ 사인별 사망률

사인별 사망률은 해당 연도의 연앙인구 십만 명 당 특정사망 원인에 의한 연간 총사망자수를 나타낸 것이다. 이 사망률은 사망 원인별로 사망수준을 나타내는 지표로 사용한다.

⑩ 비례사망지수

비례사망지수는 해당 연도의 총사망자수에 대한 50세 이상의 연간 총사망자수의 비를 백분율로 나타낸 것이다. 비례사망지수는 국가 간의 건강수준을 비교하는 지표와 평균수명이나 보통사망률의 보정지표로 사용한다. 비례사망률은 해당 연도의 총

사망자수에 대한 특정원인에 의한 총사망자수의 비를 백분율로 나타낸 것이다.

⑪ 치명률

치명률은 특정 질병의 위험도를 나타내는 지표로서 병의 중증도를 알려준다. 치명률은 특정 질병에 걸린 환자 중에서 일정기간 동안 그 질병으로 사망한 수를 백분율로 표시한다. 사망률, 발생률, 치명률 간에는 다음과 같은 관계가 있다. 즉 특정 질병에 대한 발생률과 치명률을 알면 그 질병의 사망률을 산출할 수 있다.

▸ 사망률 = 발생률 × 치명률

2) 질병통계에 사용되는 보건지표

질병의 발생, 유병상태 등과 관련된 여러 지수를 총칭하는 것을 이환율이라고 한다. 이환율에는 다음과 같은 것들이 있다.

(1) 발생률

발생률은 연앙인구 십만 명당 특정 질병의 발생수를 나타내며, 특정 질병에 걸릴 확률이나 위험도를 알려준다.

(2) 발병률

발병률은 일종의 발생률로서 식중독이나 전염병과 같이 특수한 유행이나 사건이 발생한 경우에 사용한다. 즉 어떤 집단이 일정한 기간에 특정 질병에 걸릴 위험에 노출되었을 때 그 기간 중에 새로 발병한 총환자수의 비율을 발병률이라고 한다.

환자와 접촉하여 2차적으로 감염되는 상태는 2차 발병률로 나타낸다. 2차 발병률은 최초 환자와 접촉한 경험이 있는 총접촉자수에 대해 접촉에 의해 2차적으로 발병한 환자수의 비를 백분율로 표시한 것이다. 2차 발병률은 전염성질환을 일으키는 병원체의 감염력과 전염력을 나타내는 간접적 지표로 이용된다.

(3) 유병률

유병률은 질병의 발생 시기를 불문하고 일정시점 또는 일정기간 동안 인구집단 내에 특정 질병을 앓고 있는 총환자수의 비율을 말한다.

REFERENCES

강병우 외, 공중보건학, 청구문화사, 2011.

강성례 외, 공중보건학, 보문각, 2006.

고영림 외, 공중보건학, 신광출판사, 2012.

구난숙 외, 공중보건학, 파워북, 2013.

권명진 외, 공중보건학, 서원미디어, 2010.

권정훈 외, 식품위생학, 교문사, 2003.

금종화 외, 21세기 식품위생학, 도서출판 효일, 2009.

김경희 외, 에센스 공중보건학, 지구문화사, 2018.

김기훈, 공중보건학, 진샘미디어, 2011.

김동석 외, 공중보건학, 수문사, 2011.

김미혜 외, 공중보건학, 백산출판사, 2007.

김병환 외, 현대공중보건학, 지구문화사, 2009.

김은주 외, 공중보건학, 보문각, 2011.

남철현 외, 공중보건학, 계축문화사, 2013.

박홍현 외, 공중보건학, 공문각, 2002.

안용근, 공중보건학, 도서출판 효일, 2008.

윤병준 외, 공중보건학, 한국방송통신대학교출판부, 2012.

윤혜경 외, 뉴식품위생학, 도서출판 효일, 2003.

이정훈 외, 식품위생학, 백산출판사, 2010.

임국환 외, 뉴공중보건학, 지구문화사, 2018.

장동석 외, 자세히 쓴 식품위생학, 정문각, 2003.

정희곤 외, 최신 공중보건학, 광문각, 2012.

황병덕 외, 새로 쓴 공중보건학, 수문사, 2011.

Public Health